毛发移植实用指南
初学者操作指导（上）

附视频

主　编：（美）罗伯特·H. 特鲁（Robert H. True）
　　　　（印度）阿尼尔·K. 加格（Anil K. Garg）
　　　　（印度）西马·加格（Seema Garg）

主　审：胡志奇　陶　凯
主　译：苗　勇
副主译：吴　巍　朱冠州（中国台湾）　雷　睿　樊哲祥

北方联合出版传媒（集团）股份有限公司
辽宁科学技术出版社

图书在版编目（CIP）数据

毛发移植实用指南：初学者操作指导 . 上 /（美）罗伯特·H. 特鲁，（印度）阿尼尔·K. 加格，（印度）西马·加格主编；苗勇主译 . —沈阳：辽宁科学技术出版社，2024.6
ISBN 978-7-5591-3548-3

Ⅰ . ①毛… Ⅱ . ①罗… ②阿… ③西… ④苗…
Ⅲ . ①毛发—移植术（医学）—指南 Ⅳ . ① R622-62

中国国家版本馆 CIP 数据核字（2024）第 081518 号

出版发行：辽宁科学技术出版社
　　　　　（地址：沈阳市和平区十一纬路25号　邮编：110003）
印 刷 者：辽宁新华印务有限公司
经 销 者：各地新华书店
幅面尺寸：210 mm × 285 mm
印　　张：19.5
附　　件：4
字　　数：450 千字
出版时间：2024 年 6 月第 1 版
印刷时间：2024 年 6 月第 1 次印刷
责任编辑：凌　敏　于　倩
封面设计：刘　彬
版式设计：顾　娜
责任校对：闻　洋

书　　号：ISBN 978-7-5591-3548-3
定　　价：198.00元

投稿热线：024-23284356
邮购热线：024-23284502
邮　　箱：lingmin19@163.com
http://www.lnkj.com.cn

毛发移植实用指南

初学者操作指导（上）

罗伯特·H. 特鲁，医学博士，公共卫生硕士，ISHRS 会员

Founder and Hair Restoration Surgeon
True and Dorin Medical Group
New York, USA

阿尼尔·K. 加格，理学硕士，医学硕士，ISHRS 会员，ABHRS 会员

Plastic and Hair Transplant Surgeon
Director, Rejuvenate Plastic, Cosmetic and Hair transplant Centre
Indore, Madhya Pradesh, India

西马·加格，理学硕士，ISHRS 会员，ABHRS 会员

Consultant Hair Transplant Surgeon;
Director
Rejuvenate Plastic, Cosmetic and Hair transplant Centre
Indore, Madhya Pradesh, India

审译者名单

主　　审：胡志奇　陶　凯
主　　译：苗　勇
副 主 译：吴　巍　朱冠州（中国台湾）　雷　睿　樊哲祥
翻译专家：（依照姓氏拼音首字母顺序排序）

陈　健　南方医科大学南方医院
陈　鹏　重庆医科大学附属第一医院
陈若思　南方医科大学南方医院
陈宇新　武汉市汉口医院
樊哲祥　南方医科大学南方医院
高智雍　广东医科大学附属东莞第一医院
郭镇合　南方医科大学第三附属医院
韩朝飞　中南大学湘雅三医院
胡志奇　南方医科大学南方医院
黄俊飞　南方医科大学南方医院
雷　睿　浙江大学医学院附属第一医院
李　梅　李梅博士植发中心
李宇飞　同济大学附属东方医院
林尽染　复旦大学附属华山医院
刘秉承　南方医科大学南方医院
刘裴华　河南华仁植发
米全印　毳发植发
苗　勇　南方医科大学南方医院
曲　茜　南方医科大学南方医院
沈海燕　杭州市第一人民医院
孙　阳　南方医科大学南方医院
陶　凯　中国医科大学附属第四医院烧伤整形显微外科
王　瑾　南方医科大学南方医院
王高峰　南方医科大学南方医院
王宇燕　杭州市第一人民医院
吴　巍　上海交通大学医学院附属第九人民医院
谢　祥　北京大学第三医院
杨娟敏　南昌大学第二附属医院
杨璐楠　南方医科大学南方医院
张栋益　河南省人民医院
张嘉显　南方医科大学南方医院
张予晋　湖南省中医院
赵英杰　南方医科大学南方医院
周　刚　南昌佳美美容医院
朱冠州　中国台湾 DCDC 生发诊所

和其他人一样，医生也必须要与人打交道，而每个沟通的人都是独一无二的。因此，医生不可能只是科学家。他要么做个像工匠一样的外科医生，要么做个像艺术家一样的内科医生和心理学家。这意味着一名好医生必须具备良好的品格，也即无论他有什么优点或不足，他都必须去热爱他的患者，并希望他们的利益高于自己的利益。

W. H. 奥登

目录

视频观看方法

安卓系统：进入手机浏览器后，打开扫一扫，扫描二维码即可观看。

苹果系统：下拉屏幕进入"控制中心"界面，用扫一扫功能扫描二维码，即可观看视频。

由于本书视频挂在外方出版社官网，目前不支持微信扫码，给您带来的不便望请谅解！

 视频 3.1：覆盖值计算 （Courtesy of Dr. Koray Erdogan.）

 视频 6.1：头皮条切取

 视频 6.2：头皮松弛练习

 视频 6.3：切条

 视频 6.4：毛囊的分离

 视频 6.5：训练模型

 视频 8.1：移植物的收集

 视频 8.2：术中毛囊的转移

 视频 8.3：检查提取的毛囊

 视频 9.1：毛囊的单镊移植物取出法

 视频 9.2：毛囊的双镊移植物取出法

 视频 9.3：另一种双镊提取方法

 视频 9.4：自动计数的 FUE 仪器

 视频 9.5：FUE 期间的确认阶段

 视频 9.6：毛囊切割和拔出一体的 FUE 仪器

 视频 9.7：关于非洲裔头发的 FUE 介绍

 视频 9.8：移植物质量指数的介绍

 视频 10.1：手动 FUE 演示

 视频 10.2：安全培训

 视频 10.3：WAW 的工作原理

视频 10.4：使用 WAW 的提取方法

视频 10.14：FUE 个 人 经 验（Ruston 博士）

视频 10.5：WAW 毛囊单位切取术（FUE）系统

视频 19.1：DNI 移植物种植技术

视频 10.6：正确的速度和角度

视频 19.2：锐头种植笔的应用

视频 10.7：WAW 的组装

视频 19.3：KEEP 种植笔的设计

视频 10.8：WAW 的清洁

视频 19.4：KEEP 种植笔

视频 10.9：操作 WAW 踏板

视频 19.5：KEEP 的使用

视频 10.10：Nano 设置

视频 19.6：WAW 种植笔移植

视频 10.11：SmartReact 演示

视频 19.7：镊子种植

视频 10.12：FUE 个人经验（Trivellini 博士）

视频 19.8：移植物的种植

视频 10.13：多 相 毛 囊 单 位 提 取 术（FUE）（Sebastion Yrairl 博士）

视频 19.9：即插即种

视频 19.10：不接触发根的演示

前言

随着脱发及其治疗形成了数十亿美元的相关产业，了解一些与秃发相关的历史和对秃发的偏见就显得尤为重要，这些偏见常常驱使男性和女性患者不断地寻求治疗秃发（这种与自然遗传相关的疾病）。《男性健美》杂志在几年前发表的一篇文章指出了社会大众对秃发男性存在偏见的独特现状。他们推断：同秃发男性相比，毛发浓密的男性似乎更符合使用值得信赖、诚实和正直这样的词进行描述。很多年前，有一个电台脱口秀节目，名为《男人的内心》，虽然这个节目的主要任务并不是讨论秃发，但偶尔也会在这个长达一小时的节目里讨论秃发相关的问题。记得有一位来电者自称是一家大公司负责产品营销的副总裁，在他对秃发环节的评论中，他表示：他永远不会聘用秃发者，因为这些人不值得信赖。有趣的是，在表达出这种坚定化信念的情绪化言辞后，他却承认自己也秃发，他认为自己诚实可靠，与其他秃发者不同。

在世界范围内流行结核病的时期，脱发曾被认为与该疾病相关。女性在选择丈夫时会选择身体健康的男性，而生病的男性通常可以通过存在脱发（长期慢性疾病可引起脱发）来识别。因此，几个世纪以来，女性择偶时往往将毛发和健康联系在一起。在19世纪，戴礼帽成为一种遮盖男性秃发的方式，且这一传统一直延续至今，只不过今天是棒球帽取代了以前的礼帽。在整个19世纪末和20世纪初，一些商家通过大力鼓吹"秃发并非是自然的"而向脱发者推销蛇油疗法。尽管未能解决脱发问题，但这些利欲熏心的企业依然蓬勃发展。大量的广告驱使秃发男性成为受害者，这种现象一直持续至今。对男性或女性秃发的负面看法已经渗透到社会的各个方面。人们对此感到绝望，秃发问题也长期未能得到解决。不过幸运的是，毛发移植/假发是有效的，并且可能是几千年来唯一可行的解决方案。

秃发的研究涉及对人性的深入探讨。在古埃及，法老从未被见到不戴假发。"Caesar（恺撒）"这个词在拉丁语中的意思是"头上的毛发"。Julius Hailing是第一位被赋予"恺撒"头衔的人，然而著名的Julius Caesar却部分秃发。为了遮盖秃发区，他每天花费大量时间将头发从后脑勺向前梳理，使其可以覆盖额头。此外，在所有荣誉中，他享有佩戴桂冠的特权（这是军事战争胜利者的荣誉），这也进一步掩饰了他的秃发外观。古希腊医生希波克拉底认识到男性的性器官和秃发之间存在联系，他发现被阉割者不会掉发，即在青春期之前被阉割的人一生都不会经历脱发。然而，当苏格拉底见到Cleopatra时，他却几乎已经秃顶，他宣称秃发是性生活过度的结果。在日本，武士们选择剃光前额和头顶的毛发，将黑色长发从后部和侧面梳理成一个复杂的"顶结"，类似于今天的相扑选手的发型。

我们都很熟悉《圣经》中Sampson的故事，在他失去毛发的同时也失去了男子气概，这是有史以来"毛发等于男子气概"的最明显的例子。这则寓言将人类对脱发的恐惧追溯到了古巴比伦时代。随着年龄的增长，"太阳王"路易十四将假发作为一种时尚宣言，以掩饰自己随着年龄增长而秃顶的状况。在《独立宣言》的历史文件上，几位签署者在写下自己的名字时均戴着假发。今天，毛发状况，对于每位寻求建立自尊心的年轻人而言都有重要意义。对男性和女性而言，毛发一直是关系他/她们形象的关键元素，这种重要性将持续存在。对于女性而言，毛发是她"至高无上的荣耀"；而对于男性而言，就像对恺撒大帝一样，毛发是荣誉花环和男子气概的象征。因此，毛发是青春的普遍象征。

长期以来，人们一直在寻找导致秃发的原因。直到最近，随着将人类的秃发与现代遗传学联系起来，科学家才提出了数百种关于秃发的理论。曾经有一本有趣的书——《性爱、时间和权力：女性的性行为如何塑造人类进化》，作者是伦纳德·施兰博士。施兰博士提出了一种进化理论，或许可以解释为男性型脱发的起因。他假设，如果我们回顾人类的历史，当我们生活在非洲大草原上 150～200 人的部落中，拥有一个秃顶男人就是一种财富。他的价值体现在可以作为狩猎队中的观察者：虽然动物认为人类是危险的，但当这个秃顶男人的头越过灌木丛去评估形势时，动物们并不害怕他，因为秃顶男人看起来不危险。其他特征也以类似的方式进化：如左撇子（占男性人口的 7%），使得猎人可以从左侧攻击猎物；色盲（占男性人口的 7%），使得狩猎队有能力捕获隐藏在灌木丛中伪装良好的动物。然而，最重要的是保护部落的女性。这些狩猎队不得不留下一些强壮的男性，他们留在营地以保护女性，而狩猎队则去寻找猎物。猜得不错吧？

　　肤浅和虚荣随处可见，作为其承受者并不容易，尤其是对于那些尚未形成自我价值观的年轻人来说。不管你喜欢与否，人们都有偏见。设想一下，你正在面试两个 30 岁的男性，一个人有一头浓密的头发和一张轮廓分明的脸，而另一个人由于脱发导致他看起来比他的竞争者更老、更不健康，而且有些不"整洁"。当然，同样的情况也可能发生在两个女人身上，一个美丽而匀称，而另一个超重且没有吸引力。对此，我们似乎总是更倾向于选择讨人喜欢的外表，而不选择那些表面上看起来不讨人喜欢的事物。这正是我们的本性，我们不能否认它。

　　20 世纪 50 年代末，当 Norman Orentreich 首次定义了供区优势理论时，大众化的毛发移植手术应运而生。自此，毛发移植手术正式进入临床实践，秃发的男性可以通过毛发移植来遮盖他们的秃发区以解决秃发外观问题。Orentreich 提出的毛发移植是基于 4 mm×5 mm 大小的含有毛囊的头皮块移植。按照今天的标准来看，这个手术是比较粗糙的。因此，植发患者需要花费大量时间和采用很多技巧才能使术后外观呈自然状态。随着理念和技术的进步，大概用了 35 年时间才出现了今天我们所使用的将毛囊单位作为毛发移植物的标准。对于欧美人而言，约有 50% 的男性和女性人口可能会在一生中的某个时刻出现脱发。作为毛发移植外科医生，我们可以通过毛发移植手术帮助他们度过这段不愉快的经历。到 2025 年，毛发移植领域的年收入预计将达到 250 亿～300 亿美元。这一急剧增长的市场将得益于手术治疗和新的医疗手段，也将为那些有足够洞察力的人创造一个巨大的机会，让我们在这个迅速发展、令人振奋和回报丰厚的领域立足。

　　本书是由我尊敬的同事罗伯特·H. 特鲁、阿尼尔·K. 加格、西马·加格医生及其他杰出参编者共同编写的，是对毛发移植领域的一项非常重要的贡献，也是送给有志于从事该行业者的一份礼物。我热烈欢迎所有新从业者加入这个领域，同时强烈建议他们参与国际毛发修复外科学会（ISHRS）提供的卓越的实操课程。一旦你掌握了这些课程中的技术和诊断要素以及本书中涵盖的内容，你就可以建立非常特殊和独特的医患关系，这是当今成功的毛发移植外科医生具备的典型"特点"。患者通常有着简单的要求——"把我的毛发还给我，让它看起来百分之百自然"。一旦你实现了这个目标，你将得到患者充满活力和愉快的感激之情。在患者的"新生"过程中，你将扮演一个至关重要的角色，让你的患者重拾逝去多年的青春容颜。

William Rassman，医学博士，ISHRS 会员

创始人兼首席执行官

美国加利福尼亚州洛杉矶新发研究所

序言 1

编写这本书是西马·加格医生和阿尼尔·K.加格医生的想法。当他们邀请我与他们合作编写时，我感到兴奋和荣幸。多年来，我们作为教学人员一起参加世界各地的毛发修复外科（HRS）会议，彼此相互了解和尊重。我们之间的纽带是对科学和艺术的相互热爱，以及在医学实践中自由交流信息的共同理念。作为教育者，我们热衷于帮助新入行的医生学习毛发移植手术的技艺。这本书是我们作为临床教育工作者日常工作的自然延伸。在与西马·加格医生和阿尼尔·K.加格医生的合作中，我感到非常愉快。我们充满期望，相信这本书将对读者的职业生涯产生重大影响。

外科医生不能指望只从课本上学习如何操作手术，这本书将以一种清晰易懂的方式为新入行的医生提供一个可以让其变得专业和卓越的基础。刚接触该领域的新手医生还需要多参加有关 HRS 的会议和研讨会，而现场手术研讨会可能最有价值。目前，世界各地有很多这样的机会：可以通过国际毛发修复外科学会（ISHRS）和 ISHRS 的区域学会而成为 ISHRS 的全球成员。如需更多信息，请访问 ISHRS 网站"https：//ishrs.org"。此外，还可以申请由 ISHRS 所赞助的 HRS 基金进行研究。我也强烈鼓励那些新手医生参观资深毛发移植外科医生的诊所。有时你会惊讶于许多人的想法，因为拜访你的同行总能给你一些启发，即便对于像我这样在这个领域工作了 30 多年的资深专家来说亦是如此。通过这些"访问"，我总能得到一些新的提示或有价值之处以提升临床技能。你还可以寻求一位导师，向他咨询并讨论你的疑难病例。

我还想提醒你，美国毛发修复外科委员会是 HRS 领域唯一的认证机构，同时提供美国认证和国际认证。目前，大多数来自美国以外国家的医生，无须参加 USMLE（美国医学执照考试）即可获得资格。获得认证是你职业发展中非常重要的一步，这不仅是因为获得认证后所能够带来的地位，更重要的是一个人需要通过学习和考试才能获得认证。要了解更多信息，请访问"https：//abhrs.org"。

本书分为 3 章。第一章中，我们将介绍如何通过医患沟通和患者检查为手术做准备、如何制定长期治疗计划、如何制定手术计划以及麻醉的一般原则。第二章将提供非常详细的毛囊获取方法，包括毛囊单位移植术（FUT）及毛囊单位提取术（FUE）。第三章将重点介绍男性、女性和跨性别者毛发移植的设计要点及毛囊移植，并展示最先进和首选的毛囊移植方法，描述毛囊保存的首选方法。

我喜欢毛发移植手术的所有实操，但我更热爱的是 FUE 技术的开发和完善。我是 2001 年最早开始使用该技术的人之一，从那以后一直非常积极地传授知识和促进该技术的发展。在编写本书中毛囊单位 FUE 相关内容时我花费了很多心血，我的目标就是要清楚地描述该技术中涉及的所有细节。众所周知，"细节决定成败"，用它来描述 FUE 手术是再准确不过了。有些医生常常在我的诊所参观时说"FUE 手术看起来很轻松"，FUE 的确是入门容易，但要精通却很难，它对操作者技术要求很高，医者需要持续专注和坚持不懈才能掌握并达到较高水平。

此外，你会发现本书的每一部分都有清晰的理念和建议。我们希望每一位读者通过在章节末尾提供的"思考问题"来测试他们对知识的掌握程度，通过自测来评估自己是否掌握了相关知识。

COVID-19 的大流行影响了 HRS 的开展。在高峰期，世界各地的大多数毛发移植诊所不得不关闭数周甚至数月。现在，虽然几乎所有诊所都已恢复了运营，但运营方式已经改变，这种改变也许是永久性的。有鉴于此，每个医疗机构都必须制定特殊的诊疗方案以便为患者和工作人员提供安全的环境。当你开始执业时，你需要了解执业地所在国家和地区的安全执业指南，并将其纳入你的执业中。当然可以通过 ISHRS 找到许多相关咨询，通过一系列的标准操作来实现安全执业。

我要感谢为这本书的创作做出贡献的所有人。我要特别提到 Thieme 出版社及其团队里的图·夏尔马和尼迪·斯里瓦斯塔瓦博士。他们使我的工作变得简单，并向我展示了如何创建生动和信息丰富的文本。

对于我的读者，我祝愿你成功。希望这本书中的内容正是你所需要的，以便你朝着正确的方向迈进，成为一名经验丰富的毛发移植医生。我也希望我们都能为患者的健康做出贡献。

Robert H.True，医学博士，公共卫生硕士，ISHRS 会员

序言 2

在从事整形、修复重建和周围神经手术多年后，我开始了毛发移植手术。在此期间，我做了很多再植手术、微血管游离组织移植手术以及肢体严重粉碎性骨折的手术。看到断肢再植患者康复是我快乐的源泉。在我执业的那段时间里，很多患者都是因为美容问题而来，包括脱发。然而，我并没有被这些问题所吸引，从未充分意识到它们对个人乃至社会的影响。尽管它们构成了我临床工作的重要组成部分，但它们最初并没有激励我深入研究下去。多年来，当我慢慢地开始注意并观察到我的患者在美容问题矫正后，面部表情和眼神流露出自信的变化时，我开始意识到美容问题对个人心态的影响，以及它们对个人身心健康的严重损害。这些问题的矫正可以使患者重新找回自我，美容对他们生活的积极影响是不可否认的，这迫使我开始涉足毛发移植手术领域。

我开始定期开展毛发移植手术。为了理解手术间的细微差别，我试图阅读与毛发移植相关的所有文献。我还通过了美国毛发修复外科委员会的理论考试，并与同行一起参加了各种会议。在这个阅读、学习和实践的过程中，我意识到很多学习材料往往过于宽泛，这对想进入毛发移植领域的初学者来说并不适合。随着毛发移植手术越来越受欢迎，越来越多的年轻外科医生也愿意参与其中，因此需要有更加容易理解和实践的方式去分享该方面的知识，以便让更多的初学者掌握毛发移植的相关知识。

于是我就有了编写一本书的想法，这本书应该不仅能提供足够的学科知识，而且能易于阅读、理解和参考。我向我的妻子西马·加格医生表达了这个想法，她碰巧也有同样的想法，然后我向我们敬爱和尊敬的老师罗伯特·H. 特鲁博士表达了这个想法，他恰好也正考虑以同样的目标编写一本书。可以说，这是一次思想交流，也是我们 3 个人的艰巨而有意义旅程的开始，我们通过共同努力，以体现我们对毛发移植手术领域的热爱和尊重，于是本书得以面世。

本书旨在成为毛发移植手术的分步指南。我们将来自世界各地许多资深毛发移植手术医生的数十年经验提炼出来，并将其浓缩在本书中。

虽然每年都会举办各种研讨会，让该领域的资深专家齐聚一堂，分享前沿技术，这些会议也为个人成长提供了巨大的机会，并丰富了毛发移植外科医生的经验；但是，参加这样的研讨会会产生大量开支，对于初学者来说非常昂贵和耗时。基于此，在本书中，我们针对某些篇章的关键部分还增加了一个视频库，展示世界各地著名外科医生所使用的流行技术。

我希望这本书能实现我们的写作初衷，让那些刚刚踏入毛发移植领域的初学者从中寻得指导和"陪伴"。

祝好!

Anil K. Garg，理学硕士，医学硕士，ISHRS 会员，ABHRS 会员

序言 3

毛发移植是一个快速发展的领域，每年都有许多新的外科医生进入该领域。10 年前开始从事这一专业时，我还是印度印多尔 M.G.M. 医学院的一名教师。在我的教学经历中，我学会了如何将一门学科介绍给学生的技巧；如此一来，学生不仅可以培养自己的兴趣，还可以将自己想象成未来的从业者。教医学生对我来说是一次很好的教育经历，但我相信我的命运是成为一名毛发移植外科医生。我很幸运，有我的丈夫阿尼尔·K. 加格医生作为我的导师。

在 2019 年 HRS 会议期间的一个重要日子里，我和加格医生及罗伯特·H. 特鲁博士讨论了编写本书的可能性。特鲁博士是毛发移植领域的先驱。与他的会面总是激励着我们，他也"分享"了我们的愿景，即致力于编写毛发移植图书作为传播媒介。

这项工作是我植发之旅新阶段的开始，我现在是从老师的角度来看待和审视这一领域。每一章的编写目的都是为毛发移植外科医生提供实用技巧，以便他们能够避免一些常见错误并改善手术效果。

本书将通过 3 章内容来引领读者了解毛发移植的基础知识以及该领域的最新进展，相关内容包括：毛囊单位提取术（FUE）这一被全世界外科医生广泛使用的技术随着时间的推移有了显著发展；最新的机器不仅具有旋转功能，还具有振动功能；使用体毛进行毛囊移植为供区不足的严重脱发患者提供了一个理想选择；为了减少毛囊的横断，也开发出了各种类型的 FUE 环钻针，包括钻取长发移植物的 FUE 环钻针；等等。

为了向患者呈现最佳效果，毛发移植外科医生需要掌握该领域的最新技术并完善知识。想要获取这些技术和知识，不仅需要多年的临床实践，还需要经常参加各项研讨会和相关会议。

本书旨在让读者熟悉上述进展，并让他们轻松获得技术诀窍。

我对毛发移植领域的探索始于 10 年前，当时我在纸上做了一些笔记。接下来在长达 10 年的时间里，进一步加深了我深入研究这一领域的意愿。

这本书非常珍贵，我希望它能为您的"旅程"增添价值。

祝好！

Seema Garg，临床医学学士，理学硕士，ISHRS 会员，ABHRS 会员

编者名单

Anil K. Garg, MS, MA (Yoga), MCh, FISHRS, ABHRS
Plastic and Hair Transplant Surgeon
Director, Rejuvenate Plastic, Cosmetic and Hair transplant
  Centre
Indore, Madhya Pradesh, India

Christine M. Shaver, MD, FAAD
Hair Restoration Surgeon
Bernstein Medical – Center for Hair Restoration
New York, New York, USA

Cristina Nakano, MD
Hair Restoration Surgeon
Clinica Speranzini
São Paulo, SP, Brazil

Emorane Lupanzula, MD
Hair Restoration Surgeon
Medikemos Clinic
Brussels, Belgium

Indu S. Sattur, MBBS, DA
Medical Director and Hair Restoration Surgeon
HairRevive – Center for Hair Restoration and Skin
  Rejuvenation
Mumbai, Maharashtra, India

Jae Hyun Park, MD, PhD
Hair Restoration Surgeon
Dana Plastic Surgery Clinic
Seoul, Korea

James A. Harris, MD, FISHRS, FACS
Owner and Chief Hair Restoration Surgeon
Hair Sciences Center
Greenwood Village, Colorado, USA

Jean Devroye, MD, FISHRS
Chief Hair Restoration Surgeon
HTS Clinic
Brussels, Belgium

Luisa Groba, MD
Hair Restoration Surgeon
Clinica Speranzini
São Paulo, Brazil

Marcelo Pitchon, MD
Hair Restoration Surgeon
Clinica Marcelo Pitchon
Belo Horizonte, Minas Gerais, Brazil

Mauro Speranzini, MD
Chief Hair Restoration Surgeon
Clinica Speranzini
São Paulo, Brazil

Ricardo Gomes de Lemos, MD
Owner and Chief Hair Transplant Surgeon
Natural Hair
Rua Mato Grosso, Higienopolis
São Paulo, São Paulo, Brazil

Robert H. True, MD, MPH, FISHRS
Founder and Hair Restoration Surgeon
True and Dorin Medical Group
New York, New York, USA

Roberto Trivellini, MD
Owner and Chief Hair Restoration Surgeon
Hair Again Clinic
Asuncion, Paraguay

Sandeep Sattur, MS, MCh (Plastic Surgery)
Consultant Hair Restoration Surgeon and Plastic Surgeon
HairRevive – Center for Hair restoration and Skin
  Rejuvenation
Mumbai, Maharashtra, India

Seema Garg, MBBS, MSc, FISHRS, ABHRS
Consultant Hair Transplant Surgeon;
Director
Rejuvenate Plastic, Cosmetic and Hair transplant Centre
Indore, Madhya Pradesh, India

第一章　术前准备

Seema Garg

> **概述**
>
> ·简介　　　　　　　　　　·咨询师 / 非医生顾问的作用
>
> ·患者病史　　　　　　　　·结论
>
> ·毛发移植的咨询

关键点

- 患者病史在评估脱发过程中起着最重要的作用。
- 最终诊断需要正确的患者病史，以及局部和全身检查与检验。
- 应从患者的利益出发，考虑患者的要求及短期和长期利益，决定是否进行毛发移植。
- 患者必须明白，脱发是一个持续的过程。毛发移植手术并不能防止原生发的脱落。
- 为了覆盖未来的脱发区域或增加密度，患者可能需要进行一次以上的手术。
- 如果患者有不切实际的目标、身体状况不适合手术或对植发技术不满意，外科医生必须拒绝进行毛发移植手术。

简介

医生对脱发患者进行问诊的内容包括：病史、检查、诊断性测试、制定治疗计划，以及患者教育。本节将重点介绍病史、一般检查和患者教育。第 2 节介绍头皮检查，第 3 节介绍长期治疗规划，第 4 节初次诊疗规划。

本节的最后提供了一份样本表格，用于记录咨询的各个环节。

患者病史

患者病史包括：①了解患者的主要病史；②了解患者的一般病史；③获取有关毛发的特异性病史。

无论男女，头发都被视为美丽和年轻的标志。秃发会削弱人的自信，尤其是对年轻人而言，因为它使他们看起来比同龄人更显老。虽然脱发不会危及生命，但可能会导致人们对自己的外貌普遍不满意，并可能引起抑郁。脱发严重的人通常会向植发医生寻求医疗帮助。

脱发是一种症状，而不是诊断。正常情况下，人每天会有多达 100 根头发脱落。导致过度脱发的原因有很多，如女性产后、甲状腺疾病、遗传、药物副作用、缺铁、烧伤、瘢痕等。通常只需了解患者的病史，就能确定脱发的可能原因。

获取患者病史

患者病史在评估疾病或病情过程中起着最重要的作用。患者最常见的症状是头发稀疏或脱发，导致头皮裸露。询问患者他们的头发是否变薄（密度越来越低）和（或）他们的头发是否掉落或脱落得更多。脱发是否与生活或健康事件有关？是否有贫血、高雄激素或甲状腺疾病的症状？头发脱落的患者可能患有毛囊周期性脱发，病史可以显示休止期脱发的诱发因素（**图 1.1**）。雄激素性脱发通常表现为头顶的头发弥漫性稀疏。斑秃表现为短时间内出现的多个圆形脱发斑块，可能扩展到眉毛、胡须和身体其他部位。牵引性脱发和拔毛癖也会导致斑块状脱发，通常可以从病史中确定。患者还可能抱怨局部或整个头皮发红、瘙痒和疼痛，这提示可能是瘢痕性脱发，因此，请将患者转诊到皮肤科进行瘢痕性脱发的评估。脱发性毛囊炎或簇状毛囊炎，在皮损边缘有发炎的丘疹、脓疱和结痂。扁平苔藓表现为毛囊周围的红斑和脱屑，并伴有小块的脱发。这些都是瘢痕性或卡他性脱发的表现类型（**表 1.1**）。

正确的患者病史、局部和全身检查，以及诊断性检查是做出最终诊断的必要条件。正确的诊断是正确治疗的前提。瘢痕性脱发，如扁平苔藓和毛囊炎，禁止进行毛发移植手术。

如果我们确定患者适合做毛发移植手术，那么就需要详细了解一般病史，以排除任何可能影响手术或手术效果的情况。

毛发移植手术是一种选择性手术。与所有医疗行为一样，首要目标应是"不造成损害"。虽然它是只涉及皮肤和皮下组织的I类手术，但手术通常需要几个小时，外科医生需要非常谨慎地对待每一个步骤。

在详细询问病史和进行检查后，如果发现患者适合植发，植发医生就需要了解患者的治疗目标，并向患者提供详细资料，说明植发可以达到的效果。还应告知患者所有可用的毛发移植技术和其他非手术选择（**框 1.1**）。

如果患者有不切实际的期望，或在医学上不适合做手术，或不接受毛发移植技术，外科医生必须避免为其进行手术。识别罹患体象障碍的患者是非常关键的。

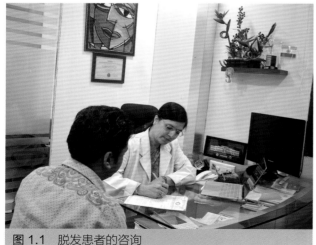

图 1.1 脱发患者的咨询

框 1.1　毛发移植受术者咨询的关键点
A. 患者的目标和关注点
B. 脱发的渐进性发展规律
C. 面部轮廓和发际线设计
D. 自然的外观
E. 移植毛发的持久性
F. 供区瘢痕
G. 对患者的术前指导
H. 手术技术的讲解
I. 术后护理和指导
J. 手术费用
K. 未来是否需要再次手术和（或）其他治疗
L. 其他手术选择和非手术选择

表 1.1　脱发病例的病史采集表

姓名＿＿＿＿＿＿＿　　　年龄＿＿＿＿＿＿＿　　　日期＿＿＿＿＿＿＿

1. 主诉；主要病史

　　□脱发问题存在多久了？

　　□它是如何开始的（相关因素：如压力）？

　　□是否有相关的疼痛、发红或瘙痒（瘢痕性脱发）？

　　□脱发是以脱落（毛发脱落）、变薄（雄激素性脱发）还是断裂的形式出现的？

　　□脱发是否持续，还是现在已经稳定？

　　□是否使用过任何治疗方法？什么时候？

2. 一般病史

　　□一般健康状况如何？

　　□过去是否有需要长期治疗的疾病或正在治疗的疾病？

　　□是否有月经不调或女性雄激素过多的历史［多囊卵巢综合征（PCOS）、多毛症、痤疮］？

　　□有无甲状腺疾病、糖尿病（DM）、高血压病史？

　　□是否正在服用治疗癫痫、哮喘的药物？

　　□有无关节问题、心脏问题、瓣膜病等？

　　□有无输血史？

　　□有无出血性疾病史（流鼻血、容易瘀伤）？

3. 手术史

　　□以前对局部麻醉剂的反应。

　　□伤口愈合有无困难？

　　□是否有增生性瘢痕或瘢痕疙瘩的倾向？

　　□是否做过任何人工关节手术、瓣膜置换等？

4. 家族史

　　□父母、祖父母、兄弟姐妹的脱发情况。通常有来自父系或母系的阳性遗传史（家族中的一级或二级亲属可受影响）。

　　□有高血压、糖尿病等家族史。

5. 用药史

　　□目前的药物：包括处方药和非处方药，非选择性 β- 受体阻滞剂、抗癫痫药。

　　□使用的脱发治疗方法。

　　□维生素食品补充剂。

6. 是否使用合成代谢类固醇

7. 社会史

　　□吸烟 / 酗酒 / 任何其他习惯。

8. 过敏史（非常重要）

　　□对任何药物（镇痛剂、抗生素或其他）、食物或接触物过敏。

9. 系统回顾

　　□肺部：呼吸急促的历史等。

　　□心脏：胸痛、瓣膜病、高血压。

　　□神经：癫痫发作、晕厥等。

　　□内分泌：甲状腺 / 甲状腺功能障碍。

　　□腹部：疼痛 / 溃疡（消化道）/ 烧伤。

毛发移植的咨询

患者的目标和关注点

咨询中最重要的问题是："您的目标是什么？"应该与希望进行毛发移植的患者进行充分的沟通。

"是什么促使你选择毛发移植？（对这个问题的回答可以让你了解患者的期望）""哪个部位的秃发更值得关注？"或者"如果要分多次进行毛发移植，什么部位将被优先考虑？"如果配偶或亲密的朋友在场，会使患者在回答这些问题时更加放松和自如。

脱发的渐进性

脱发是一个持续的过程，医生无法预测每一位患者的秃发程度。家族史起着重要作用，有些患者即使没有阳性家族史，也可能脱发。如果患者脱发达到了 Norwood IV 级和 V 级还要求进行毛发移植，手术医生需要向患者解释：若干年后，患者有可能会失去现有的原生发。如果要改善秃发外观，可能需要继续手术。

面部轮廓和发际线设计

头发的作用之一是修饰面部轮廓。有了头发修饰的面部轮廓，面部特征看起来会更好。发际线是头皮和面部的分界线。

发际线的设计非常耗时。如果发际线设计得太低，就会出现如下问题：①可能需要大量的移植物来填补额部，在移植物总量有限的情况下，头皮中部和顶点区就无法移植足够的移植物了；②患者应该明白，随着年龄的增长，男性的前发际线和额颞角后退看起来会很自然。因此，在移植自然外观的发际线时，有必要与患者进行充分的讨论。因此发际线设计是沟通的一个重要方面。

自然的外观

毛发移植的目标是呈现出自然的外观。虽然毛发移植并不能做到与自然生长发际线完全相同的外观，但它仍可以在头上提供一个自然的外观。随着毛囊单位移植术（FUT）（线性切除头皮或头皮条切取手术）和毛囊单位提取术（FUE）的发展，毛发移植术后效果愈加自然且不易被发现。

在年轻秃发患者的发病早期，需要避免在顶部脱发区进行毛发移植，因为随着脱发的进一步发展，将有可能出现不自然的外观（光环效应）。

移植头发的持久性

患者应该明白，从头皮枕部的"安全供区"移植的头发几乎是永久性的；也就是说，它们不会受到男性型脱发的影响。因此，毛发移植的规划和发际线的设计不仅要满足患者的短期目标，而且长远效果也要较好。一个年轻的患者可能需要一个较低的高密度的发际线，在这种情况下，手术医生需要和患者讨论低发际线对于未来原生发脱落的长期影响。此外，如果患者未来还可能需要再次手术的话，我们还必须考虑将来是否能获得足够的毛囊。

供区瘢痕

只要是手术，都会留下瘢痕，毛发移植术也是如此。对于 FUT 而言，头皮供区会有一个线性瘢痕。虽然瘢痕的明显程度可以通过隐形缝合法来改善，但皮肤的质地和头皮条切取的宽度决定瘢痕的严重程度。对于 FUE 而言，术后供区会有多个小的点状瘢痕，哪怕这些瘢痕非常不易被发现。因此，手术医生必须向患者明确说明这些情况。

对患者的术前指导

医疗人员可以制作一个信息小册子，向患者提供所有的术前指导。

重要的说明如下：

- 对于拟施行 FUT 的患者，嘱术前 4 周开始做头皮运动，以增加头皮条的弹性。

- 术前控制高血压和糖尿病，必要时请内科医生会诊。
- 在手术前 3 周和手术后 3 周禁止吸烟。
- 手术前 10 天停止所有的药物和补品。
- 手术前 2~3 天停用米诺地尔，以减少对皮肤的刺激，并降低因血管扩张而导致的术中出血风险。
- 如实告知医生，您是否对药物、食物或接触物过敏，是否服用过任何治疗高血压、癫痫发作，或其他疾病的药物。在高风险情况下，麻醉师必须在场。
- 按照医生的建议进行实验室检查，包括血常规、出凝血时间、肝功能、血糖及传染病检测（乙肝和艾滋病）。
- 手术前 1 天，避免深夜聚会、饮酒等。保持适当睡眠，必要时可服用抗焦虑药。
- 手术当天，按医嘱吃早餐和药物。不要穿紧身衣物，如 T 恤和套头衫。

手术情况

告知患者在手术室中应遵循的技术和步骤，这将减少患者的焦虑。同时向患者解释手术团队所有成员的角色和责任。

一般性讨论

在确认患者预约之前，与患者讨论手术的费用、是否需要多次手术，以及其他手术和非手术的选择。

术后护理和指导

还应告知患者在术后早期和长期内可能出现的症状和情况。

- 眶周区可能在术后第 2~3 天出现水肿，可能需要 1 周才能消退。如果患者在术后前 2 天采取仰卧 / 半卧位，就可能避免出现这种情况。当出现这种情况时也可给予全身皮质激素和冰敷以减轻水肿。
- 由于神经末梢的损伤，感觉异常 / 迟钝在 FUT 术后更为常见。通常需要 3~6 个月才能恢复正常感觉。极少数情况下，即使在 6 个月后也可能出现小面积的感觉减退或过敏，可能需要用局部注射类固醇进行治疗。

- 10%~20% 的男性和 40%~50% 的女性在术后可能会出现原生发暂时性脱落的情况，即"休止期脱发"。单次移植量越多、密度越高，出现这种休止期脱发的概率越大，女性尤其常见。因此，在毛发移植前必须要和女性患者进行充分沟通，让其明白术后即便出现休止期脱发也是暂时性的。True 列举了一些预防休止期脱发的方法：男性在手术前后 6~12 个月使用非那雄胺，并在围手术期局部使用 5% 的米诺地尔（男性和女性均可），可减少休止期脱发发生的概率。此外，避免注射含肾上腺素的药物也可减少出现休止期脱发的概率。
- 术后疼痛通常是轻微的：对于 FUT，可以通过术中在切口下缘的头皮瓣内注射丁哌卡因以减少疼痛；对于 FUE，通常可以通过术后口服止痛药控制疼痛感。
- 受区部位可能会因干燥而瘙痒，保持湿润可减轻瘙痒。8~10 天内避免摩擦受区部位。
- 在术后的第 4~6 周，移植的头发可能会脱落，这是一种正常现象。
- 移植的头发在术后 4 个月开始生长，头发完全长出来可能需要 8~10 个月。
- 即便移植相同数量的毛囊，术后的效果也因人而异，这取决于供体头发的质量和直径。
- 极少数情况下，移植的毛囊也可能会出现生长不良、感染或坏死等情况。

咨询师/非医生顾问的作用

毛发移植是一种需要与患者进行大量术前沟通的手术。患者有很多问题，他们可能会反复询问。

医生不可能给患者预留大量的时间解答疑问。因此，咨询师/非医生顾问的角色变得很重要。相比于医生，患者通常更乐意在咨询师/非医生顾问面前分享他/她对手术的恐惧。同时，咨询师也比医生更加懂得沟通。咨询师在患者和医生之间起着调解作用。咨询师可以将植发医生和诊所的详细信息传达给患者。咨询师还可以改善患者和工作人员之间的沟通质量。

关于非医生顾问最重要的一点是：他没有为患者制定治疗方案的权利。只有医生才能为患者制定具体的治疗方案。咨询师应将自己限制在提供事实信息范围内。咨询师可以使用信息手册、医生术前沟通和术后护理的视频、网站信息，以及术前和术后的照片来向患者提供详细的信息。有关实验室检查、知情同意书、术前指导和术后护理的信息都应充分告知患者。1999 年进行的一项临时调查强调了非医生顾问式诊疗的好处。

发移植手术，那么就需要详细了解他的一般病史和用药史，以排除任何可能影响手术或手术效果的情况。此外，毛发移植外科医生需要了解患者的期望和目标，并准备好详细说明毛发移植手术可以达到的效果。如果患者有不切实际的期望，医生必须拒绝进行手术。在进行毛发移植手术之前，应该让患者了解面部轮廓的重要性、自然发际线、手术可以覆盖的区域，以及进一步手术和治疗的需要。给予患者详细的术前指导和术后护理是非常重要的，可以给患者提供一本小册子或视频，以便患者了解详情。还应告知每位患者所有可用的治疗方式和非手术治疗方案，包括使用发片或假发。

结论

脱发是一种症状，而不是一种诊断。患者病史在评估疾病过程中起着最重要的作用。脱发的治疗方法之一是毛发移植。如果我们确定患者适合做毛

推荐阅读

- Shiell RC, Unger WP. The initial interview andevaluation. In：Unger WP, Shapiro R, eds. Hair Transplantation. 5th ed. New York：Informa Health Care；2011：63-90.
- Stough DB. The consultation. In：Haber RS, Stough DB, eds. Hair Transplantation. 1 st ed. Philadelphia：Elsevier Saunders；2006：43-48.

思考问题

Q1. 一名 24 岁的年轻男子，Norwood Ⅳ 级脱发，主诉脱发增多，希望通过毛发移植来提高头发密度。在详细了解病史后，发现他是一个重度吸烟者，服用合成代谢类固醇以增肌，父亲 55 岁，Ⅶ级脱发。你的建议是什么？

A. 建议采用 FUE 移植 2000 个毛囊单位。

B. 建议采用 FUT 移植 2500 个毛囊单位。

C. 告诉他首先要停止吸烟和服用合成代谢类固醇，接受至少 4 个月的药物治疗，然后再计划进行毛发移植。

D. 以上任何一项。

Q2. 一位 33 岁的患者，Norwood V 级脱发，有良好的供区，希望进行毛发移植。他带来了一张 19 岁时的老照片，并坚持要将发际线设计成那个年龄段的样子。他还希望能完全覆盖头皮，前额的密度要高。你会怎么做？

A. 根据患者的意愿计划进行毛发移植手术。

B. 向他解释移植的头发的永久性，并设计一个适合他年龄的发际线。

C. 向他解释单次毛发移植手术可以达到的密度，而全面覆盖可能需要一次以上的毛发移植手术。

D. B 和 C 都可以。

Q3. 在详细了解一位前来进行毛发移植的患者病史后，你得知他正在服用普萘洛尔来控制偏头痛。没有其他重要的病史。在检查中，你发现他的血压在正常范围内，他有雄激素性 VI 级脱发。你会怎么做？

A. 计划采用 FUT 和 FUE 相结合的方法，移植约 5000 个毛囊单位。

B. 计划在头皮上采用 FUE 移植 2500 个毛囊单位，其余的从胡须和胸部分多次移植。

C. 建议他咨询医生，在植发前将普萘洛尔换成其他药物。

D. A 或 B 都可以。

Q4. 一位 24 岁的年轻患者，有阳性家族史的男性型脱发，他的头顶部位开始脱发。他的发际线和前面的区域看起来很正常。他非常担心头顶的问题，希望在头顶进行毛发移植。

A. 建议他先接受至少 1～2 年的药物治疗（非那雄胺，每天 1 mg，外用米诺地尔 5%）。

B. 计划立即进行 1500～1800 个毛囊单位的毛发移植。

C. 进行毛发移植手术，并建议他在移植后进行药物治疗。

D. 以上任何一项都可以。

Q5. 一位 42 岁的女性来做毛发移植手术，其秃发区正在扩大。在这个区域的外围，有一些红肿、炎症和脓疱存在。该区域的剩余毛发聚集成束。这种类型的脱发症最可能的原因是什么？

A. 布洛克假性脱发。

B. 斑秃。

C. 脱发性毛囊炎。

D. 不做活体组织检查无法诊断。

Q6. 一位 22 岁的年轻焦虑的女性来就诊，她的头发脱落，多在一侧的头皮上，同一侧的眉毛也有脱落。没有脱发的阳性家族史。经检查，头皮状况和所有检查均正常。最可能的诊断是什么？

A. 拔毛癖。

B. 斑秃。

C. 瘢痕性脱发。

D. 女性型脱发。

Q7. 一位年轻的患者来就诊，抱怨他的太阳穴处有一个圆形的脱发区域，他否认拉扯过头发，该病史可追溯至童年时期。你的诊断是什么？

A. 圆形脱发。

B. 三角形脱发。

C. 隐性拔毛癖。

D. 斑秃。

参考文献

[1] Courtois M，Loussouarn G，Hourseau S，Grollier JF. Periodicity in the growth and shedding of hair. Br J Dermatol 1996；134（1）：47-54.

[2] Avram MR，Cole JP，Gandelman M，et al；Roundtable Consensus Meeting of The 9th Annual Meeting of The International Society of Hair Restoration Surgery. The potential role of minoxidil in the hair transplantation setting. Dermatol Surg 2002；28（10）：894-900，discussion 900.

[3] Unger WP. Surgical approach to hair loss. In：Olsen E，ed. Disorders of Hair Growth. New York：McGraw Hill；1994：353-374.

[4] True R，Dorin RJ. A protocol to prevent shock loss. Hair Transplant Forum Int 2005；15（6）：197-199.

[5] Garg S，Garg A. Study of ropivacaine block to reduce postoperative pain after strip harvesting, and the relationship of strip width to post-operative pain[J]. Hair Transplant Forum Int 2019；29（5）：186-189.

答案

Q1	C
Q2	D
Q3	C
Q4	A
Q5	C
Q6	A
Q7	B

有关这些条件的更多内容将在后续章节中介绍。

咨询表——患者个人信息

姓名：_____ 性别：_____ 民族：_____

出生年月：_____/_____/_____ 年龄：_____

婚姻状况：□ 已婚　　　　□ 单身　　　　□ 离婚　　　　□ 分居　　　　□ 其他_____

家庭地址：_____

_____省_____市_____邮编：_____

主要电话：_____ 辅助电话：_____

电子邮件：_____

职业：_____ 单位：_____

紧急联系信息

姓名：_____ 与您的关系：_____ 电话：_____

您是通过何种途径以及如何了解我们的？（请圈出所有适用的选项）

谷歌　　ISHRS　　植发相关网站　　IAHRS　　数字广告　　电视　　广播

推荐的医生姓名：_____ 亲戚 / 朋友姓名：_____

脱发史

脱发开始年龄：_____ 病情变化：快速恶化 □　　　恶化 □　　　缓慢 □　　　稳定 □

目前正在使用或曾经使用过的脱发药物 / 治疗方法：未使用 □

	现在 / 以前		现在 / 以前		现在 / 以前
非那雄胺	□ □	米诺地尔	□ □	激光治疗	□ □
PRP 治疗	□ □	保健品	□ □	其他	□ □

如果是保健品和（或）"其他"，请列出 _____

以下由院方填写：_____

毛发移植手术史

是否做过毛发移植手术：未做过 □

日期：_____ 类型：_____ 移植数量：_____ 病历号：_____

日期：_____ 类型：_____ 移植数量：_____ 病历号：_____

日期：_____ 类型：_____ 移植数量：_____ 病历号：_____

（以下由院方填写：_____

_____咨询记录）

仅供院方使用

脱发家族史

男性：父亲：＿＿＿＿＿　爷爷：＿＿＿＿＿　外公：＿＿＿＿＿　叔叔：＿＿＿＿＿　舅舅：＿＿＿＿＿　兄弟：＿＿＿＿＿

女性：母亲：＿＿＿＿＿　奶奶：＿＿＿＿＿　外婆：＿＿＿＿＿　姨妈：＿＿＿＿＿　舅妈：＿＿＿＿＿　姐妹：＿＿＿＿＿

病史

过敏症：＿＿＿＿＿＿＿＿＿＿＿＿＿＿＿＿＿　不良反应：＿＿＿＿＿＿＿＿＿＿＿＿

其他手术：＿＿＿＿＿＿＿＿＿＿＿＿＿＿＿　全身麻醉：＿＿＿＿＿＿＿＿＿＿＿＿

化疗：＿＿＿＿＿＿＿＿＿＿＿＿　高热：＿＿＿＿＿＿＿＿＿＿＿＿　暴饮暴食：＿＿＿＿＿＿

吸烟：＿＿＿＿＿＿＿＿＿　饮酒（每周平均）：＿＿＿＿＿＿＿＿＿　使用违禁药物：＿＿＿＿＿

营养补充剂 / 维生素：＿＿＿＿＿＿＿＿＿＿＿　列出目前所有的药物：＿＿＿＿＿＿＿＿＿

慢性病

心脏病：＿＿＿＿＿　糖尿病：＿＿＿＿＿　肾脏疾病：＿＿＿＿＿　皮肤感染：＿＿＿＿＿　瘢痕疙瘩：＿＿＿＿＿

晕倒：＿＿＿＿＿　癫痫：＿＿＿＿＿　免疫缺陷：＿＿＿＿＿　高血压：＿＿＿＿＿

出血问题：＿＿＿＿＿　肝炎：＿＿＿＿＿　银屑病：＿＿＿＿＿　脂溢性皮炎：＿＿＿＿＿

癌症：＿＿＿＿＿　拔毛癖：＿＿＿＿＿　紧张：＿＿＿＿＿　抑郁：＿＿＿＿＿　抑郁症：＿＿＿＿＿

其他：＿＿＿＿＿＿＿＿＿＿＿＿＿

体格检查

稀疏的百分比：＿＿＿＿＿＿＿＿＿　额部：＿＿＿＿＿＿＿　顶部：＿＿＿＿＿＿＿　顶点：＿＿＿＿＿＿＿

变薄的宽度（cm）：＿＿＿＿＿＿＿　额部：＿＿＿＿＿＿＿　顶部：＿＿＿＿＿＿＿　顶点：＿＿＿＿＿＿＿

微型化的百分比：＿＿＿＿＿＿＿　额部：＿＿＿＿＿＿＿　顶部：＿＿＿＿＿＿＿　顶点：＿＿＿＿＿＿＿

之前供区的耗损情况：＿＿＿＿＿＿＿＿＿＿＿＿＿＿＿

密度测量：枕骨区：＿＿＿＿＿＿＿　颞区：＿＿＿＿＿＿＿　如果适用，拔毛数量：＿＿＿＿＿＿＿根（正常 3～5）

头发的颜色：＿＿＿＿＿＿＿＿＿　皮肤的颜色：＿＿＿＿＿＿＿＿＿

瘢痕（描述一下，如果有的话）：＿＿＿＿＿＿　头皮的状况：正常＿＿＿＿＿　脱屑＿＿＿＿＿　头皮弹性：＿＿＿＿＿

头发密度：稀疏＿＿＿＿　一般＿＿＿　浓密＿＿＿　头发质地：细＿＿＿　中等＿＿＿　粗＿＿＿　卷曲度：有＿＿＿　没有＿＿＿

鬓角后头发的数量（cm²）：无＿＿＿＿＿　适度＿＿＿＿＿　大量＿＿＿＿＿

既往供区耗竭：无＿＿＿＿＿　中度＿＿＿＿＿　广泛＿＿＿＿＿

供区质量（后枕部）：差＿＿＿＿＿＿　一般＿＿＿＿＿＿　好＿＿＿＿＿＿　极好＿＿＿＿＿＿

（侧部）：差＿＿＿＿＿＿　一般＿＿＿＿＿＿　好＿＿＿＿＿＿　极好＿＿＿＿＿＿

诊断和未来期望

脱发的分级

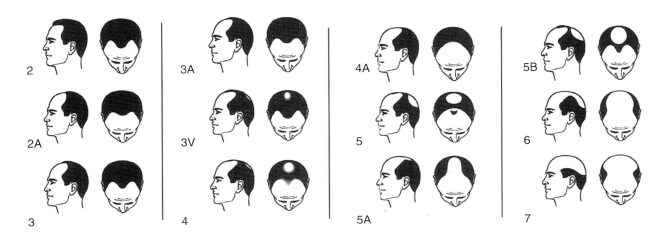

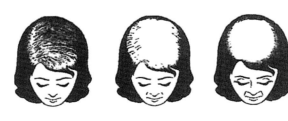

女性型脱发（Ludwig 分级）Ⅰ Ⅱ Ⅲ级

诊断

雄激素性脱发（男性型脱发），

等级 _____

女性遗传性脱发，类别 _____

其他 _____

未来可能会发展到_____级，

发际线高度 _____

总面积，R_1 = _____　R_2 = _____

安全供区可以提供_____毛囊单位

计划种植的区域：_____ / _____ / _____

计划种植密度（毛囊单位数 /cm²）：

_____ / _____ / _____

备注：_____

_____

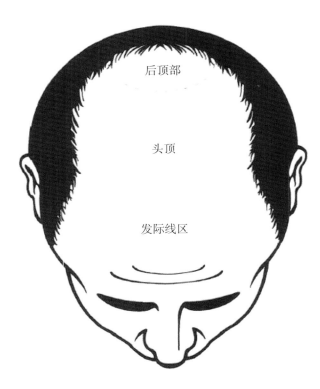

注意：雄激素性脱发是一种男性和女性均可患的进展性疾病，任何人都无法预测患者最终脱发到何种
程度。

注意：患者的年龄、现在和未来的秃发模式、供区情况、供区弹性、是否使用药物、审美偏好和目标，以及既往毛发移植手术效果，都是我们在计划治疗时需要考虑的因素。 医生通过评估术后短期效果和未来的远期效果，确定最为合适的毛囊移植数量和手术方法，具体如下：

最佳方案

替代方案

长期治疗
☐ 非那雄胺 ☐ 米诺地尔

特别建议

- 您适合进行这些手术

- 您不适合做这些手术

- 以前由其他医生进行的毛发移植手术导致了一些问题，可能会影响您的最终效果

- 相对于脱发区的大小而言，您的供区头发数量是有限的

费用：

FUT

¥_____

FUE

¥_____

生物增强疗法（Bio Enhancements）
海伦克斯（Hylenex）

¥_____

脂质体 ATP 术后喷剂（Liposomal ATP post-op Spray）

¥_____

富含血小板的血浆（PRP）

¥_____

合计

¥_____

预约程序：您需要支付 20% 的定金以预约手术，这笔定金是不能退还的，余额将在手术当天支付。可以选择信用卡支付，当然我们也可以提供信贷方案。

医生签名：_____   日期：_____

第一章　术前准备

Seema Garg

概述

- 简介
- 植发手术患者的筛选
- 头皮检查
- 受区和供区的评估
- 对非头皮供区的评估
- 影响毛发移植手术的因素
- 毛发移植手术的禁忌证
- 结论

关键点

- 要对脱发原因做出正确诊断，需要详细询问病史、进行适当检查和相关检查。
- 在手术前必须排除可能影响植发效果的头皮疾病。
- 男性和女性最常见的植发适应证是雄激素性脱发。
- 对于原发性瘢痕性脱发和体象障碍的患者，毛发移植是禁忌证。
- 在制定适当的毛发移植计划时，必须对供区和受区进行评估。
- 以平方厘米为单位计算受区面积，有助于确定达到计划种植密度所需要种植的毛囊数量。
- 评估安全供区的毛囊质量及可获取的毛囊数量。
- 如果供区的毳毛超过 30%，在植发前有必要先针对病因进行治疗以改善后枕部头发质量。
- 术前评估头皮的松弛度及弹性是安全切取头皮条宽度的重要影响因素。
- 对于男性患者，必须对不同身体部位的毛囊进行评估，以便制定长期的植发计划。
- 不是所有的体毛都适合进行毛发移植。
- 在选择体毛作为供区毛囊时，必须考虑体毛的密度、直径和特征，多毛囊单位的存在，以及体毛与头皮毛发的相似性。

简介

　　脱发是男女共同面对的问题。脱发患者罹患社会心理疾病和精神疾病的风险增加。我们可以通过药物治疗来控制脱发的进展，即便如此，患者也可能需要通过植发来覆盖秃发区并增加头发的密度。虽然许多患者希望进行毛发移植手术，但手术医生必须考虑患者是否真的能从毛发移植手术中获益。

　　毛发移植有 4 个基本要素。第一，了解患者的目标；第二，对患者的检查，包括对受区和供区的检查；第三，手术医生满足患者期望的能力；

第四，手术团队成功手术的病例数。

对头皮的正确检查及对供区和受区的评估，有助于对毛发移植进行长期规划，也可以防止与手术相关的并发症。可能影响植发效果的头皮疾病必须在手术前被排除。需要详细的病史和适当的检查与化验以做出正确的诊断。在选择了合适的患者后，要制定适合他／她的手术方案，同时考虑到预期的长期供体与受体面积比例。雄激素性脱发是一个持续的过程，因此大多数患者可能需要不止一次的植发手术。如果供区不足以完全覆盖秃发区，可以使用体毛。胡子是继头皮之后最好的供区毛发来源。必须对所有男性患者的不同身体部位进行评估，以便制定长期的植发计划。

植发手术患者的筛选

成功的植发手术取决于医患双方的共同选择，手术医生选择适当的患者和患者选择合适的手术医生。

不是每个秃发的患者都适合做毛发移植手术。毛发移植必须由受过训练的合格手术医生进行。

毛发移植的适应证

雄激素性脱发是男性和女性最常见的毛发移植适应证。如果毛发移植是由合格的、训练有素的、有经验的外科医生完成的，那么获得的效果是自然的。对重建胡须、鬓角、眉毛、睫毛和阴毛的需求也在增加。

毛发移植的另一个重要适应证是面部瘢痕，如唇裂瘢痕，种植少量毛发后可以很好地掩盖唇裂瘢痕。眉毛、胡子、胡须和头皮受伤或烧伤造成的瘢痕也可以通过毛发移植来治疗。

毛发移植的禁忌证

毛发移植手术的绝对禁忌证很少，相反，大多数是相对禁忌证。毛发移植不能在炎症的活动期进行，如原发性瘢痕性脱发：扁平苔藓、红斑狼疮、中央型离心性瘢痕性脱发（CCCA）等。对于心理疾病，如体象障碍（BDD）和拔毛癖，也必须避免进行毛发移植手术。斑秃也不适合进行毛发移植。对于年龄小于20岁的雄激素性脱发患者或者弥漫性非模式性的雄激素性脱发患者而言，就应该避免手术。

因此，除上述情况外，患者只要供区毛发质量好、身体健康且期望值合理，就可以进行毛发移植手术。

头皮检查

对头皮的检查，以及对供区和受区部位的评估，是毛发移植手术前的第一步。

头皮检查包括检查头皮本身及其上的毛发（框2.1）。检查可以通过直接观察和借助于放大镜观察进行。每个植发医生的办公室里都应该有一个皮肤镜作为检查工具。需要对患者的脱发模式进行评估（框2.2和表2.1）。在对供区和受区进行评估后，建议进行必要的检查（框2.3）。

框2.1　头皮和头发检查

A. 头皮

（1）是否存在斑秃／秃顶，寻找任何异常情况？

（2）是否有毛囊口？

（3）皮肤外观是否有光泽、反光？

（4）有无异常的色素沉着？

（5）任何其他发现：皮肤增厚、毛囊周围脱屑、红斑、脓疱、菌丝，出现断发、瘢痕、头皮屑、皮脂堆积或叹号毛发

（6）黑点、黄点

B. 检查毛发

（1）头发：颜色、卷曲度、质地、厚度、粗细、微型化、毛发粗细不一（异质人群）、毳毛

（2）发干缺陷：风化（分叉发、泡泡发、打结、断发、簇状发）

表 2.1　雄激素性脱发的其他变种

雄激素性脱发的变种	临床表现
弥漫性非模式型脱发（DUPA）。包括枕部在内的整个头皮弥漫性变稀疏	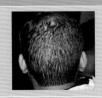
弥漫性模式型脱发（DPA）。弥漫性稀疏和脱发，但不像男性型脱发那样完全脱发，不累及枕部	
男性模式型脱发伴有持续的中前额脱发。脱发可以是任何程度，但前额的头发仍然存在	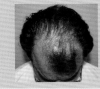
老年性脱发通常出现在老年时期，是整个头皮头发的密度下降。在某些情况下，从颈部向安全供区的方向变薄，这被称为反向模式型雄激素性脱发	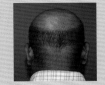
永久的前额刘海，该类型脱发可以达到任何程度，但发际线处头发一直被保留	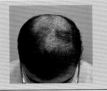

框 2.2　脱发的模式

A. 模式型脱发

（1）男性型脱发（MPHL）（Norwood Ⅰ～Ⅶ级）

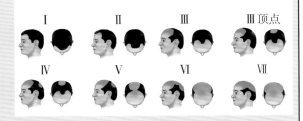

（2）颞部脱发（Mayer 分型）

①正常 –N，②稀疏 –T，③平行 –P，④反向 –R

（3）女性型脱发（FPHL）（Ludwig/Olsen 型）

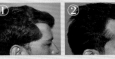

B. 雄激素性脱发的其他变体（表 2.1）

（1）弥漫性模式型脱发

（2）弥漫性非模式型脱发

（3）前额模式型脱发

（4）存在前额头发

（5）老年性脱发

C. 非模式型脱发

（1）瘢痕性脱发

（2）休止期脱发

（3）生长期脱发

（4）斑秃

（5）创伤性原因：毛发脱落症、牵引性脱发症

（6）毛干异常

（7）三角形脱发

D. 非头皮脱发

（1）眼眉

（2）面部脱发：眼睫毛、胡须、小胡子

（3）身体其他部位：腋下、阴部或其他部位

框2.3　检查和化验

A. 一般情况
　（1）一般化验：血细胞计数、血红蛋白、血糖、血清
　　　AST、血清 ALT、肌酐、出血和凝血时间
　（2）其他：HIV、Hb A1C、COVID–19、心电图
B. 特异性（必要时）
　（1）激素测试（发生任何临床症状和体征时）
　（2）甲状腺概况
　（3）血清铁蛋白（铁谱）
　（4）维生素 B$_{12}$、维生素 D
C. 毛发测试
　（1）拔毛试验
　（2）洗发测试
D. 皮肤活检
E. 毛细血管镜检查

脱发的分类方法有很多，根据脱发程度不同，分为不同的等级。男性最常用的分类方法是 Norwood，Hamilton；女性则是 Norwood，Ludwig 和 Oslen。脱发的等级越高，对供区毛囊的需求就越大。

对受区和供区的评估

对头皮进行一般检查后的步骤如下：
　（1）评估受区。
　（2）评估供区。
　（3）与患者和陪同人员进行耐心的沟通，解释术后长期用药的重要性和毛发移植的局限性。
　（4）计算覆盖受区所需的毛囊数量。
　（5）确定是否需要非头皮供区的毛囊，评估非头皮供区。
　（6）向患者解释最终方案。

受区

在制定毛发移植方案之前，要对受区进行检查，观察头发是否变细。头皮如果可见，那就意味着头发密度减少到接近正常值的50%。比较从发际线到头顶的头发密度。此外，还要查看枕部（供区）的密度。这将有助于确定脱发模式。

雄激素性脱发可能是典型的男性模式——发际线后移，晚期累及头皮中部和头顶，也可能是雄激素性脱发的一个变种，如表2.1所示。必须注意颞部三角区的受累情况（框2.2）。颞部三角区的毛发重塑必须谨慎进行，适当地建立颞部三角区可以在很大程度上改善美学外观，但如果手术失败，可能会导致灾难。弥漫性模式型脱发（DPA）和弥漫性非模式型脱发（DUPA）必须进行准确的诊断，因为与 DUPA 不同，DPA 患者能从毛发移植中获得良好的效果。雄激素性脱发的逆行模式减少了安全供区的面积。在这种情况下，体毛是一些患者进行毛发移植有用的供区毛囊来源。

评估受区以前移植的头发的存活率，有助于确定再次植发的预期效果。

安全供区

毛发移植中的"供区"是指从头皮上提取供体毛囊的区域。通常情况下，供区是头皮的背面（枕部－顶部－后颞部）。然而，对于一些患者来说，头皮供区以外的区域也可用于毛发移植。"安全供区"（SDA）的概念是根据沃尔特·温格医生的研究和经验提出的。SDA 可能因人而异，在一些人中，SDA 可能比其他人要大。

此外，不能保证"安全供区"内所有毛囊都是永久性的。根据温格医生的研究，"安全供区"的定义是，在80岁以下的脱发患者中大约有80%是安全的（"安全"的意思是指从这个区域提取的毛囊不会受到雄激素的影响）。当位于安全供区之外的毛囊被提取进行移植时，所种植的毛囊将有可能在未来出现脱发。

植发医生应仔细检查供区，观察头顶是否有渐进性脱发、逆行性脱发、稀疏或变细。一般情况下，在供区90%的头发仍处于生长期，10%处于休止期。如果休止期的头发超过30%，植发医生

应避免进行手术，并首先采用药物治疗的策略。

拉斯曼和伯恩斯坦认为，"安全供区"约占头皮的25%，其中只有一半可以用于毛发移植。他们还发现，生发头皮为 $\pm 520\ cm^2$，每平方毫米头皮平均有两根头发。科尔认为，SDA 的总面积平均为 $203\ cm^2$，白种人约有 16 649 个毛囊单位，亚洲人约有 15 718 个毛囊单位。

评估 FUE 和 FUT 的头皮安全供区

毛发移植的效果取决于供区的质量。正确评估供区的特征将有助于确定手术方案。该评估能明确手术的局限性、术后效果、可能的禁忌证、预期的移植物数量和可能的覆盖范围。理想情况下，所有移植物均应从安全供区提取。

对供区的详细检查包括皮肤弹性、松弛度、状况，供区毛发质量、厚度、质地（如卷曲、波浪或毛躁）、生长期与休止期毛发的比例，以及毳毛的百分比。供区密度提供了可以从 SDA 提取多少移植毛囊的信息，用这个数量的移植毛囊，可以覆盖多少脱发区域，以达到患者目标的理想密度。

同时，检查是否有逆行性脱发（枕部边缘下缘的脱发或变薄）。

对于 FUT，也要评估供区的皮肤松弛度和弹性。

1. 头皮的松弛度和弹性

确定皮肤的松弛度和弹性对于判断伤口闭合期的组织张力至关重要。年轻人的皮肤松弛程度有限，较宽的皮肤带会导致缝合线上的张力过大，可能会增加术后疼痛感、瘢痕较宽、增生或瘢痕疙瘩，缝合线附近的毛发脱落，或组织坏死导致缝合线出现缝隙。

大多数植发医生仅通过上下移动皮肤或用手指捏住皮肤来评估皮肤的松弛度。他们根据临床经验决定大致的松弛度和允许的头皮条的宽度。

枕部中央区的松弛度最大，乳突区的松弛度最小。如果在头皮条的整个长度上采取相同的皮肤宽度，那么在乳突区头皮条两侧的缝合线上就会有更大的张力。

为了避免出现与缝合线张力有关的并发症，在缝合前测量头皮 3 个点的松弛度是一个重要步骤。莫赫比等提出使用一种机械装置——"松弛计"来测量头皮松弛度；梅耶尔和保罗，以及博斯利也提出了类似的头皮松弛度测量方法。

头皮松弛的练习：下面呈现的这种练习方法可以改善头皮供区的松弛度。如果在第一次检查时，头发松弛度较低，那么这个练习对于减轻头皮松弛度可能有效。

方法如图 2.1 所示，双手手指紧握，保持在枕部，按压头皮。

如图 2.1 所示，保持压力，将两手"手指锁定"向上和向下滑动到最大距离，持续滑动大约 5 min。然后再次左右滑动（总时间 10～15 min）。同时，做顺时针和逆时针运动。每天重复 5～6 次，至少持续 4～6 周。

2. 供区的毛发密度

毛发密度是每平方厘米头皮上毛发的数量。毛囊密度是指每平方厘米的毛囊单位（FU）的数量。毛发或毛囊单位密度因供区头皮分布的不同而不同。枕部中心的密度最大，而靠近耳朵的区域则较低。为了进行更准确的评估，建议至少在 3 个点

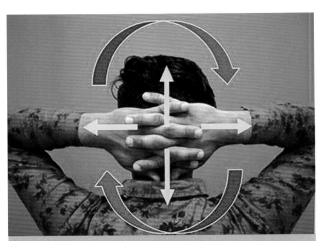

图 2.1　头皮松弛练习。在各个方向上进行手指锁定运动，保持"手指锁定"压在枕部上方。10～15 min，每天 5～6 次，持续 4～6 周

测量密度，然后取 3 个点的平均值。这 3 个点如**图 2.2** 所示。

- 1 号点：在中矢状面的枕部凸起处。
- 3 号点：位于外耳道与发旋连线的外耳道上方 1 cm 处。
- 2 号点：位于同侧乳突上方 1 号点和 3 号点连线的中点。

3. 毛囊密度

毛囊密度是指每平方厘米的毛囊数量。FU/cm² 可能有 1 ~ 4 根或更多的毛囊。医生可以根据每个 FU 中的毛囊数量，将它们标记为 1FU、2FU、3FU、4FU。而每个 FU 的平均毛囊数量（有时被称为"系数"）也是衡量毛发移植最终效果的一个重要标准。毛囊密度用 FU/cm² 表示。

4. 头发直径

发干的粗细会影响毛发密度的视觉效果。伯恩斯坦说："头发的总量决定了视觉效果。毛发密度增加 1 倍，发量就增加 1 倍，而头发直径增加 1 倍，发量就增加 4 倍。"毳毛的直径小于 30 μm，细头发的直径为 60 ~ 65 μm，中等头发的直径为 65 ~ 80 μm，粗头发的直径超过 80 μm。中间毛发的直径为 30 ~ 65 μm，提示早期毛囊微型化。

头发在头皮上的视觉效果取决于头皮上头发的总体积。

科尔的毛发移植总体积的公式：

$$V=\text{THT}=nl\,\pi\,r^2$$

THT 是转移的毛发总量，n 是毛发的数量，r 是毛发的半径，l 是毛发的长度。

5. 生长期与休止期比例

休止期的毛发通过其短小的长度、色素的丧失和存在于皮脂腺水平的毛球来识别。头皮上正常的生长期与休止期的比例是 9∶1，即 85% ~ 90% 的生长期和 10% ~ 15% 的休止期。在毛发稀疏的地方，休止期的比例会更高，有时在供区也会出现这种情况，说明供区毛发处于不稳定状态。如果供区的休止期比例超过 30%，那么外科医生应该避免进行毛发移植手术，应首先对病因进行药物治疗。

6. 头发的颜色

头发和头皮颜色的对比也会影响视觉密度。低对比度如深色头发配深色皮肤，或浅色头发配浅色皮肤，会比高对比度如浅色皮肤配深色头发，或深色皮肤配浅色头发看起来更密集。

7. 头发的卷曲度

卷发比直发在视觉上更能覆盖头皮。

计算供区毛囊密度的方法

有两种方法计算供区的毛囊密度：一种是主观的，取决于医生的经验；另一种是客观的，即通过仪器获得信息。目前有几种从简单到高级的仪器。

（1）医生可以使用一个 1 cm 见方的橡皮印章（**图 2.3**）从两边（长和宽）计算毛发和 FU 的数量，然后相乘，得到毛囊密度。

（2）毛发密度计：用带照明的磁性透镜的简单装置来计数 1 cm² 面积的毛发数量（**图 2.4**）。

（3）三棱镜/毛细血管镜：一台数码相机连接到一台电脑上。用相机拍摄头皮照片

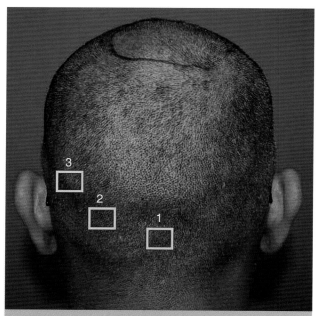

图 2.2　图中显示了测量密度的 3 个区域。1 号点是枕中区，3 号点是耳上区，2 号点在 1 号点和 3 号点之间，即耳后区

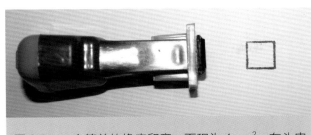

图 2.3 一个简单的橡皮印章，面积为 1 cm²。在头皮上制作橡皮印章标记，以计算供区内的毛囊密度

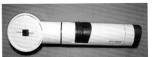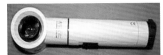

图 2.4 自发光磁性透镜给出了 10 mm × 10 mm 的盒子里的毛发数量

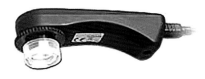

图 2.5 三棱镜是一种计算机化检测设备，提供毛发数量、粗细和扫描的数字图像记录

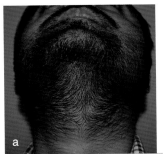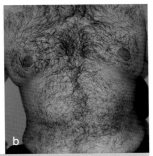

图 2.6 a. 胡子；b. 胸部和腹部毛发

并通过软件进行分析。通过这种技术，我们可以计算出终毛的数量、毳毛的数量、FU 的数量、每个 FU 的毛囊数量，以及头发的粗细。根据 FU 的密度，我们可以决定在头皮条切取术中所切除的头皮条的长度和宽度，以及在 FUE 中所获取的 FU/cm² 的数量（图 2.5）。

对非头皮供区的评估

并非所有体毛都适合移植。优质的体毛包括以下特点：浓密、纤长、多毛 FU 比例高且毛发纤维的性质与头皮毛发相似。

罗伯特·H. 特鲁给出了选择躯干毛发种植的 5 个标准（列于表 2.2）：毛发密度、与头皮毛发的相似性、多毛 FU 的比例、毛发供区面积的大小，以及毛发的最大长度。躯干供区指数低于 4 分的受术者是差的，5 ~ 7 分是一般的，而 8 ~ 10 分是好的。那些产生与头发纤维相似的体毛可以是很好的供区毛囊，但它们在产生毛发纤维的长度、质地和毛发生长周期方面，与头皮毛囊相比仍有差异。

身体供区的选择

供区的选择取决于适应证。如果用体毛来增加密度，优先考虑胡须，其他体毛次之，因为胡须的毛发较粗壮（图 2.6）。如果移植是为了重建前发

表 2.2 躯干供区指数

躯干供区指数（TDI）（由 Robert H. True 博士提出）				
	0	1	2	分数
毛发密度	< 20FU/cm²	30 ~ 40FU/cm²	> 40FU/cm²	
与头皮毛发的相似性	非常不同	有点相似	非常相似	
多毛 FU 比例	< 20%	20% ~ 30%	> 30%	
毛发供区面积的大小	< 50 cm²	50 ~ 100 cm²	101 ~ 200 cm²	
毛发的最大长度	< 2 cm	2 ~ 5 cm	> 5 cm	
共计				

缩写：FU，毛囊单位。

际线和（或）颞部，胸部或其他躯干的毛发是最佳选择。需要注意的一点是，医生不应该在一个区域单独种植胡须毛囊，因为它们很突出，与周围的毛发相比，可能看起来会不自然。医生应当将它们移植到现存的头发之间，或将它们与头皮毛发混合移植。

全面细致的咨询——需要让他明白，由于他的脱发仍处于进展阶段，在进行植发手术之前，药物摄入是第一个重要步骤。而且，需要告知患者，随着时间的推移他可能出现更高等级的脱发，因此采用较高发际线、较低移植密度的手术方案是最好的选择。

影响毛发移植手术的因素

有几个因素会影响到患者的植发计划。

Norwood 在 1992 年对这些因素进行了分类，后来，这些因素被进一步扩展（表 2.3）。

目前，我们必须把是否有合适的体毛作为主要因素之一，把头皮微色素沉积术（SMP）的范围作为次要因素之一，并与上述所有因素一起考虑。在所有因素中，患者的年龄和供区与受区的比例是最重要的因素。

须毛是位于耳朵上方和后方边缘的相对低密度、毛躁的毛发。Norwood 在 1984 年发表了相关论文，他观察到，有须发的患者出现高级别脱发的概率更大。

如果一个年轻的患者具有脱发家族史，那么他会要求有高密度且低的发际线。医生必须对其进行

毛发移植手术的禁忌证

若某些患者表现出下面这些警示、警告和（或）线索，那么这些患者在术中或术后出现问题或并发症的可能性会增加。这些线索如下：

绝对禁忌证

糖尿病、高血压、心脏病、大量吸烟、酗酒和其他各种疾病，都会影响植发过程中和植发后的成功率。

客观禁忌证

脱发区需要自然度、覆盖度和密度，这取决于可用的供区毛发的特性和脱发的程度。对供区移植毛囊、毛发特征和脱发区进行详细检查是很有必要的。如果供区毛囊不足，那么只能进行部分修复，例如可以单独修复前额发际线。

表 2.3　决定患者进行毛发移植术的考虑因素

主要因素	次要因素
1. 患者的年龄	1. 毛发密度
2. 供区与受区的比例	2. "支持的"颞部头发
3. 患者的偏好和目标	3. 患者头部的独特解剖学结构（大小、轮廓、方向等）
4. 患者的医疗健康状况	4. 患者在植发过程中被探及的容忍度
5. 患者的心理状态	5. 可用的伪装手段
6. 头发特征	6. 头皮的弹性和松弛度
7. 植发医生和助手的能力	7. 患者作为植发受术者的潜力
8. 脱发的家族史	8. SMP 的范围
9. 是否有合适的身体供区毛发	9. 是否有"络腮胡"存在
	10. 患者目前的脱发治疗策略
	11. 患者的发型偏好
	12. 患者的经济能力和时间限制

缩写。SMP，头皮微色素沉积术。

如果患者不能接受这种方法，应建议他不要进行手术。

主观禁忌证

患者的期望值与实际能达到的效果之间存在巨大差异，以及有体象障碍是手术的禁忌证。

结论

并非所有的患者都适合进行毛发移植术。供区移植物是患者获得满意的毛发移植效果的最重要限制因素。详细的检查和计算头皮与躯干的供区面积可以帮助医生对较高级别的秃发患者进行合理的治疗规划。

对患者进行适当的术前检查有助于减少毛发移植手术的并发症，而详细的咨询可以提高患者的满意度。

推荐阅读

- Devroye J，Jimenez F，Unger WP et al. Donor area harvesting. In：Unger WP，Shapiro R，eds. Hair Transplantation. 5th ed. New York：Informa Healthcare；2011：247–308.
- Garg AK，Garg S. Donor strip harvesting：planning，preoperative assessment，and preparation. In：Mysore V，ed. Hair Transplantation. 1st ed. New Delhi：Jaypee Brothers；2016：157–163.

思考问题

Q1. 毛发移植最常见的适应证是（　　　）

A. 雄激素性脱发

B. 牵引性脱发

C. 斑秃

D. 休止期脱发

Q2. 以下所有情况都可以进行毛发移植，除了（　　　）

A. FPHL

B. MPHL

C. 脸上的瘢痕（眉毛、胡须）

D. 体象障碍

Q3. 头皮上正常的生长期与休止期比例是（　　　）

A. 7：1

B. 9：1

C. 1：7

D. 1：9

Q4. 在实施头皮条切取术时，收获的头皮条的宽度取决于（　　　）

A. 要获取的移植物总数

B. 供区密度

C. 皮肤的松弛度和弹性

D. 以上都是

Q5. 体毛供区评估应与头皮供区评估同时进行，是因为（　　　）

A. 体毛比头皮毛发更适合移植

B. 在晚期脱发症中，体毛可作为头皮毛发的辅助移植物

C. 体毛的采集比头皮毛发更容易

D. 以上都是

参考文献

[1] Ogunmakin KO, Rashid RM. Alopecia: the case for medical necessity. Skinmed 2011; 9 (2): 79–84.

[2] Unger WP. Planning and organization. In: Unger WP, Shapiro R, Unger R, Unger M, eds. Hair Transplantation. 5th ed. New York: Informa Healthcare; 2011: 106.

[3] Patwardhan N, Mysore V; IADVL Dermatosurgery Task Force. Hair transplantation: standard guidelines of care. Indian J Dermatol Venereol Leprol 2008; 74 (Suppl): S46–S53.

[4] Norwood OT. Male pattern baldness: classification and incidence.South Med J 1975; 68 (11): 1359–1365.

[5] Hamilton JB. Patterned loss of hair in man; types and incidence. Ann NY Acad Sci 1951; 53 (3): 708–728.

[6] Ludwig E. Classification of the types of androgeneticalopecia (common baldness) occurring in the female sex.Br J Dermatol 1977; 97 (3): 247–254.

[7] Olsen EA. Androgenetic alopecia. In: Olsen EA, ed. Disorders of Hair Growth: Diagnosis and Treatment. New York: McGraw-Hill; 1994: 257–258.

[8] Jackson AJ, Price VH. How to diagnose hair loss. Dermatol Clin 2013; 31 (1): 21–28.

[9] Unger W, Solish N, Giguere D, et al. Delineating the "safe" donor area for hair transplanting. Am J Cosmet Surg 1994; 11 (4): 239–243.

[10] Bernstein RM, Rassman WR. Follicular transplantation. Patient evaluation and surgical planning. Dermatol Surg 1997; 23 (9): 771–784, discussion 801–805.

[11] Garg S, Garg A. Study of ropivacaine block to reduce postoperative pain after strip harvesting, and the relationship of strip width with post-operative pain. Hair Transplant Forum Int 2009; 29 (5): 186–188.

[12] Park JH. Association between scalp laxity, elasticity, and glidability and donor strip scar width in hair transplantation and a new elasticity measuring method. Dermatol Surg 2017; 43 (4): 574–581.

[13] Mohebi P, Pak J, Rassman W. How to assess scalp laxity. Hair Transplant Forum Int 2008; 18 (5): 16.

[14] Mayer ML. Evaluation of scalp elasticity. In: Unger WP, Shapiro R, Unger R, Unger M, eds. Hair Transplantation. 5th ed. London: Informa Healthcare; 2011: 267–270.

[15] Bosley LL, Hope CR, Montroy RE, Straub PM. Reduction of male pattern baldness in multiple stages: a retrospective study. J Dermatol Surg Oncol 1980; 6 (6): 498–503.

[16] Feldman C. Tissue laxity based on donor tissue ballooning. Hair Transplant Forum Int 2001; 11 (4): 119.

[17] Bernstein R. Accurate follicular unit transplantation. In: Haber R, Stough D, eds. Hair Replacement: Surgical and Medical. St. Louis: Mosby; 1996: 138–142.

[18] Cole J, Devroye J. A calculated look at the donor area. Hair Transplant Forum Int 2001; 11: 150–154.

[19] Devroye J. An overview of the donor area: basic Principles. In: Unger WP, Shapiro R. Hair Transplantation. 5th ed. New York: Informa Health Care; 2011: 251.

[20] True R. FUE from the beard and body. In: Lam S, Williams K, eds. Hair Transplant: Follicular Unit Extraction. 11th ed. Vol. 4. New Delhi, India: Jaypee Brothers Medical Publishers (P) Ltd; 2016: 417–434.

[21] Umar S. Use of body hair and beard hair in hair restoration. Facial Plast Surg Clin North Am 2013; 21 (3): 469–477.

[22] Brandy DA. Chest hair used as donor material in hair restoration surgery. Dermatol Surg 1997; 23 (9): 841–844.

[23] Unger WP. Hair Transplantation. 5th ed. New York: Informa Health Care; 2011: 113.

[24] Konior RJ, Simmons C. Patient selection, candidacy, and treatment planning for hair restoration surgery. Facial Plast Surg Clin North Am 2013; 21 (3): 343–350.

[25] Norwood OT. Patient selection, hair transplant design, and hairstyle. J Dermatol Surg Oncol 1992; 18 (5): 386–394.

[26] Camps-Fresneda A. Age and patient selection in planning hair transplantation procedures. J Dermatol Surg Oncol 1994; 20 (3): 221.

[27] Ruston A. Red flags in hair restoration surgery. In: UngerWP, Shapiro R, eds. Hair Transplantation. 5th ed. NewYork: Informa Health Care; 2011: 76.

答案

Q1	A
Q2	D
Q3	B
Q4	D
Q5	B

第一章 术前准备

Robert H. True

概述

- 前言
- 毛发修复目标
- 毛发移植原则
- 毛发移植概念
- 长期治疗规划的构成
- 供区毛发管理原则
- FUE 供区管理
- FUSS 供区管理（或 FUT）
- 手术间隔时间
- 医疗管理
- FUE 供区提取的高级方案
- 病例研究
- 结论

关键点

- 多数患者有进展性脱发的情况。
- 治疗进展性脱发需要长期的规划。
- 长期规划通常需要药物及手术治疗。
- 手术长期规划包括 FUT 或 FUSS、FUE、FUT 和 FUE 的联合应用、体毛移植（BHT）、体毛和头发的联合移植。
- 长期药物治疗主要是应用非那雄胺和米诺地尔。
- 应在初次就诊时制定长期规划。
- 随着时间的推移，医生需要对长期规划进行必要的重新评估和修改。
- 对于病情稳定的患者，建议每隔 1 ~ 2 年进行一次常规复诊。
- 建议患者在开始手术或药物治疗后一年内进行 2 ~ 3 次常规复诊。

前言

我们治疗的大多数毛发修复外科（HRS）手术患者都在成年后出现渐进性脱发。仅有一小部分患者出现非进展性脱发，如天生高发际线、牵引性脱发，以及创伤或手术后脱发等。针对这些患者，1 ~ 2 次手术就可以完全解决问题，而患者不必长期使用药物以防止脱落更多的头发。对于这些患者而言，长期规划通常没有意义。

然而，对于大多数患者，脱发治疗需要长期使用药物来控制脱发进展，并可能需要在多年内进行多次手术，以跟上脱发进展情况。因此，对于这些患者，制定长期规划至关重要。如果医生在初次就诊时未能为患者制定长期规划，可能会给患者带来困扰。

在本节中，我们将确定哪些情况需要制定长期规划，讨论长期规划的构成部分，并概述供区毛发管理原则，这些原则是长期规划的核心（框3.1）。

框 3.1　HRS 规划要求目录

A. 不需要长期规划的患者
(1) 原生高发际线
(2) 牵引性脱发
(3) 角状脱发
(4) 创伤后瘢痕

B. 需要长期手术和医疗规划的患者
(1) 男性型脱发（Norwood Ⅱ ~ Ⅵ / Ⅶ级）
(2) 女性型脱发
(3) 雄激素分泌过多，如 PCOS
(4) 绝经后脱发
(5) 女性患男性型脱发

C. 仅需要长期医疗规划的患者
(1) 瘢痕性脱发
(2) 斑秃
(3) 弥漫性不规则脱发

毛发修复目标

尽管 HRS 的技术和设备已经取得了巨大的进步和改进，但仍存在一些限制。覆盖脱发区所需毛囊数量远远超过供区的供应，而且我们的大多数患者都属于进展性脱发。外科医生必须在有限的供区毛囊资源下，努力满足患者的期望。在考虑到这些限制的情况下，外科医生必须集中关注 3 个主要方面：①药物；②科学；③艺术。长期规划必须将这三者结合起来，并精确地传达给患者，以获得最佳效果。

药物

脱发是一个动态且逐渐加重的过程。在最初就诊时，患者可能存在一个明确的脱发区域，同时伴有头发稀疏的区域，甚至可能已经出现明显的区域，这些稀疏区域在未来也可能会脱发。因此，对这些潜在脱发区域和当前的脱发区域进行治疗同样重要。治疗这些区域需要采用药物和其他方法。其中口服非那雄胺和局部使用米诺地尔是常见的治疗方式，还有其他方式也可以提供帮助。

科学

外科医生需要使用一切经过科学验证的手术技术，以确保移植毛囊存活率最高，并且再生出良好的毛发。毛发移植的过程包括毛囊的提取、保存和种植。这 3 个步骤同样重要，都需要充分注意，以防止对毛囊造成损伤。如果操作正确，移植毛囊将会存活良好，并且再生出良好的毛发。

艺术

毛发移植的供区毛发数量有限，可能无法满足患者的期望。因此，我们必须创造性地、艺术性地分配供区毛发，以达到良好的外观。我们需要融合科学性和艺术性。我们必须尽可能明智、高效地使用供区毛发，以创建自然的毛发形态。毛发移植的密度、分布、角度和方向都会影响视觉效果或个人形象。

毛发移植原则

- **前额区是主要的美容重点**：前额区的移植是美容的重中之重，因为移植的主要目的是恢复前发际线以修饰脸形。在治疗患者时我们首先将移植重点放在头皮的其他区域，例如头顶部，那么可能没有足够的移植单位用于治疗前额区的治疗。

- **选择最好保守而非激进**：我们尽量始终以最少的移植单位达到理想的美容密度效果。这样做可以预留供区毛发，以便为未来进展的脱发区提供覆盖来源。

- **梯度密度的概念符合移植经济理念**：建议

在发际线后的前额头皮中段保持最高密度。因为毛发密度必然会随着原生发边缘的后移而降低。

- **毛发移植不应"过于完美"**：指的是前发际线的密度、位置和设计不应"过于完美"。将这一区域设计得过于密集会给人一种刻意移植的感觉。发际线过直，前颞部交界处过钝或过圆，可能会造成形象不美观。

- **控制脱发的进展**：不要因为自己是外科医生而拒绝为患者提供其他医疗服务。一个好的外科医生会利用一切可能的医疗手段控制并限制采取手术的必要性。

毛发移植概念

毛发移植的两个基本概念源于两项研究：

(1) 诺曼·奥伦特拉奇博士提出的"供区优势"原理表明，从枕部提取的毛囊在移植到脱发区时，仍保持其遗传特征，不会受到脱发的影响。

(2) 约翰·海丁顿博士发现自然的头皮毛囊组织是由 1~4 个毛囊构成的单位，他将其命名为"毛囊单位"（FU）。如果这些单位在移植后仍保持其天然特性，它们生长后可呈现出自然的外观。

毛发移植手术中的 FUT 和 FUE 技术都基于这两个概念。在头皮条切取法中，从枕部提取一条全层皮肤，在显微镜下解剖出天然的毛囊单位，并移植到其他部位。在毛囊单位提取术（FUE）中，则使用一个钻头来提取完整的毛囊单位，并将其移植到脱发区。

长期治疗规划的构成

毛发修复的长期规划包括 3 个主要组成部分：①如何策略性地利用移植单位；②如何管理供区；③如何控制进展性脱发。

供区毛囊的使用策略——现在和未来需要使用多少移植单位

成功的长期患者管理的一个重要方面是使用多少移植物以及何时使用。作者将此称为比例移植分配。令人担忧的是，如今有些外科医生在 20~30 岁的 3~4 A 级患者的前 1/3 区域种植了 4000~5000 个移植单位。这样过度分配的做法会危及他们毛发移植的长期质量。

一般认为，大多数雄激素性脱发（AGA）患者的头皮供区能提供 6000~8000 个移植单位，而不会过度损耗。问题是，这些移植单位应该如何分配和何时分配？ Norwood Ⅱ~Ⅳ级脱发的患者需要 1000~4000 个移植单位。Norwood Ⅴ~Ⅶ级的患者需要使用全部的供区单位，且仍需要非头皮区的毛发才能达到可接受的覆盖程度。大多数患者只需要 2000~2500 个移植单位即可实现满意的前部区域修复，剩下的 4000~5000 个移植单位可用于头皮中部和顶部。在年轻患者中，过度分配移植单位到前部区域会危及他们毛发移植效果的长期质量。

前部头皮面积约为 50 cm²，中部为 150 cm²，顶部为 150 cm²。在绝大多数患者中，需要 35~45 株 /cm² 的移植量才能达到毛发密度的阈值，从而实现正常的美容外观。前部、中部和顶部总共是 350 cm²，这意味着要达到丰满的美容目标，需要 12 000~14 000 个移植单位——这对大多数患者来说非常困难。因此，我们必须巧妙地利用供区移植单位。

非头皮供区的毛发应何时使用

长期规划的另一个部分涉及利用非头皮供区资源，如胡须和前胸头发。在男性患者进行初次就诊时，我们应首先检查这些供区资源。不推荐初学者进行体毛提取，因为必须先掌握其基本技能。不过需要在适当的情况下将其纳入长期规划。胡须通常可以提供 2000~4000 个移植单位，而且在提取痕迹不明显的情况下，其效果甚至比头皮更好（图3.1）。前胸在某些患者中也可以提供几百到几千个移植单位，并且该区域的愈合通常也非常良好（图3.2）。其他身体部位也可能提供移植单位。

因此，当我们遇到一个想要增加头顶密度的年轻患者，但同时我们知道应为将来毛发稀疏区域保留供体时，我们可以使用胡须毛发和头皮毛发混合的方法，而不只是单独使用头皮供体（图3.3）。

供区毛发管理原则

- 无论是男性型脱发还是女性型脱发，头皮供区毛囊数量都是有限的。
- 用于移植的毛囊主要取自未受脱发影响的头皮区域。
- 头皮上平均有 10 万个毛囊或 5 万个 FU。
- 供区平均有 12 500 个 FU。

- 简单地说，在不过度提取的情况下，医生可以获得 6000 ~ 7000 个供区 FU。
- 在初次就诊时，医生对每位患者的头皮供区的供应量进行估算至关重要。
- 治疗过程中的每一次手术，医生都需要对剩余供区毛囊数量进行重新评估。

在临床上医生需要了解每个患者的供区容量。詹姆斯·哈里斯博士提出了毛发直径指数（HDI）的概念。毛发数量 /cm² × 毛干粗细（μm）× 100，得出 HDI 分数。在他的研究中，需要 60 ~ 70 分才能在视觉上覆盖头皮。

关于覆盖值的理念方面哈里斯的结论与Erdogan 非常相似。为了确定特定手术病例的覆盖值，医生可以用千分尺测量毛发直径（图3.4a），并利用密度计或毛囊镜测量每平方厘米的毛囊和FU 数量（密度）（图3.4b），再将这两个数值相乘（图3.5b）。然后，用此数值乘以每 FU 的平均毛发数量（称为计算密度）得到供区覆盖值（CV）。即

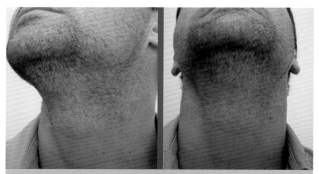

图 3.1　提取 1750 个移植单位后的胡须供区

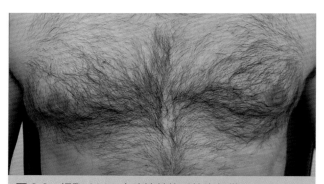

图 3.2　提取 2600 个移植单位后的胸部供区

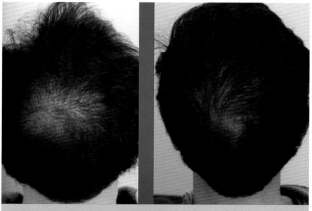

图 3.3　年轻患者头顶移植胡须及头皮供区毛发

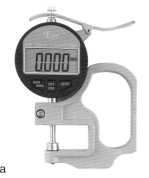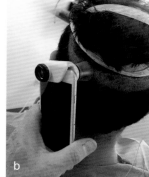

图 3.4　a. 用于测量毛发直径的千分尺；b. 智能手机密度计

毛干粗细 × 每平方厘米毛发密度 × 每个 FU 的平均毛发数量 = 供区覆盖值（视频 3.1，覆盖值）。洛伦佐发现，受体和供体区域的 CV 值都需要达到 5.4，才能实现足够的视觉覆盖。

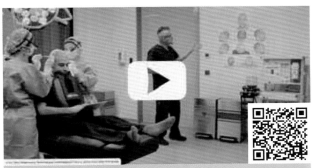

视频 3.1 覆盖值计算（Courtesy of Dr. Koray Erdogan.）（https://www.thieme.de/de/q.htm?p=opn/cs/21/1/13647436-17d39be0）

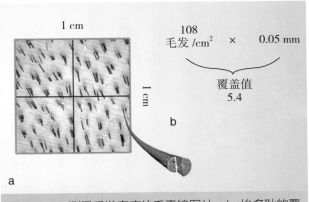

图 3.5 a.测量毛发密度的毛囊镜图片；b.埃多耿的覆盖值计算

FUE 供区管理

我们在 FUE 中需要使用哪些技术和策略来管理和保护供区？为什么这样做很重要呢？有 3 个原因：大多数患者有长期进展性疾病，供区资源是有限的，并且我们不希望别人轻易地发现患者接受过手术治疗。

5 个关键问题是：我们如何最大限度地减少供区提取引起的瘢痕、色素减退和无毛区域的可见度？我们如何保护供区密度和结构？我们如何看待脱发的进展性特点？我们如何使用非头皮供区？我们如何有效使用药物治疗来控制脱发进展？

当作者 15 年前开始进行 FUE 手术时，对于打孔器的大小和转动方式与供区愈合的关系非常感兴趣，其影响有 3 个方面：瘢痕、色素减退和无毛区域（无毛区域是提取后没有任何毛发的区域）。作者观察到较小的打孔器会产生较小的瘢痕和无毛区域。作者还相信色素减退会减少（我的患者是这样的），但这是有争议的，因为其他外科医生的研究结果与此相反。

- 用手动打孔器进行提取时，作者看到 1 mm 的打孔器和 0.75 mm 的打孔器之间存在明显差异。抛开色素减退不说，较小的瘢痕和毛发间缝隙使手术痕迹也不那么明显了（图 3.6）。

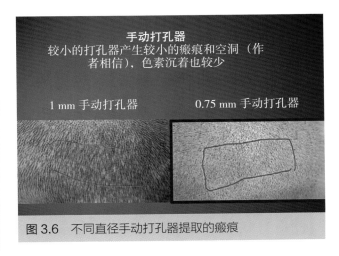

图 3.6 不同直径手动打孔器提取的瘢痕

- 我们使用自动打孔器也是一样的，右侧为 1 mm，左侧为 0.75 mm（图 3.7）。
- 我们应该如何选择打孔器呢？1.0 mm 的打孔器相比 0.75 mm 的打孔器，所产生的伤口要大 60%。为了使供区损伤降到最小，我们必须使用尺寸较小的打孔器，以获得高质量的移植单位并减少供区头皮损伤（一个高质量移植单位平均包含 2～2.5 根毛发）。为了实现这些目标，作者认为 FUE 的熟练掌握意味着能够使用锐利的、钝的和混合的打孔器，以及手动和自动化技术。经过15年的FUE经验，作者现在在大多数手术中使用混合打孔器，并且在减少损伤和获得高质量移植单位方面取得了最佳效果。

- 我们如何规划一个符合脱发的渐进式发展的疗程？
  - 手术方式——在头顶很高的地方和后颈部很低的地方提取毛囊（图3.8）。
  - 这些25~30岁的3V~4级男性在50多

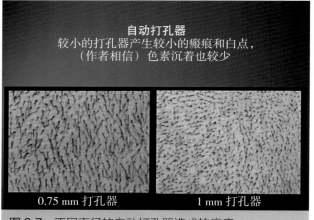

图3.7 不同直径的自动打孔器造成的瘢痕

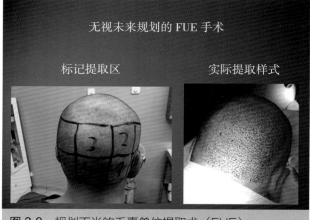

图3.8 规划不当的毛囊单位提取术（FUE）

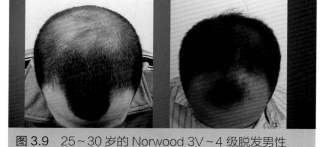

图3.9 25~30岁的Norwood 3V~4级脱发男性

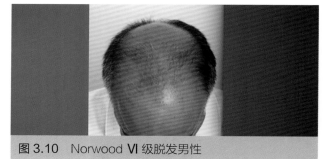

图3.10 Norwood Ⅵ级脱发男性

岁时将发展成为6级（图3.9、图3.10）。
- 沃尔特·昂格尔博士首先提出了安全供区的概念。
- 他研究了216名年龄在65~79岁之间的男性，确定了脱发过程所保留的区域，即颞部头皮为6.5 cm宽，顶部头皮为8.5 cm宽，枕部头皮为7.1 cm宽。在此区域之外提取的毛囊可能无法持久存活（图3.11）。
- 科尔定义了供区提取的主要和次要区域（图3.12）。他提出供区的尺寸与前者略有不同。虽然在某些情况下在这些区域以外提取并不是完全错误的，但保持在

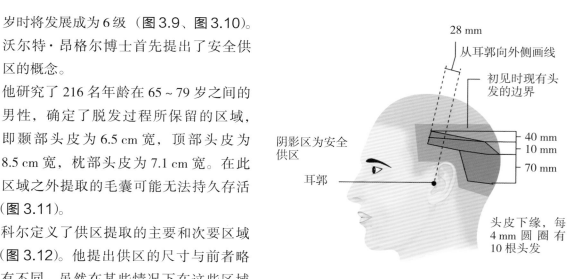

图3.11 昂格尔安全供区

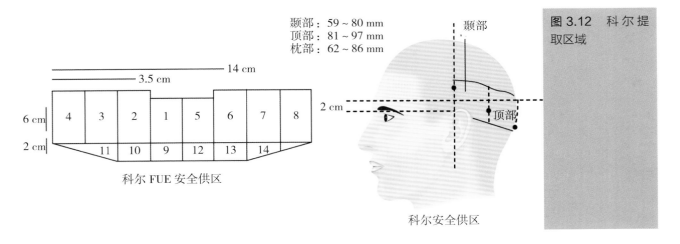

颞部：59～80 mm
顶部：81～97 mm
枕部：62～86 mm

科尔 FUE 安全供区

科尔安全供区

图 3.12　科尔提取区域

这个范围内提取是明智的，尤其是对年轻人来说。我们了解，即使从传统的安全供区移植的头发也不能保证永久存活。但是这个区域以外的头发肯定对二氢睾酮（DHT）有潜在的敏感性，因此如果移植，可能存活率较低。

○ 在决定提取安全供区外的毛囊时，要根据患者的年龄、男性型脱发（MPHL）的家族史、毛发镜测量的微型化比例，以及可能的长期用药情况来决定。有时我们这样做可能只是为了让供区美观。我将在本节的最后进一步探讨这个问题，作为 FUE 中的高级方案。

• 在规划手术提取（FUE）时，我们需要考虑几个因素：

○ 头皮处于稳定期还是进展期？

○ 如果处于进展期，最坏的情况是什么？需要多少移植物？

○ 哪些是终身供区（头皮、胡须、身体）？

○ 安全供区的数量是多少？

○ 头皮供区的特征、密度和结构是什么？

○ 患者对供区头发长度的要求是什么？

○ 目前需要多少移植物？

为了确定患者可提取的最大移植物数量，我们需要使用密度计测量枕部、顶部和颞部每平方厘米的毛发数量和每 FU 的平均毛发数量（图 3.13）。然后我们需要确定安全供区。平均而言，安全

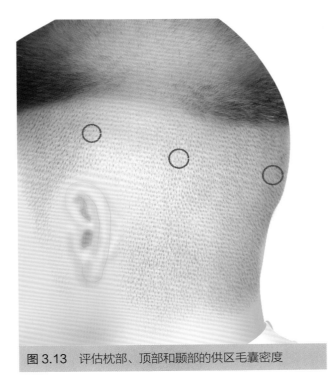

图 3.13　评估枕部、顶部和颞部的供区毛囊密度

供区是：枕部 12×7.1=85 cm²；顶部 8.5×4×2=68 cm²，颞部 6.5×4×2=52 cm²，共计 205 cm²。

例如：枕部和顶部的头发密度为 70 FU/cm² 和安全供区面积为 153 cm²。一个高质量 FU 内平均含有 2.5 根毛发。故枕部和顶部安全区域的移植单位共计 70×153=10 710 FU，也即 10 710×2.5=26 775 根头发。

• 颞部平均密度为 60 FU/cm²，一个高质量 FU 内平均含有 2.2 根毛发，故颞部安全供区的移植单位共计 3120 FU，也即 6864 根毛发。

- 枕部 + 顶部 + 颞部的移植单位共计 13 830 FU，即 33 639 根毛发。
- 传统来说，正如 Marritt 所提出的，一个区域的头发脱落超过 50% 就会明显变薄。虽然这是一个极度简化算法，但我们可以在计算中使用它。因此，总共 13 830 FU 和 33 639 根毛发，我们可以从供区去除 16 819 根毛发，如果每次移植的平均毛发数量等于平均毛发 /FU，则可以去除 6915 单位移植物。

注意：如果每次移植的平均毛发少于或多于每 FU 的平均毛发数量，则最大移植物提取量将相应增加或减少。

我们一次手术可以安全地移植多少毛囊单位而不会过量？

- 打孔器直径影响单次通过可移除的移植物数量 /cm^2。

根据 ISHRS.8 的最新实践调查，现在大多数有经验的从业者使用直径为 0.8 ~ 0.9 mm 的打孔器。作者建议初学者从 0.9 ~ 1.0 mm 的打孔器开始，因为这样会减少一定的误差，有助于减少横切率，直到掌握一定的技巧。

- 在作者的病例中：

10 单位 /cm^2 × 205 cm^2 = 一次手术提取 2050 个移植物。

15 单位 /cm^2 × 205 cm^2 = 一次手术提取 3000 个移植物。

- 如果我们调整颞部和 OP 区的密度差异（60 FU/cm^2 vs 70 FU/cm^2），最大提取移植物数量将减少约 100 个。
  - 如果 OP 区 – 颞部有 10 个单位 /cm^2，则为 8.5 个单位 /cm^2。
  - 如果 OP 区 – 颞部有 15 个单位 /cm^2，则为 12 个单位 /cm^2。

初学者不宜做密度较大的手术。

- 这种提取密度反映了一种适合大多数患者的保守方法，将移植物限定在安全供区内。这正是新手外科医生应该坚持的。

- 在此密度下，对于大多数患者来说，在相同面积的 FUE 区域允许进行 2 ~ 3 次手术。在后期的每一次手术中，都需要较全面的护理方案，以避免在供区产生可见的线条或裸露的皮肤斑块。这意味着避免提取相邻 FU 或 FU 线。

- 在每次手术中，医生都必须考虑手术后供区的外观。当他们在供区进行提取时，必须时刻牢记这一点。作者强烈建议标记一个网格。为了实现分散提取，医生将确定每个网格可提取的移植物数量，但这需要根据该部分头皮当前和预期外观对每个网格进行修改。这种不断分析和定制提取模式的方法在初次手术之后的后续手术中都尤为重要。

- 最终，在后期的手术中，如果最初的提取量很大，由于以下 3 个原因，超出安全供区进行提取可能是必要的：使供区外观看起来均匀（即，当头发剃短时，没有比其他区域看起来更稀疏）；每次提取超过 2500 ~ 3000 单位的移植物；在治疗过程中尽可能多地提取移植物。

FUSS 供区管理（或 FUT）

头皮条提取有其独特的长期规划原则：

- 切取的头皮条必须精确，不要过度提取。
- 头皮条的宽度和长度会根据手术面积、供区密度和松弛度而有所不同。
- 在进一步的头皮条提取术中，上一次手术留下的瘢痕一般应作为下一次头皮条提取的一部分。
- 每次头皮条提取都会降低供区的密度。因此，在同一供区重复提取时，相同大小的头皮条提取的毛囊数量会减少 10% ~ 20%。
- 所有头皮条提取只能在安全供区进行。
- 通过良好的技术和对患者的选择，大多数患者在经过 3 ~ 4 次头皮条提取后，供区最终会只留下一条瘢痕。外科医生应避免在供区留下多条堆叠的线性瘢痕（图 3.14）。

- 将这些头皮条移植后，大多数患者可以在供区瘢痕的上方和下方通过 FUE 获得 1500 ~ 2000 单位移植物。

- 如果患者在初次头皮条提取手术后愈合不理想，如瘢痕增生或拉伸，就不要再进行头皮条切取手法（FUSS）（图 3.15）。改用 FUE 进行下一步手术是最明智的选择。

最初的头皮条提取应在安全供区的上 1/3 处进行：

- 根据作者的经验和看法，这样做比低起点提取要好，因为：
  - 线性瘢痕较高时，患者可以将瘢痕下方的头发剪得很短，剪成"渐变"发型。而供区较低的线性瘢痕则无法做到这一点。
  - 外科医生如果从低处向上提取，往往会发现瘢痕下方区域的毛发会明显变细，同时瘢痕下方的毛发方向也会发生变化。这种情况在以后的植发手术中会更加严重。当外科医生按照从高到低的顺序提取毛发时，这种现象很少发生。

所有头皮条提取手术都应采用双层缝合：

- 对真皮深层进行细致的近似处理，可有效避免毛囊头皮条提取手术（FUSS）中常见的线性瘢痕上下方毛发方向的改变。

- 有些患者由于头发方向会发生明显的改变，从而无法留短发。

在进行较小规模的头皮条提取时，移至供区的新区域：

- 例如，患者在初次手术中只需要 1500 单位移植物，因此提取的头皮条长度只有 16 cm，而且仅限于枕部。一年后，我们希望进行第二次手术，以增加密度并扩大覆盖范围。同样，治疗规模约为 1500 单位移植物。

- 其中一种方法是回到同一供区，在同一位置取下头皮条，同时将之前的瘢痕作为头皮条上缘的一部分去除。与供区的其他部分相比，这可能会使供区的密度明显降低。

- 另一种方法，也是我认为最好的一种方法，是从两侧取材，将第一条线性瘢痕两端各延长 7 ~ 8 cm。这种方法会给患者留下一条线性瘢痕，虽然较长，但供区的损耗更均匀。

已经进行过多次头皮条提取的患者仍然可以通过 FUE 进行移植（图 3.16）。如果不能再进行 FUE，也可以进行一两次 FUSS 提取更多移植物。FUSS 和 FUE 可以互换或可在同一疗程中联合使用。

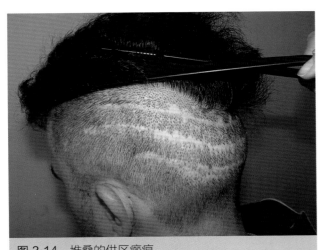

图 3.14 堆叠的供区瘢痕

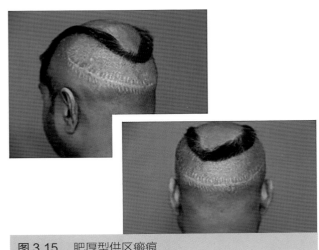

图 3.15 肥厚型供区瘢痕

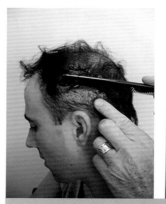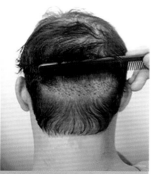

图 3.16　经过一系列头皮条提取后的毛囊提取法（FUE）

手术间隔时间

对于 FUSS 和 FUE，如果在头皮的同一区域采集或移植，两次手术之间至少间隔 10～12 个月。这样做是为了在采取下一步措施之前，对治疗的完整结果进行评估。如果从不同的供区提取并移植到不同的受区，手术可以间隔 4～6 个月。当从同一供区提取并移植到不同的受区时，建议采用相同的手术间隔时间。这样做的理由是，在进行下一次提取之前，供区应完全愈合，重建弹性、胶原和血管化。

有些手术需要连续多天进行。这种情况发生在大面积脱发的情况下，患者的期望是尽可能多地覆盖脱发区。第一天可能是头皮条提取，第二天和第三天可能是 FUE，移植物来源于头皮、胡须和身体。也可以在 2～3 天内全部进行 FUE。

医疗管理

我们必须始终将有效的药物治疗与手术治疗计划结合起来。通过长期适当外用或口服米诺地尔、非那雄胺 / 度他雄胺，应用光生物调节疗法（低强度激光光疗，LLLT），以及注射 PRP/ 细胞和外泌体等方法，我们可以改变渐进性脱发的病程，拉开治疗间隔，使长期治疗效果随着患者年龄的增长而

达到最佳平衡，而不是给他们留下需要矫正的外观问题。

FUE 供区提取的高级方案

在本节的最后，我想介绍两个概念，这两个概念并不是真正为初学者准备的，但它们是重要的高级概念，随着经验的积累，它们将被纳入外科医生的技能要求中。这就是"部分移植物提取"和"安全供区外提取"的概念。

部分移植物提取

讨论一个更高级的话题——部分或全部毛囊提取术如何保留供区结构并优化潜在的头皮植发效果。作者称这种部分毛囊群提取为"部分移植物提取"（Fractional Harvesting）。

- 有些供区的结构非常简单，主要由单根和双根毛发组成。亚洲患者的情况往往如此（图 3.17）。
- 一些供区的情况介于两者之间，或更为复杂，有更多的毛簇，每组毛发数量的变化也更大（图 3.18）。
- 其他供区的结构相当复杂（图 3.19）。
- 我们到底应该看什么？这些是 FU 吗？是的，其中一些是。但如果我们再仔细观察，就会发现假性 FU 其实是一个或多个非常靠近的 FU（图 3.20）。
- 正是这些假性 FU 是体内点状提取或分割的最佳目标，因为它们可以在横断风险最小

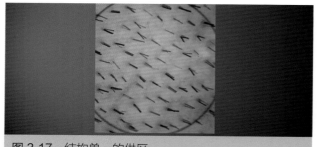

图 3.17　结构单一的供区

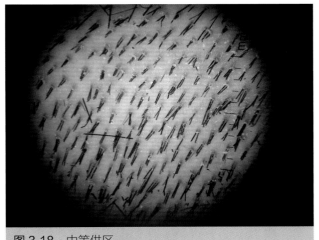

图 3.18 中等供区

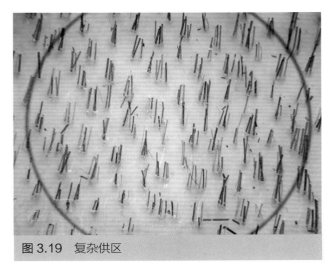

图 3.19 复杂供区

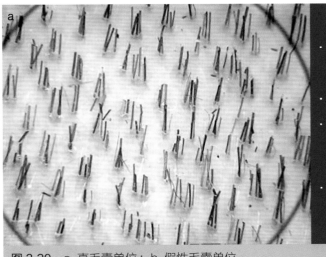

- 在某些供区，有很多机会可以将两三根头发分开，而不必冒着损伤邻近毛囊的风险
- 这是因为簇或族是由多个非常靠近的 FU 组成的
- 通常，在这种集群中，FU 的方向略有不同，间距也不尽相同，因此可以安全地进行分割，而没有横断的高风险
- 通过这些策略，供区架构得以保留

图 3.20　a. 真毛囊单位；b. 假性毛囊单位

的情况下被分割。当我们看到表面的毛发相互指向或交叉时，这些毛发很可能是真正的 FU，但当我们看到毛发分开并平行或分开时，这些毛发很可能不是真正的 FU，而是假性 FU（**图 3.21**）。

- 在这种情况下，最好的办法就是对这些复杂供区进行部分提取。
- 对于简单的供区来说，很少有机会进行点状提取，只能获得单根移植，因此点状提取的价值不大。
- 在更复杂的供区中，我们有许多可能的选择，如**图 3.22** 所示。在蓝色方框里，我们可以取中间的 3 个、2 个和外面的 1 个；或者我们

可以把 3 个移到右边，把 2 个留在左边；或者取右边的 1 个和左边的 2 个，剩下中间的 3 个。

- 或者如**图 3.23** 所示，在红色方框中，取左边的 4 个或右边的 3 个，反之亦然；在蓝色和黄色方框中，取 2 个留 1 个；在绿色方框中，两端各取 3 个，中间留 3 个，或者只取中间的 3 个。
- 让我们来比较一下全毛囊提取与部分毛囊提取的效果。
- 我们可以看到，整组毛发被提取后，毛发结构被严重破坏，导致大面积毛发缺失（**图 3.24**）。

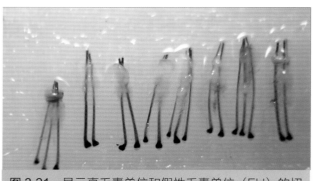

图 3.21　显示真毛囊单位和假性毛囊单位（FU）的切片图

蓝色方框
取中间的 3 个，留下 2 个和 1 个在外侧；或者把 3 个带到右边，留下 2 个在左边；或者把 1 个带到右边，2 个在左边，留下中间的 3 个

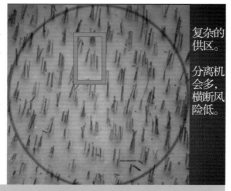

复杂的供区。

分离机会多，横断风险低。

图 3.22　部分提取实例

红色方框
取左边的 4 个或右边的 3 个，反之亦然
蓝色方框和黄色方框
提取 2 个，留下 1 个
绿色方框
两端各取 3 个，中间留 3 个，或者只取中间的 3 个

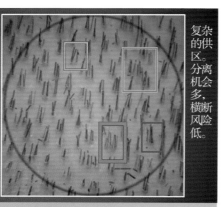

复杂的供区。分离机会多，横断风险低。

图 3.23　更多部分提取示例

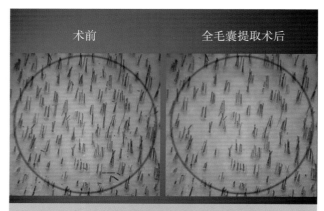

术前　　　全毛囊提取术后

图 3.24　全毛囊提取的影响

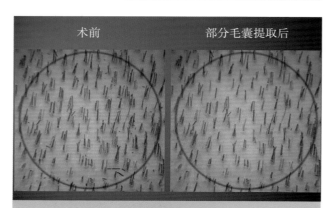

术前　　　部分毛囊提取后

图 3.25　部分毛囊提取的影响

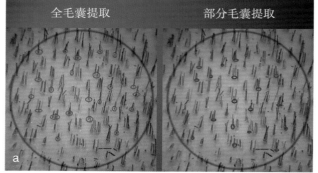

全毛囊提取　　　部分毛囊提取

a

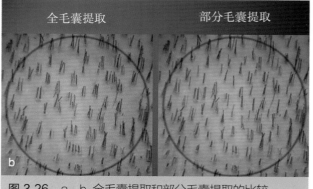

全毛囊提取　　　部分毛囊提取

b

图 3.26　a、b. 全毛囊提取和部分毛囊提取的比较

- 在进行部分毛囊提取后，结构保存得更好，无毛空隙也不那么明显（图 3.25）。
- 不难看出，在保留供区结构方面，全部和部分毛囊提取策略存在差异（图 3.26）。二者提取的毛囊数量相同，但部分毛囊提取术对外观的影响要小得多。

在部分提取时，外科医生会在不横断的情况下分离毛囊，保留真正的 FU，从而保留供区的结构。这种方法必须与许多外科医生采用的有意横断方法区分开来，在有意横断方法中，外科医生通过有意在提取部位留下部分横断毛囊来保留供区结构。他们认为，部分横断的毛囊会在这些部位重新生长。然而，研究表明，这种情况发生率仅为 60%。因此，这并不是完全可以预测或控制的。

在本节末尾的"推荐阅读"部分，作者列出了几篇关于 FUE 中供区管理的优质文章。

安全供区外提取（使用 FUE 提取移植物的新型移植策略）

作者想探讨一些关于 FUE 移植物提取策略的新思路。

由于 FUE 已成为 HRS 提取移植物的主要方式，因此，如这两个病例所示，提取较大面积的移植物已成为常规做法（图 3.27）。

- 出现这种情况主要有 3 个原因：
  - 在一次手术中，大多数患者要获得超过 2500 ~ 3000 单位的移植物，医生就必须在传统安全供区之外进行提取，以避免过度提取（图 3.28）。
  - 为了使供区看起来自然，特别是在头发较短的情况下，医生必须在安全供区的上方和下方提取，以形成均匀的外观（图 3.29）。
  - 在使用 FUE 进行整体修复的患者中，医生必须扩大供区以获得大量移植物，而通常情况下只能获得 5000 ~ 6000 单位移植物（图 3.30）。
- 许多患者有 25% 或更高比例的移植物将取自传统安全供区之外（图 3.31）。

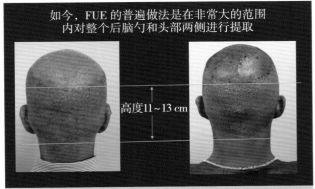

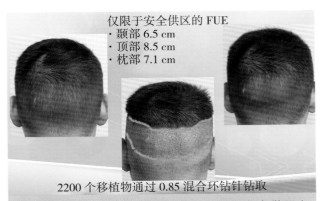

图 3.27 3000 个毛囊单位左右的大面积提取的两个病例，提取范围非常广，不仅包括安全供区，还包括上层和下层中间区

图 3.28 一名原生发低密度患者。提取安全供区上下的密度差异并不明显，但如果再提取一次就会很明显

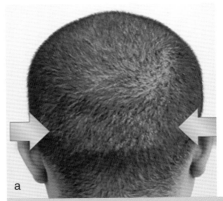
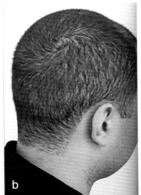
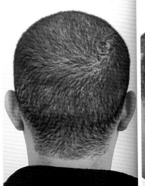
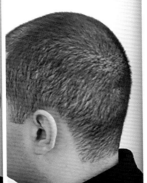

图 3.29 a. 仅在安全供区内进行明显毛囊单位提取（FUE）；b. 在安全供区以上和以下提取时可出现均匀的外观

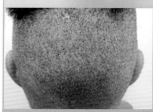

获得尽可能多的移植物

- 3 次手术提取总数超过 8000 单位
- 第三次提取后
- 只有扩大供区才有可能提取足够的移植物

图 3.30 通过毛囊单位提取术（FUE）提取了 8000 单位移植物的患者，由于提取范围包括中间区域，因此没有出现过度提取的迹象

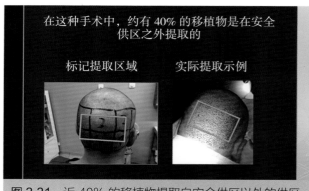

在这种手术中，约有 40% 的移植物是在安全供区之外提取的

标记提取区域   实际提取示例

图 3.31 近 40% 的移植物提取自安全供区以外的供区

- 在大多数情况下，这些移植物不会受到任何特别的关注或处理。它们被提取、储存和移植时，并没有考虑到它们对 DHT 敏感的可能性较高。如果这些移植物最终被集中移植到一起，日后可能会出现脱发的外观。这可能会给一些患者带来不良外观问题。

头皮区域的新概念

- 在雄激素性脱发（AGA）中，安全供区内两侧和脑后的毛囊对 DHT 的抵抗力最强。有两个中间区，一个在安全供区上方，另一个在安全供区下方，其毛囊可能抵抗或不抵抗 DHT（图 3.32）。在一些患者中，这两个中间带可能会出现脱发。
- 一些研究表明，10% ~ 20% 的 AGA 患者在 60 多岁时会出现 VII 级脱发，到 80 多岁时这一比例会上升到 26%（图 3.33）。退行性脱发的发病率没有明确的文献记载，但可能不会影响超过 5% ~ 10% 的 AGA 患者。如果中间区脱发，从中间区移植的头发就会提前停止生长（图 3.34）。

风险评估

- 如何识别中间区脱发的高危人群？
  - 早在十几岁或 20 多岁时就出现 AGA。
  - 许多男性亲属患有 VI / VII 级脱发。
  - 中间区的微型化程度提高（洛伦佐超过 15%）。

- 不愿或不能长期使用非那雄胺 / 米诺地尔的年轻患者（图 3.35）。
- 从中间区提取的毛发可能会过早脱落，这是长期使用非那雄胺，甚至在受区使用米诺地尔的良好指标。作者认为，我们有责任向患者解释，有些提取的移植物（多达 25%）可能会提前停止生发。长期使用米诺地尔和非那雄胺将有助于保存从中间区提取的毛囊，以控制脱发进展。
- 当我们发现患者有中间区脱发的风险时，我们需要制定明确的策略，确定在何时何地移植从中间区提取的毛发，以避免因移植的毛发停止生长而造成外观问题。

新型移植策略

- 采用这些新型移植策略的第一步是常规将移植物按来源区分（图 3.36）。这意味着要将各区的移植物分别存放在不同的培养皿中，并按毛发 / 移植物的数量将移植物排列在不同的区域。这将为采用不同的放置策略提供最大的灵活性。
- 中间区移植物有 4 种放置策略。在任何情况下，都可以采用其中的一种或多种策略（图 3.37）。

策略 1

此移植策略是确保中间区移植物均匀分散，而不是集中在一个受区，那么在移植之前，需要将 3 个

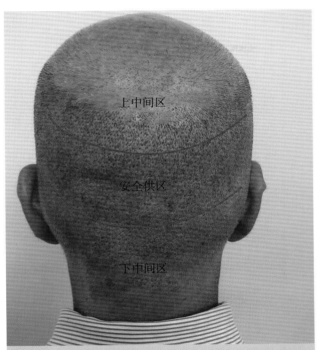

图 3.32 毛囊提取法术（FUE）的提取区：上中间区、下中间区和两者之间的安全供区

	医师	患者	年龄	分级	%
Norwood Ⅶ级不常见 当然，Ⅶ级并不常见，50 多岁为 3%，60 多岁为 10%～20%，70 多岁为 11%～15%，80 多岁为 17%～26%	Norwood	156	50～59	Ⅶ	3
	Norwood	149	60～69	Ⅶ	10
	Norwood	102	70～79	Ⅶ	11
	Norwood	77	＞80	Ⅶ	17
	Unger	11	65～69	Ⅶ	20
	Unger	12	70～74	Ⅶ	14.8
	Unger	10	75～79	Ⅶ	13.7
	Unger	31	Over 0	Ⅶ	26.1

图 3.33 严重脱发的发病率

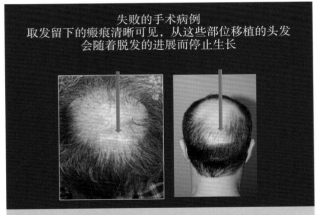

失败的手术病例
取发留下的瘢痕清晰可见，从这些部位移植的头发
会随着脱发的进展而停止生长

图 3.34 随着脱发进展，提取中间区毛囊的后果

如何识别中间区脱发的高危人群?
早在十几岁或 20 多岁时就开始出现 AGA
· 很多男性亲属都患有 Ⅵ / Ⅶ 级脱发
· 中间区的微型化程度提高（洛伦佐超过 15%）
· 不愿或不能长期使用非那雄胺 / 米诺地尔的年轻患者

图 3.35 预测严重脱发风险人群

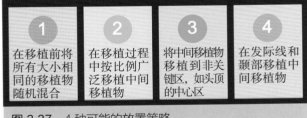

1	2	3	4
在移植前将所有大小相同的移植物随机混合	在移植过程中按比例广泛移植中间移植物	将中间移植物移植到非关键区，如头顶的中心区	在发际线和颞部移植中间移植物

图 3.37 4 种可能的放置策略

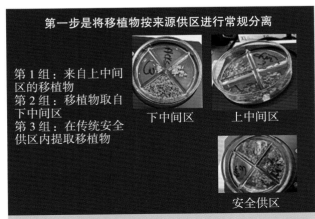

第一步是将移植物按来源供区进行常规分离

第 1 组：来自上中间区的移植物
第 2 组：移植物取自下中间区
第 3 组：在传统安全供区内提取移植物

下中间区　　上中间区

安全供区

图 3.36 将各区的移植物保存在不同的培养皿中，并按毛发 / 移植物的数量将移植物放入不同的培养皿中

区的移植物彻底搅拌在一起，并根据大小进行混合。这比简单地假设它们在储存盘中自然混合要好。

策略 2

在第 2 种策略中，移植物同样按来源分开储存。计算每个区域的各种大小移植物的总数，并按照每个区域的计数比例尽可能随机地移植移植物。例如，300 单位的单根毛发来自安全供区，100 单位的毛发来自上中间区，100 单位的毛发来自下中间区。在受体区域的适当部位，移植比例将为

3∶1∶1。上中间区的头发可能比下中间区的头发粗。如果移植策略是将中间区的头发移植到其早期脱落的位置，使剩余头发的分布显得自然，那么上区的头发将移植到头皮中部或头顶，下区的头发将移植到发际线和颞部。

策略 3

如果不移植头顶，则应将上中间区的移植物移植到头顶中央，或头顶后部。

策略 4

将从下中间区提取的移植物沿着额部和颞部发际线的边缘进行移植。

在策略 3 和策略 4 中，植发手术失败将表现为自然退化衰老。

> 关于分批提取和移植的说明
> 许多经验丰富的医生会分批提取和移植。几乎总是将一批移植物相邻移植到受区的一部分。一批移植物如果主要或全部取自中间区，然后移植到相邻区域，就会带来特殊风险。

病例研究

病例 1

在一名 24 岁的患者身上，前发际线和颞部的边缘移植了从下中间区获取的移植物。来自安全供区的移植物被移植到更靠后的发际线和颞部（图 3.38）。

病例 2

一名 25 岁的患者在发际线的颞部移植了从下中间区提取的毛囊。他从 17 岁开始脱发，家族中有许多男性亲属患有 6/7 级脱发。他正在服用非那雄胺，并被告知需要无限期地服用以维持这些移植的头发生长。如果他停用非那雄胺，很可能会发展到 6/7 级脱发。如果这些来自下中间区的移植物对 DHT 敏感，发际线会后退到更符合脱发或部分修复的水平（图 3.39）。

病例 3

这位 29 岁的年轻人想要移植头顶区。他目前是 3V ~ 4 级脱发，患者不愿服用非那雄胺。从上中间区获取的移植物被移植到头顶中央，从安全供区获取的移植物被移植到头顶外围。如果上中间区出现脱发，该区域的移植物将不会长出头发，他的头顶中央将留下一个脱发区，看起来很自然。安全供区头发将被预先用于连接头顶外围和后方边缘（图 3.40）。

分节摘要

在 FUE 中，通常会提取安全供区和上下中间区。中间区的移植物对 DHT 敏感的风险较高。持续的药物可促进和支持对 DHT 敏感的移植物的持

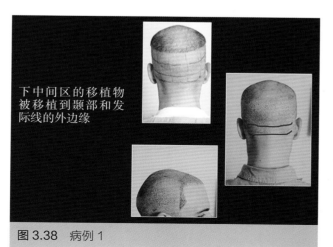

下中间区的移植物被移植到颞部和发际线的外边缘

图 3.38　病例 1

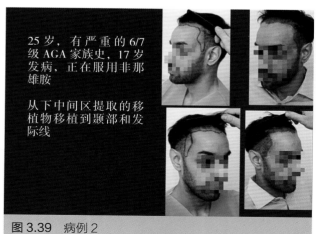

25 岁，有严重的 6/7 级 AGA 家族史，17 岁发病，正在服用非那雄胺

从下中间区提取的移植物移植到颞部和发际线

图 3.39　病例 2

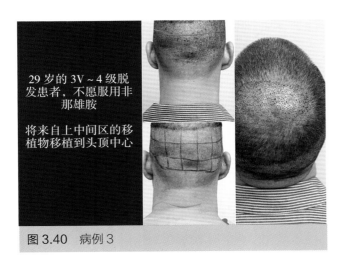

29 岁的 3V～4 级脱发患者，不愿服用非那雄胺

将来自上中间区的移植物移植到头顶中心

图 3.40　病例 3

久存活。特殊的植发策略将保护患者的长期良好外观。采用这些新植发策略的益处尚需数年时间才能知晓。

结论

虽然有些 HRS 手术患者的病情不会恶化，只需要短期的矫正手术，但大多数患者由于病情会恶化，需要长期的治疗规划。长期治疗对许多患者来说意味着持续和终身。有必要将药物治疗和手术治疗联合使用。选择最符合患者需求的手术技术会随着时间的推移而改变。患者的情况也会随着时间的推移而改变。因此，长期规划是动态的，需要定期重新评估和修改，以提供最佳的护理和效果。

推荐阅读

- True RH，ed. FUE roundtable questions & answers.Hair Transplant Forum Int 2016；26（4）：138–157.
- Keene S，Rassman WR，Harris JA. Determining safe excision limits in FUE：factors that affect，and a simple way to maintain，aesthetic donor density. Hair Transplant Forum Int 2018；28（1）：1–11.
- Harris JA. Analysis of the measured area of FUE extraction zones and FUE sites utilizing dissection punches of different sizes. Study presented at：The meeting of the International Society of Hair Restoration Surgery Annual World Congress 2011，September；Anchorage，AK.
- Mayer ML. Follicular regeneration study of bisected and transected follicular units observed individually over at least one hair cycle. Hair Transplant Forum Int 2002；12（3）：105–107.
- Devroye J，How I. Do it：first place prize poster presentation FUE，regrowth rate of transected hair in the donor area. Hair Transplant Forum Int 2015；25（6）：238–239.
- Keene SA，Ceh V，Sedaris K. 2020 ISHRS Practice Census offers key insights on hair restoration practices and procedures. Hair Transplant Forum Int 2020；30（3）：97.
- Josephitis D，Shapiro R. A side–by–side study of FUT vs. FUE graft availability in the same patients and its implications on lifetime donor supply and manage ment. Hair Transplant Forum Int 2019；29（5）：177–185.
- Knudsen R，Harris J. Controversies：FUE and donor depletion：The risk of overharvesting with FUE. Hair Transplant Forum Int 2013；23（3）：86–87.
- Josephitis D，Shapiro R. FUT vs. FUE graft survival：a side–by–side study of 3 patients undergoing a routine 2，000+ graft hair transplantation. Hair Transplant Forum Int 2018；28（5）：179–182.
- Keene S. Cosmetic density. In：Unger W，Shapiro R，eds. Hair Transplantation. 5th ed. New York：Informa，USA；2011：165–168.
- Castillejos DK，Pathomvanich D. Assessment of follicular unit density in Asian men with

androgenetic alopecia. Hair Transplant Forum Int 2017；27（2）：61-65.

- Rogers N, Jones R, Crisostomo M, Gillespie WKL, Cotterill P. Ask the fellows. Hair Transplant Forum Int 2016；26（1）：35-36.

- True RH, ed. FUE roundtable questions & answers. Hair Transplant Forum Int 2016；26（4）：138-157.

- Wolfe BR. Cyberspace chat：exploring the limits of follicular unit extraction. Hair Transplant Forum Int 2016；26（5）：208-221.

- Bauman AJ. Controversies：FUE and donor depletion. Hair Transplant Forum Int 2013；23（3）：89-90.

- Bernstein RM. Controversies：FUE and donor depletion：age and the donor zone in FU hair transplants. Hair Transplant Forum Int 2013；23（3）：86-93.

- Keene SA, Rassman WR, Harris JA. Determining safe excision limits in FUE：factors that affect, and a simple way to maintain, aesthetic donor density. Hair Transplant Forum Int 2018；28（1）：1-11.

- Knudsen R. Balding aggressiveness and the balding aggressiveness index（BAI）. Hair Transplant Forum International. 2019；29（1）：16-17.

- Knudsen R. Controversies：Does FUE change donor planning? Hair Transplant Forum Int 2013；23（2）：66.

思考问题

Q1. 以下哪项不是 HRS 手术患者长期规划的关键组成部分？

A. 估算头皮供区的终身供应量

B. 对脱发进展进行医疗管理

C. 确保最佳的业务收入

D. 知道在何时何地使用多少移植物

E. 以上都不是

Q2. 对新手外科医生来说，每次手术的最佳移植物提取密度是多少？

A. 25 ~ 30 个 /cm^2

B. 10 ~ 15 个 /cm^2

C. 8 ~ 10 个 /cm^2

D. 20 ~ 25 个 /cm^2

Q3. 部分提取与间隔提取有什么区别？

A. 只有部分提取才能最大限度地减少横断头发

B. 每次移植的毛囊平均数量

C. 部分提取是体外，而间隔提取是原位

D. 只有间隔提取才有助于保留供区结构

Q4. 关于移植物提取，以下哪些说法是正确的？

A. 安全供区和中间区的毛囊都对 DHT 有抵抗力

B. 安全供区毛囊移植后是永久性的

C. 持续的药物治疗有助于延长从中间区移植的毛囊的寿命

D. 上中间区和下中间区的毛囊是一样的

Q5. 从男性头皮供区提取的移植物的平均数量是多少？

A. 6000 ~ 7000

B. 5000 ~ 6000

C. 7000 ~ 8000

D. 8000 ~ 9000

Q6. 哪些序列可能是典型的长期规划的特征？

A. 头皮条切取 ×2，FUE，然后开始药物治疗

B. 药物治疗，FUE 3 次，停止药物治疗

C. 药物疗法、PRP、毛发移植 ×2、药物疗法

D. 通过 FUE 或 FUT 进行单次移植，根据需要复诊

Q7. 哪种组合能形成良好的长期规划？

A. 全面的初步就诊

B. 估算头皮终身供区毛囊数量

C. 持续的治疗管理

D. 对长期规划进行例行定期评估

E. 定期跟踪患者

F. 以上都是

参考文献

[1] Orentreich N. Autografts in alopecias and other selected dermatological conditions. Ann N Y Acad Sci 1959；83：463–479.

[2] Headington JT. Transverse microscopic anatomy of the human scalp：a basis for a morphometric approach to disorders of the hair follicle. Arch Dermatol 1984；120（4）：449–456.

[3] Bernstein RM，Rassman WR，Seager D，et al. Standardizingthe classification and description of follicular unittransplantation and mini–micrograftingtechniques.The American Society for Dermatologic Surgery，Inc.Dermatol Surg 1998；24（9）：957–963.

[4] Harris JA. Application of the Hair Diameter Index（HDI）in Obtaining a Target Hair Density. Poster presented at the 11th Annual Scientific Meeting of the InternationalSociety of Hair Restoration，New York，New York，October2003.

[5] Harris JA. Introduction of the Hair Volume Index（HVI）and Its Correlation to Subjective Visual Hair Density.Scientific Session presentation at the 11th AnnualScientific Meeting of the International Society of HairRestoration Surgery. New York，New York，October 2003.

[6] Erdogan K. Coverage Value and Graft Calculation. Presented at the World FUE Institute Meeting, 2015.

[7] Unger W. The donor site. In：Unger W，ed. Hair Transplantation，3rd ed. New York：Marcel Dekker Inc.；1995：183–212.

[8] Marritt E. The death of the density debate. Dermatol Surg 1999；25（8）：654–660.

答案

Q1	C
Q2	B
Q3	A
Q4	C
Q5	A
Q6	C
Q7	F

第一章 术前准备

Robert H. True, Seema Garg and Anil K. Garg

第 4 节 初次诊疗规划

概述

- ·前言
- ·手术规划
- ·受区规划及评估
- ·受区打孔
- ·供区提取规划

关键点

- ■ 合理规划是初次手术成功的关键。
- ■ 在初次就诊、手术安排、术前和术中都要进行规划。
- ■ 受区的规划需要进行测量和计算。
- ■ 根据手术医生选择的毛囊获取技术进行规划。
- ■ 手术时间的长短不仅取决于患者的要求，还取决于手术团队的经验和技术。
- ■ 新手外科医生及团队不应尝试大面积治疗。
- ■ 采用 FUE 时尽可能分散地提取毛囊。
- ■ 初学者最好将头皮条宽度限制在 1 cm 以内。

前言

一旦解决了长期规划问题，就可以规划单独的手术疗程。要制定手术规划，必须回答以下几个问题：需要移植的数量是多少？哪种类型的 FU 最适于需要治疗的部位（如发际线单发 / 中部头皮 2FU 和 3FU）？移植物的最佳来源是什么？例如，患者要做眉毛移植，应从毛发较细或较直的部位提取。或者，如果主要是增加头皮中部的密度，医生应从枕部提取，因为枕部是 2 根、3 根，有时是 4 根 FU 最集中的部位。是否有可能在一次治疗中提取目标数量的移植物，还是需要多天或多次治疗？重要的是，要确定患者是否担心术后即刻和长期被发现提取过毛发的可能性。一个基本的决定因素是采用头皮条提取术（FUSS）（俗称 FUT）还是采用毛囊单位提取术（FUE）。

手术规划

这需要回答以下问题：

- ·患者想要什么？
- ·受区的精确面积是多少（cm²）？
- ·受区脱发的比例是多少？
- ·安全供区有多少 FU？

- 头发的密度、粗细、颜色、卷曲度，以及头皮的颜色如何？
- 患者的身体和医疗状况如何？
- 医生认为需要进行多少次手术，患者愿意接受多少次手术？
- 有哪些非头皮供区（胡须、躯干）？患者是否愿意接受体毛提取？
- 使用哪种方法？FUSS 或 FUE，还是组合使用？
- 外科医生及其团队的专长是什么？
- 患者的经济状况如何？能否接受手术费用？

手术规划在初次面诊时就已开始，方法是了解患者的病史并进行检查。问诊结束后，患者会收到一份书面的长期规划和初次手术规划。初次手术规划将告知患者以下内容：

- 即将实施的手术类型（FUSS 或 FUE 还是组合）。
- 即将移植的移植物数量。
- 是否有任何辅助治疗，如注射 PRP。
- 特殊说明，如手术前停用抗凝剂或其他药物、获得术前许可、开始局部使用米诺地尔。
- 手术各方面的费用。

预约手术时的建议步骤：

- 口头确认手术规划。
- 收取押金。
- 提供一般术前指导。
- 检查患者特殊情况。
- 审查手术日的流程。
- 在患者到达之前，手术室会根据手术类型进行布置。
- 为手术团队的每个成员分配任务并公布。
- 书面手术规划包含在知情同意书中，并由患者和外科医生共同审阅和签字。
- 外科医生和护士会查看患者病史，特别关注当前的药物、过敏体质、手术前应停用的药物，以及潜在的药物相互作用。任何可能出现的问题都必须在手术开始前解决，如果无法解决，手术可能需要推迟。
- 测量生命体征，如果出现异常，必须在手术开始前进行处理。
- 外科医生会详细介绍手术规划，并回答患者关心的问题。
- 受区的边界必须用手术记号笔标记，在手术过程中不易擦除。医生应通过镜子向患者展示设计方案，一旦和患者就设计方案达成一致，就应拍摄照片，并由患者在照片上签上日期。
- 对供区进行评估，为提取毛发做好准备。
- 手术开始。

需要进行术中规划：

- 测试并调整 FUE 的参数。
- 测试并调整受区打孔位置的深度和大小。
- 根据毛发 / 移植物进行分配。

受区规划及评估

确定并标记受区边界后，必须计算受区的面积。有 3 种方法可以进行计算。

估算受区面积最常用的方法之一是 Chang 方法。

方法 1：Chang 方法

在"中国圆形刺绣框"上安装透明塑料布（食品保鲜膜）。然后在这张纸上描出头皮的脱发区，用碳素纸将描出的区域复制到图纸上，计算出脱发的总面积，单位为 cm^2（图 4.1）。

方法 2：四指法

图 4.2 解释了这种方法。

方法 3：应用几何公式

要移植的头皮部分的形状具有可识别的几何形状，因此可以使用几何公式来计算受区的面积

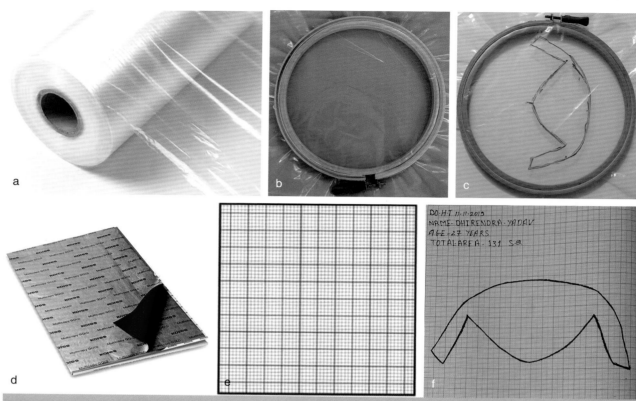

图 4.1　a.透明塑料布；b.中国圆形刺绣框；c.在塑料布上描画脱发区；d.碳素纸；e.绘图纸；f.将头皮脱发区的追踪图像转移到图纸上以计算总面积

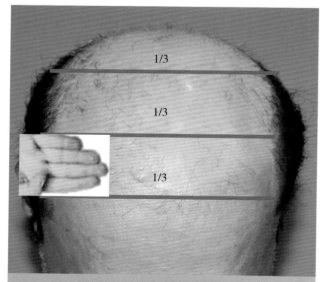

图 4.2　作者计算头皮脱发面积的简单方法，很容易向患者解释。这就是"四指概念"。脱发头皮或脱发不稳定头皮的面积分为 3 部分：前 1/3、中 1/3、后 1/3。每个区域大致为四指宽，为 80~100 cm²（手掌长度为指尖至掌根，为精确起见，可测量自己的手掌大小，并据此计算面积）。因此，将手指横放就能知道头皮的脱发面积

（以 cm² 为单位）。

表 4.1 提供了受区面积计算的几何方法。

受区打孔

- 医生必须为每位患者量身定制受区打孔，为了避免出现问题，必须先进行受区测试，以确定正确的大小和深度。

- 对于打孔部位，关键的技术变量是打孔大小、深度和打孔方式（镊子还是植发器）。

- 医生进行测试的过程是，首先对所有尺寸的移植物进行测量和显微观察，然后为每种尺寸的移植物制作几个受区测试部位，根据测试位置调整深度和尺寸，直到达到正确的位置，然后再进行受区打孔。

- 医生用显微镜评估移植物的宽度、长度、形状、倾斜度和质量。

表 4.1　受区面积计算的几何方法

受区	形状	几何公式
发际线		
整个发际线	·整个发际线为一个弯曲的部分 ·测量两侧和正面，然后相加得出 L（长度）	L（长度）$\times W$（宽度）
发际线两侧	边长为椭圆的 1/4	$R1 \times R2 \times \pi \div 4$（每边）
前额区	通常为半椭圆形	$R1 \times R2 \times \pi \div 2$
中部	通常是一个矩形	H（高度）$\times W$（宽度）
颞点	三角形 1/4 椭圆	B（底座）$\times H$（高度）$\times 1/2$ $R1 \times R2 \times \pi \div 4$
顶部	顶部前部为半椭圆形 整个顶部为椭圆形或圆形	$R1 \times R2 \times \pi \div 2$ $R1 \times R2 \times \pi$ $\pi R2$

- 测量多个移植物的平均长度。
- 使用定制的凿形刀片来制作切口，因此初始深度要比移植长度少 1 mm。
- 凿形切口与针形切口不同。
- 凿形切口整个切口的大小相同，因此移植物会完全插入切口的深度（图 4.3）。针形切口的底部较窄，在那里会缩小到一个点，根据皮肤类型的不同，移植物可能无法完全插入部位（图 4.4）。针形切口可能需要比凿形切口更深。
- 在这项测试中，移植物的位置过高。移植部位需要加深，或许需要扩大并重新测试（图 4.5）。
- 在图 4.6 中，移植物的位置太深，位于表皮下。移植部位需要再浅一些，甚至再小一些，并重新进行测试。
- 在图 4.7 中，移植物处于合适的位置，很容易插入，因此我们可以继续使用打孔部位。
- 最后一个提示：取下测试移植物，仔细观察毛球。如果它们是弯曲的，那么移植部位应该再深一些（图 4.8）。

·凿形受区
·整体尺寸统一
·移植物插入整个部位的深度

·针形受区
·移植物可能无法完全插入（部位变窄至一点）

针形受区可能比凿形受区更深

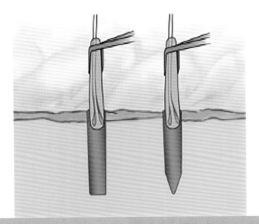

图 4.3　图片显示凿形和针形受区打孔的不同

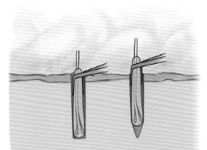

图 4.4　移植物不会进入狭窄的针形切口底部

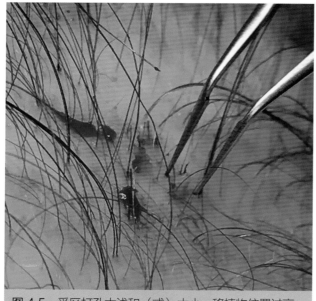

图 4.5　受区打孔太浅和（或）太小，移植物位置过高

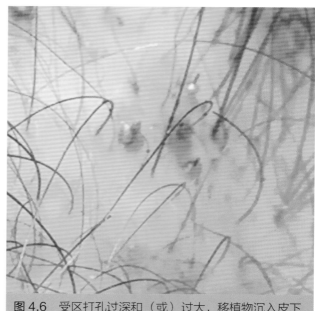

图 4.6　受区打孔过深和（或）过大，移植物沉入皮下

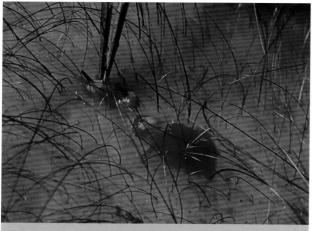

图 4.7　受区打孔的大小和深度正确，移植物位置正确

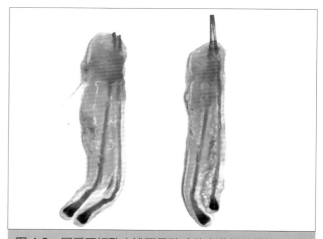

图 4.8　因受区打孔太浅而导致球茎弯曲的移植物

供区提取规划

FUE

- 在就诊过程中，我们会对供区进行规划，是剃光头还是不剃光头，或者是长头发，如果是剃光头，要剃的部位和面积是多少。
- 接下来是使用密度计测量供区的毛发 /cm^2 和 FU/cm^2（枕部、顶部和颞部 3 个位置的平均值）。

- 外科医生需要规划提取的位置和密度。
- 在适当范围的供区剃发。

对于初学者来说，最好以保守的方式提取毛发：

- 首先确定所需的移植物数量。
- 然后确定所需的移植物类型（1H、2H、3H 和 4H）。
- 每平方厘米只提取 10 ~ 15 株移植物。
- 为确保均匀分布，在供区标记一个网格（图 4.9）。

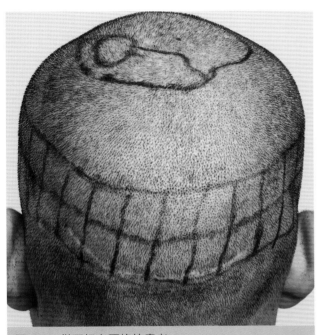

图 4.9　供区标有网格的患者

病例说明

我们需要为一名 2 级脱发患者移植 800 株头发，以恢复发际线。他的头发较粗，因此我们需要在发际线边缘移植 300 ~ 400 株单根头发。其余的植株可以是 2 ~ 3 根头发的植株，但由于这是发际线，头发较粗，我们在提取时不会针对任何 3 根头发的植株。头部两侧的头发比枕部的头发更细。患者枕部为 70FU/cm^2，颞部为 60FU/cm^2。按每平方厘米提取 15 个，需要 54 cm^2；按每平方厘米提取 10 个，需要 80 cm^2。在实际操作中，要提取更大的面积，以便在提取时留有余地。如果提取的单根 FU 不够理想，可在显微镜下将其从 2 根到 3 根 FU 分割开来。

讨论

通常针对这种面积的手术，无须剃除整个供区的毛发。然而，FUE 最好尽可能广泛地分散提取。如果患者愿意，最好进行全面剃发（图 4.10）。对于 1200 单位或更少的移植物，可在供区下半部进行局部剃发。由于可以分散提取，这

是很好的方法（图 4.11）。对于少于 1000 单位移植物的治疗，剃除 1 ~ 2 个狭窄的头皮条区域（图 4.12）是可接受的，而且仍然可以在建议的 10 ~ 15 株 /cm^2 范围内分散提取。这种密度的提取应能提供所需的移植物，而不会在供区造成美观问题。对于这位头发较粗的患者，还有一个考虑因素，即由于头部两侧的毛发较细，最好从两侧提取移植物，而不要提取枕部的毛发。

头皮条切取法（FUSS）

供区提取规划将在就诊期间制定，但需要在头皮条切取之前确认。与 FUE 一样，头皮条切取的第一步是测量 FU/cm^2 的数量，然后将目标移植物数量除以 FU/cm^2 数量，这将给出头皮条的面积。根据头皮弹性的评估确定头皮条宽度，并将其划分为确定头皮条长度所需的区域。然后，剃去适当面积的毛发。作者会在每一端添加 1 cm，以允许头皮条中密度的变化以及末端锥形的情况。建议经验不足的外科医生采取宽度不超过 1 cm 的头皮条，以避免闭合和较宽瘢痕问题。根据作者经验和患者头皮松弛度，某些患者的头皮条宽度可以达到 2 ~ 3 cm（很少更宽），不会出现任何问题，但避免一开始就这样尝试。

作者会将提取的第一个头皮条放在安全供区的上 1/3 处，随后的提取按作者的方式向下进行。这样，患者就可以将瘢痕下方的头发剪得很短，避免了在供区位置较低时瘢痕下方头发变细和头发方向改变的问题。

在小规模植发手术中，使用较短的头皮条，头皮条通常位于枕骨的中心。但如果您对粗发患者进行发际线和颞部手术，最好从可能有较细毛发且真正单根 FU 比例较高的侧面进行提取。

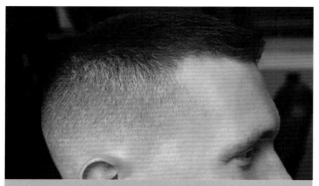

图 4.10　毛囊单位提取术（FUE）的全面剃发

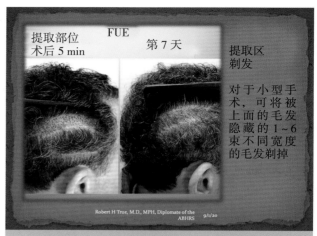

图 4.12　用于毛囊单位提取术（FUE）的部位或头皮条剃发

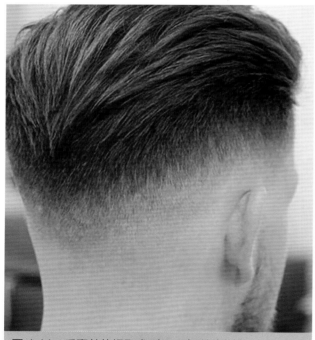

图 4.11　毛囊单位提取术（FUE）的半剃发

推荐阅读

参见本书第 6、7 和 18 节。

学习问答

Q1. 建议新手外科医生每次手术的提取密度是多少？

A. 20 ~ 25

B. 25 ~ 30

C. 10 ~ 15

D. 15 ~ 20

Q2. 以下哪种方法可用于计算受区的面积？

A. 检查患者照片的方法

B. Chang 方法

C. 梅耶 – 保罗法

D. 几何公式法

E. 仅 A 和 C

F. 仅 B 和 D

Q3. FUE 的分区剃发术适合于以下哪个疗程？

A. 400 ~ 800 移植量

B. 500 ~ 2000 移植量

C. 超过 2500 移植量

D. 800 ~ 1000 移植量

E. 仅 A 和 D

F. 仅 B 和 C

Q4. 以下哪项对计算供区头皮条的面积不重要？

A. 头发长度

B. 头皮弹性

C. 测量密度

D. 所需的移植物数量

哪些陈述为真，哪些陈述为假？

Q5. 针形打孔的宽度要均匀一致

Q6. 凿形打孔必须比针形打孔更深

Q7. 正确移植的位置略低于皮肤表面

Q8. 毛囊球部弯曲表明打孔部位过大

参考文献

[1] Chang SC. Estimation of number of grafts and donor area. Hair Transplant Forum Intl 2001；11（4）：101–103.

答案

Q1	C
Q2	F
Q3	E
Q4	A
Q5	错误
Q6	错误
Q7	错误
Q8	错误

第一章　术前准备

第 5 节
毛发移植的麻醉原则

Sandeep Sattur and Indu S. Sattur

关键点

- 了解疼痛及其在局部麻醉下进行植发手术的重要性。
- 了解局部麻醉的药理和临床应用。
- 在毛发移植手术前对患者进行术前评估，以进行风险评估，并找出可能妨碍毛发移植手术成功的风险因素。
- 监护和预测植发过程中的风险。
- 处理植发过程中局部麻醉引起的并发症。
  疼痛的生物学原理从来都不是简单明了的，即使它看起来很简单。

洛里默 – 莫斯利

前言

毛发移植患者最关心的问题之一是毛发移植过程中的疼痛感。根据作者的观察，那些积极主动的患者通常具有更好的疼痛阈值，因此在毛发移植过程中经历的疼痛感较少。将毛发移植视为无痛手术是错误的。但大多数患者在手术过程中感受到的疼痛是可以接受的。选择合适的麻醉方法并遵守安全剂量是手术成功的关键之一。

局部麻醉下的毛发移植手术有其特点：需要麻醉的面积相当大，且必须维持 6~8 h，而所有这一切都发生在患者有意识并担心疼痛的情况下。难点在于如何保持在安全限度内，避免麻药毒性并保持患者舒适来做到良好麻醉。在整个过程中进行适当的监护有助于毛发移植手术的麻醉。

局部麻醉与疼痛

局麻药通过阻断钠离子进入神经元细胞膜内的通道，从而阻止神经传导。局麻药主要用于局部和阻滞麻醉，其次用于治疗急性和慢性疼痛。

了解我们如何感知疼痛将有助于理解麻醉剂的作用机制（图 5.1）。组织损伤和损害是造成疼痛的原因。疼痛分为两类：0.1 s 内感觉到的快痛和 1 s 后开始的慢痛。快痛是由于这种疼痛是由热刺激和机械刺激引起的，如针刺入皮肤或用刀割破皮肤等。局部麻醉就是针对这种疼痛的。

痛觉感受器是皮肤上的痛性神经末梢，它与中枢神经系统（CNS）和外周神经系统（PNS）一起处理伤害性刺激，如组织损伤。痛觉始于自由神经末梢，它是初级神经元的分支。神经纤维有髓鞘的 A δ 纤维传递疼痛的初始感觉，无髓鞘的 C 纤维传

递疼痛强度。痛觉的第一步是将刺激转化为组织化学改变。在静息状态下，神经元细胞膜上的钠离子通道拒绝钠离子进入。但是在有害刺激下，这些通道打开，允许钠离子扩散到细胞中，启动去极化和激发动作电位，通过传入感觉神经将这一信息传递给大脑，导致疼痛的感知。局部麻醉剂阻断了这些钠离子通道，不允许这些信息传递到大脑，导致没有疼痛的感觉。

受体活性决定了局部麻醉作用的效力。局麻药对放电速度更快的神经纤维有更大的亲和力。一般来说，在较小的神经纤维中，一定容量的局麻药溶液会阻断更多的钠离子通道，从而有效地阻断电神经传递。因此，在阻断方面，较小的自主神经纤维最敏感，其次是感觉纤维，最后是运动神经纤维。

局部麻醉药理学

局麻药是弱碱，有 3 种基本成分（图 5.2）：

（1）芳香（亲油）"头"。

（2）体（中间链/连接体），由酯键或酰胺键组成。

（3）亲水性"尾部"（含有仲胺或叔胺基团）。

局部麻醉剂的化学结构是其所有药理属性（如效力、作用时间等）的关键。脂溶性与效力成正比——脂溶性越高，效力越强。这也是丁哌卡因

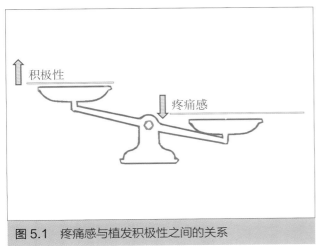

图 5.1　疼痛感与植发积极性之间的关系

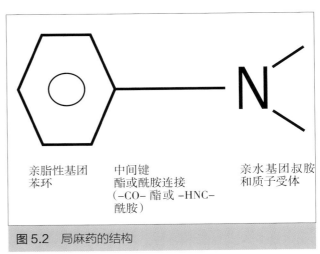

图 5.2　局麻药的结构

比利多卡因药效更高的原因，因此丁哌卡因的配制浓度为 0.5%，利多卡因的配制浓度为 0.2%。蛋白质结合能力与局部麻醉剂的作用时间直接相关。与利多卡因相比，丁哌卡因具有高度的蛋白质结合力，具有更长的作用时间。

局麻药可根据其中心键进行分类：

- 氨基酸 / 酰胺（在肝脏中进行生物转化——通过 P450 失活）。
- 氨基酸酯 / 酯（经血浆酯酶水解）。

酰胺类麻醉剂的作用时间更长、药效更强、过敏可能性更低。由于这两类麻醉剂不会产生交叉过敏，因此对酯类麻醉剂过敏的患者可以使用酰胺类麻醉剂（图 5.3 和图 5.4）。

作用机制

如前文所述，局麻药能够可逆地阻断可兴奋组织（包括神经纤维、骨骼肌和心肌）中的钠通道，从而阻止轴突中的动作电位传播，这就是局麻药的麻醉作用。这种作用也是局麻药毒性的原因（局麻药对心脏和大脑都有毒性，因为这两种结构都富

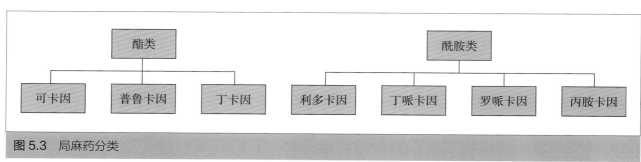

图 5.3 局麻药分类

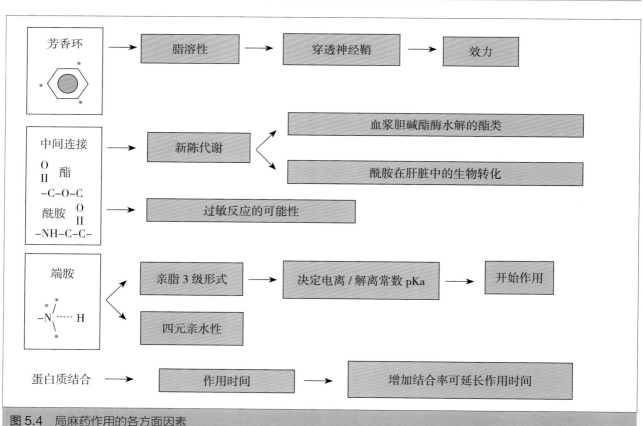

图 5.4 局麻药作用的各方面因素

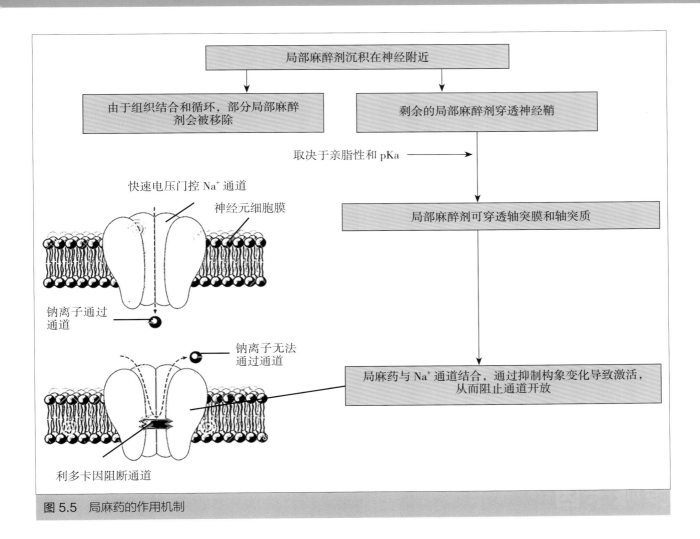

图 5.5 局麻药的作用机制

含快速钠离子通道）（图5.5）。

已用于毛发移植的局麻药包括利多卡因加或不加肾上腺素、4% 盐酸阿替卡因加肾上腺素 1 : 200 000 或 1 : 100 000、丁哌卡因、罗哌卡因、左旋丁哌卡因，以及含有利多卡因和丁卡因或普鲁卡因的共溶混合物。

利多卡因

利多卡因是一种中效局部麻醉剂（酰胺类），适用于局部或区域麻醉，以及室性心动过速的治疗。

利多卡因是植发手术中最常用的局部麻醉剂。普通利多卡因（不含肾上腺素）可在 1 ~ 5 min 内起效，持续 30 ~ 60 min，与肾上腺素一起使用时，作用可延长至 2 h。局部浸润的最大剂量（每日总剂量 TDD）为 300 mg 或 100 mg。

利多卡因局部浸润麻醉的最大使用量为4.5 mg/kg。加入肾上腺素后，可增至 5 mg/kg 或 7 mg/kg。

作者认为，如果能保持合适的浓度（0.5% ~ 1%）和给药间隔，实际使用的利多卡因体积 / 剂量比 TDD 要小得多。最好是在疼痛发作之前补充。结合利多卡因和丁哌卡因，如果需要，使用神经保护性药物，如苯二氮䓬类药物，有助于保持最佳剂量。

额外的肿胀液可提供更深层次的麻醉，也有助于延长麻醉时间和减少总剂量。

常见的商业制剂是 2% 的 Plain 溶液，含 21.3 mg 盐酸利多卡因，添加剂为氯化钠和防腐剂对羟基苯甲酸甲酯，1% 的溶液每毫升含 10.7 mg

利多卡因。它还可与肾上腺素混合使用，除利多卡因外，还含有浓度为 1∶200 000 的肾上腺素。此外，还有一种不含防腐剂的利多卡因制剂，可用于心脏急症的静脉注射。

丁哌卡因

在长效麻醉剂中，丁哌卡因是毛发移植手术的首选。丁哌卡因的起效时间比利多卡因慢（由于解离常数 pKa 较低），但药效更强，作用时间更长。由于其药效高于利多卡因，因此有两种浓度可供选择：0.25% 和 0.5%。每日最大剂量为 175 mg。由于丁哌卡因具有潜在的心脏毒性，因此其使用受到限制。与罗哌卡因、甲哌卡因或利多卡因相比，丁哌卡因对左心室压力的抑制作用明显更大。虽然这些影响在安全剂量下非常罕见，但仍有可能发生副作用。

罗哌卡因

罗哌卡因的诞生源于对一种长效麻醉剂的研究，这种麻醉剂比丁哌卡因的心脏毒性更小。罗哌卡因是一种氨基酰胺局麻药，于 1996 年首次注册用于临床。

在大多数手术中心局麻药中的两种对映体中，S 对映体的毒性比 R 对映体小，因此是一种更好的选择，可能是因为吸收较慢。静脉给药时，罗哌卡因在肝脏中广泛代谢，只有 1% 的药物在尿液中代谢。当使用浓度较低时，罗哌卡因的效力不如丁哌卡因，但当使用浓度为 0.5% 或更高时，它会产生显著的阻滞作用，尽管作用时间略短于丁哌卡因。与丁哌卡因相比，较高浓度（0.75%）起效更快，且毒性作用更小。这些特性是罗哌卡因作为长效局麻药在周围神经阻滞中流行的原因。各种临床试验已经评估了罗哌卡因的安全性，发现它是安全的。

左旋丁哌卡因

然而，另一种比丁哌卡因更安全的区域麻醉替代品是左旋丁哌卡因，它是丁哌卡因的纯 S（−）对映体。它不仅具有更好的药代动力学特征，而且对心肌和中枢神经系统的亲和力和抑制作用较小。左旋丁哌卡因的耐受性良好，且代谢广泛，在尿液和粪便中均未检测到药物。很少有关于左旋丁哌卡因毒性的报道，即使偶尔有毒性报道，通常也可以通过名义上的治疗逆转，没有左旋丁哌卡因致死的报道。有报道称，在手术患者中，左旋丁哌卡因和丁哌卡因的剂量范围相似，感觉阻滞的特征和恢复情况也相似。在手术患者中，已证实左旋丁哌卡因和丁哌卡因在相同剂量范围内具有相似的手术感觉阻滞特征和恢复情况。与罗哌卡因相比，对左旋丁哌卡因在周围神经阻滞中的作用机制的研究较少，但研究结果表明，左旋丁哌卡因的作用机制似乎与丁哌卡因相似。这可能会使左旋丁哌卡因成为丁哌卡因更安全的替代品。

阿替卡因

阿替卡因是一种中效、短效酰胺类局麻药，新陈代谢快。除牙科外，它还用于阻滞麻醉，包括脊髓、硬膜外、眼部和局部麻醉。在大多数临床情况下，它具有良好的麻醉效力和较低的全身毒性，这归功于它的低脂溶性、高血浆蛋白结合率、快速代谢和低全身水平的快速消除。

阿替卡因是一种独特的局麻药，它可以在血浆、组织和肝脏中代谢。由于阿替卡因具有亲脂性，它在所有组织中的扩散能力都很强，因此大多数成年人在化脓时都可以使用，但对于年龄偏大、肝功能或肾功能不全患者则要小心使用。对亚硫酸盐过敏者最好避免使用阿替卡因，因为其中含有作为血管收缩剂抗氧化剂的焦亚硫酸钠。严重的并发症并不常见，通常是由于误伤血管或超过剂量限制造成的，避免这些并发症的最佳方法是切勿超过安全剂量限制，并且在注射前一定要回抽。

虽然 4% 阿替卡因和 2% 利多卡因在麻醉效果上没有统计学差异，但阿替卡因被认为具有更好的临床表现。此外，在临床上，对于病情危重的患者，阿替卡因也是一种更容易接受的替代品。虽然还需要进一步的研究来验证其在此类临床情况下的安全性，但它绝对是中短程手术中速效局麻药的不错选择。

毛发移植中的麻醉

在对患者进行局部麻醉之前，医生最好先了解患者的病史。"植发手术是最安全的手术之一，并发症风险极低。目前还没有跟踪植发手术并发症数据的报道；大多数外科医生都说它们的并发症发生率低于 1%。植发手术中危及生命的紧急情况发生率更低。但如果这种严重并发症发生在自己的患者身上，发生率就会变成 100%。因此，为了我们的患者和我们自己，我们必须为这些不可能发生的事件做好准备。"——卡洛斯·普伊格

除了脱发的实际评估和植发计划外，对这些患者进行详细的术前评估是至关重要的。详细的病史和体格检查将有可能查出并发症，例如高血压、轻中度心脏病、糖尿病、药物过敏等。对于这些并发症，医生需要对患者进行术前医学评估。除非这些并发症在术前得到有效的控制和治疗，否则将停止毛发移植手术。病史采集有助于筛选患者是否适合进行毛发移植术。

许多疾病可能会使手术出现问题，因此需要进行术前检查。如果存在严重的医疗状况，谨慎的做法是获得患者主治医生或相关专科医生的许可。

危险并发症

可能影响手术的因素有：高血压，糖尿病，冠状动脉疾病，服用阿司匹林、氯吡格雷或其他抗凝药物的患者，癫痫等。

- 识别高血压前期患者：已知患有高血压的情况，患者需要在手术前得到良好控制。应由主治医生进行评估。如果舒张压仍高于 100 mmHg，最好重新安排手术时间。应明确告知患者手术当天早上不要漏服降压药物。

- 冠状动脉疾病：对所有接受植发手术的患者进行心电图检查是必要的，即使是年轻患者也不例外。但是，静息心电图并不能排除心脏问题。我们需要关注潜在的风险因素，如高血压家族史、糖尿病等。有活动性疾病的患者不适合接受植发手术。病情稳定的心脏病患者可在心脏病专家面诊评估后接受手术。手术期间的心电监护可能对这类患者有帮助。对于术前心电图出现变化的相关病例，应进行心电图检查和二维超声心动图检查（与发达国家的同龄人相比，印度人患冠心病的概率更高、年龄更小）。

- 如果患者主诉胸痛、恶心、虚弱或呼吸困难，医生最好考虑将患者转到心外科接受进一步治疗。

- 凝血情况（检查是否服用抗血小板药物）：通常在患者就诊时医生就能发现足以影响手术效果的严重出血性疾病，包括患者有出血性疾病史。但是很多时候，一些生理原因也会改变凝血功能。用药史主要是询问一些常见的药物，例如阿司匹林和其他非甾体抗炎药等止痛药。除非医生特意询问，否则大多数患者都会忘记提及这些药物。其他可能影响出血的因素有抗血小板药物和酒精。对未接受过任何外科治疗的患者进行适当的凝血功能评估是一个不错的选择。

- 焦虑的患者：白大衣高血压是手术当天早上的常见现象。如果不加以控制，术中出血的概率会增加。使用抗焦虑药会有帮助。

- 糖尿病：糖尿病患者术前必须评估血糖和糖化血红蛋白。糖尿病患者在手术过程中有时会出现低血糖。良好的做法是在手术开始前进行术前血糖检查。手术期间，通过定时喂食碳水化合物来维持患者的血糖水平。
- 吸烟者：对于吸烟者来说，在移植前2周和移植后2周内接受戒烟指导是一个很好的决策。吸烟者的伤口愈合可能会受到很大影响。医生应该至少在术前2周指导患者戒烟。
- 人类免疫缺陷病毒（HIV）、肝炎抗原和丙型肝炎病毒（HCV）筛查对于分别确定患者的免疫状态和肝功能，以及采取适当的预防措施非常重要。

在植发手术中，术前和术中采取的各种措施有助于麻醉的实施。这些措施的目的是确保患者在注射麻醉剂时不会焦虑不安，并将注射麻醉剂时的疼痛降至最低。

术前准备／镇静

充分的术前镇静以减少焦虑，提高疼痛阈值，并诱导患者遗忘是最大限度地减少手术疼痛的基础。让患者在手术当天早上保持放松和冷静是实现顺利手术的第一步。

术前使用抗焦虑药物对维持正常血压有很大帮助（白大衣高血压）。前一天给予阿普唑仑0.5 mg就足够达到目的了。许多植发外科医生在手术前使用全身药物来镇静患者，以减轻局部麻醉剂注射的疼痛感。常用的药物有苯二氮䓬类药物（安定、咪达唑仑等）、异丙酚、芬太尼、阿片类、氯胺酮等。理想情况下，所有药物只能由合格的麻醉师使用，或在有资格的麻醉师在场的情况下使用。

重要的一点是，如果麻醉师正在使用静脉镇静，那么手术室应该配备监护设备，如脉搏血氧计和血压监护仪，以及复苏设备，如喉罩、气管导管、氧气瓶和除颤器。

减轻疼痛感的注射技术

植发手术带来的疼痛感大多发生在注射局部麻醉剂的过程中。这时也是易感患者因注射疼痛而导致血管迷走神经发作的时期。

注射疼痛主要是由于注射的麻醉剂量增加导致组织压力增加。疼痛感与注射速度成正比。快速注射会引起疼痛增加。注射液和局部组织之间的温度和酸碱度差异也是造成疼痛的原因。此外，注射层次也与疼痛程度有关。注射到皮下组织的疼痛要比注射到真皮层的疼痛轻得多。

有许多方法可以减轻这种疼痛的感觉。它们可以单独使用，也可以联合使用。

安抚

不断地与患者对话，口头上让患者参与谈话，减轻患者的担忧，对减轻疼痛大有裨益。宜人的氛围、音乐都能最大限度地使患者减少恐惧。

同时使用物理刺激

这是基于罗纳德·梅尔扎克和帕特里克·大卫·沃尔的门控制理论，该理论指出，非痛苦的输入关闭了痛苦输入的"门"，这防止了痛感转移到中枢神经系统。在相同的皮肤针中使用振动设备刺激皮肤会减少对痛苦刺激的感知（图5.6）。

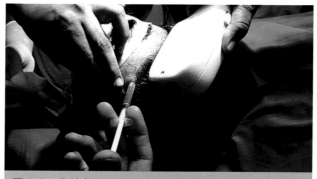

图5.6 在注射局部麻醉剂时减轻疼痛感的技术（图片显示同时使用振动装置）

表面麻醉

共溶混合物有助于减少针刺皮肤时最初感到的刺痛感。这些混合物需要在注射麻醉剂前至少 1 h 使用。常用的混合物含有利多卡因和丁哌卡因或普鲁卡因。这些药物通过利多卡因和普鲁卡因 / 丁哌卡因注射到皮肤的表皮层和真皮层,然后积聚在真皮痛觉感受器和神经末梢附近,从而导致皮肤麻醉。局部麻醉有助于减轻最初针刺引起的剧烈疼痛。它对焦虑的患者很有帮助。与枕部相比,它在额部更有效——个人观察很可能与枕部头皮皮肤和局部麻醉剂接触不良相关,因为头发的存在。

碳酸化和 pH 调节

关于改变麻醉剂溶液的温度和酸碱度,有不同的观点。一般的做法是在室温下使用局麻药溶液。这样做的预期好处是减少注射时的疼痛感。许多研究得出结论,注射前对局部麻醉剂注射液进行加温和缓冲可减轻注射疼痛感。但有些研究则认为,注射疼痛感与加热溶液没有关联。还有一种观点认为,加入双硼酸钠溶液以提高 pH,可能会加快术后的血液循环。如果在额头部位用药,可能会引起水肿。

新型注射技术

蒸汽冷却剂是一种在皮肤表面使用时会造成短期麻醉的物质。这些物质会因蒸发而使皮肤迅速冷却,这种冷却会导致痛觉减弱。注射器上的一次性装置可在针头刺入皮肤前将蒸汽冷却剂送入皮肤,从而减少针刺和随后注射所造成的疼痛感。目前,有关其在毛发移植中的应用及其安全性和有效性评估的数据很少。

肾上腺素的作用

- 肾上腺素是一种血管收缩剂,被添加到局部麻醉剂溶液中。

- 局麻药中加入肾上腺素有助于延长麻醉时间,降低局麻药血清峰值水平,增加麻醉阻断强度,并通过局部血管收缩,有助于减少手术出血。

- 除手指和脚趾等有末端动脉的部位外,所有局部麻醉区均常规使用肾上腺素。

- 麻醉溶液中肾上腺素的浓度通常在 1:200 000～1:400 000 之间。尽管 1:100 000 肾上腺素很受欢迎,但浓度 > 1:200 000(5 mg/mL)在延长麻醉或降低局麻血清浓度方面没有优势。然而,更大的浓度,例如 1:100 000(10 μg/mL)和 1:500 000(20 μg/mL),当渗透到需要的手术部位时,可提供更好的止血效果。

- 影响肾上腺素安全剂量的因素很多(浓度、给药途径、医疗条件等)。根据肾上腺素在其他条件下的使用数据显示,肾上腺素使用的最大推荐剂量为 5～10 mg/kg 或 0.005～0.01 mg/kg。平均 1:100 000 的溶液含有 0.01 mg 的肾上腺素,所以一个 70kg 的人的使用剂量是 0.7 mg,而 1:100 000 的 20 mL 只有 0.2 mg 是安全的。作为参考,考虑用于控制过敏反应的传统肾上腺素剂量为 0.3 mg 或 300 μg。医生通常使用的剂量为 100 μg 或更多。纽约心脏协会推荐的肾上腺素最大使用剂量为 0.4 mg。

- 研究发现,在皮下浸润时,1:100 000 溶液引起的心动过速明显多于 1:200 000 溶液,而 1:500 000 溶液几乎没有任何副作用,但仍能显著减少出血情况。因此,在使用肿胀麻醉液时,建议使用更高的稀释液。

- 将肾上腺素注射到正确的部位非常重要,尤其是皮下层(大血管所在的部位),这样才能获得最佳效果。

- 在植发手术中,它可用于局部浸润的神经阻滞,也是肿胀液的一部分。

- 局部麻醉溶液中的肾上腺素就像一把双刃剑,有利也有弊。由于头皮是血管性的,因此有必要在植发手术中减少出血并延长利多卡因的作用时间，但如果使用不当，可能会增加局部血管受损的风险或全身副作用的风险，尤其是对那些有心脏病史的患者。临床试验已经明确证实，即使在局部麻醉溶液中加入小剂量的肾上腺素，也会对心血管功能产生影响。病情稳定的心脏病患者可以使用肾上腺素进行局部麻醉，但最好请心脏病专家评估。此外，在这种情况下，必须使用必要的最小剂量，以延长作用时间和血管收缩效果。

混合局部麻醉剂

重要的是要记住，当混合不同的局部麻醉剂时，这些药物遵循总和原则。例如，如果你已经注射了利多卡因最大剂量的一半，并希望添加丁哌卡因，则将其最大剂量减少一半。

局麻药会导致中枢神经系统的抑制，重要的是要记住，它们可以加强镇静剂和阿片类药物引起的呼吸抑制。文献中并不十分清楚混合使用多种麻醉药是否真的比使用一种局麻药有优势。

药物相互作用和并发症

在植发手术前，外科医生应了解患者的完整病史，并与患者一起或通过与患者的医生协商来跟进发现的问题。

治疗剂量的局麻药的安全性已经确立。不过，在处理并发症时，外科医生不仅要注意局麻药对病情的影响，还要注意局麻药与治疗该病的药物可能产生的相互作用。

高血压

对于高血压或其他心血管疾病患者是否应该使用含血管收缩药的局麻药，最好由就诊患者的治疗医生决定。没有绝对的禁忌证，因为肾上腺素是体内产生的一种神经递质。如果患者的血压得到很好的控制，并且经过医生批准了，那么进行植发是安全的。除此之外，外科医生应该意识到局部麻醉剂与肾上腺素和患者正在服用的降压药之间的不良反应。非选择性的β-肾上腺素能药物，如普萘洛尔，造成不良反应的风险最大。在使用非选择性β-受体阻滞剂（如普萘洛尔）的患者中最好避免使用普萘洛尔，因为同时进行局部麻醉会导致无对抗的α受体介导的血管收缩，理论上会产生高血压紧急情况和严重的迷走神经介导的反射性心动过缓。此外，使用中枢交感神经药物（可乐定、甲基多巴）或外周肾上腺素能拮抗剂（利血平），或直接血管扩张剂可引起肾上腺素能受体对交感神经刺激的敏感性增加，导致局部麻醉药对肾上腺素的剧烈反应。

心脏病患者肾上腺素的最大总剂量不应超过0.04 mg 或 40 μg。

哮喘

一般来说，哮喘得到很好的控制应该不是问题，但使用含有亚硫酸盐的药物（用于利多卡因和肾上腺素的一些制剂）会导致过敏反应。局部麻醉剂溶液（焦亚硫酸钠）中使用的抗氧化剂可能会导致过敏或哮喘发作。此外，未接触过局部麻醉剂的受控哮喘患者，以及有多重药物过敏反应（DHR）史的患者应接受局部麻醉敏感性测试。

抗精神病药物

局部麻醉剂与某些用于双相情感障碍等精神疾病的药物之间的相互作用是显著的。局麻药与肾上腺素联合使用时，如氯丙嗪或利培酮，会引起血压波动。在一些国家，如日本，禁止在接受抗精神病药物治疗的患者中使用局部麻醉剂和肾上腺素，以免引起血压下降。

在注射局部麻醉剂的过程中，遵循框5.1中所列的原则，以提高安全性。

植发手术中的神经阻滞

神经阻滞包括在神经干周围渗透少量麻醉剂。神经阻滞的基本原理是：用一次注射代替大量注射，并用少量麻醉剂大范围进行麻醉。

神经阻断可使浸润区无痛感；随后浸润时所需的麻醉剂剂量明显减少，并有助于延长麻醉时间。

毛发移植中常用的神经阻滞有：

- 枕大神经阻滞。
- 眶上和颅上阻滞。
- 颧额区阻滞。
- 耳颞阻滞。

通过这些神经阻滞可以麻醉大部分头皮。

头皮的神经分支

头皮的皮神经支配来自三叉神经（V）的 3 个分支以及第二和第三颈神经：

- 颅上神经和眶上神经——来自眼神经。
- 颧颞神经——来自上颌神经。
- 耳颞神经——来自下颌神经。
- 枕小神经（C2）。
- 枕大神经（C2、C3）。
- 第三枕神经（C3）。

医生对体表解剖学的正确理解是进行这些神经阻滞的关键。

枕大神经阻滞和供区麻醉

头皮的后部由颈神经支配，前部由三叉神经的分支支配。枕大神经由颈神经 C2 背支内侧支组成。神经在第一和第二颈椎之间向后走行。穿过半棘肌后，神经与枕动脉一起走行在枕外隆突的外侧（枕外隆突的外侧 2～3 cm），枕动脉通常位于枕外隆突的内侧（图 5.7）。

当患者处于俯卧位或侧卧位时，医生使用消毒液清洁供区。用手触及枕大部隆突。医生将 3 个手指放在上颈线水平，中指放在枕外隆突上，注射点就在两侧手指的外侧。大约 1 mL 麻醉液（1% 利多卡因与肾上腺素或 0.25% 丁哌卡因混合）在被麻醉区近端同时注射振动刺激。然后，医生通过先前麻醉的皮丘将针刺入皮肤，然后向右侧轻微注射麻醉剂，再向左侧注射麻醉剂，直到枕小神经被阻断，形成一条坚实的麻醉线。最后，用 0.5% 的利多卡因、肾上腺素和冷盐水的混合物在真皮内 / 真皮水平渗透整个供区。这会使毛囊的底部远离神经血管平面。我们更倾向于使用在冰箱中冷藏的生理盐水，因为它增加了血管收缩的效果。在缝合供区条形切口后或在毛囊单位提取术（FUE）后，缝合线内注入 5 mL 或 0.25% 丁哌卡因以延长麻醉效果。医生在患者回家前重复注射，以减轻术后疼痛。这种注射贯穿缝合线的整个下缘，用于 FUSS 和 FUE。

眶上和颅上阻滞

患者取仰卧位，医生扪及眶上切迹。仔细消毒准备皮肤后，医生将 27/26 G 0.5in 针头插入眶上切迹外侧；针头朝向内侧和下方，注射 1 mL 麻醉溶液（含肾上腺素的 1% 利多卡因或 0.25% 丁哌卡因），然后仔细回抽以防止血管内注射。阻滞蝶鞍上神经时，医生可以将针头撤回至皮肤水平，朝鼻尖内侧注射 1 mL 麻醉溶液（含肾上腺素的 1% 利多卡因或 0.25% 丁哌卡因）。阻滞可通过下入路实现。在此，医生能触诊眶上切迹上方和外侧（图 5.8）。

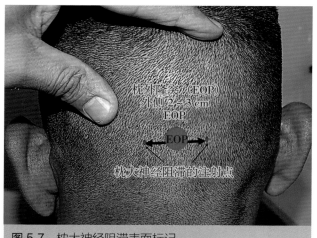

图 5.7 枕大神经阻滞表面标记

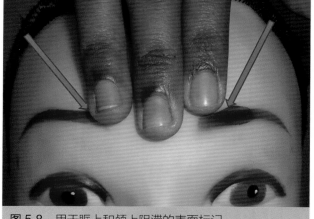

图 5.8 用于眶上和颅上阻滞的表面标记

颧颞神经阻滞

颧颞神经在眶外侧缘附近颧弓的额突发出一个小孔，分布于眶外侧缘上方的颞部和发际线。它位于颧弓上外眼角外侧 1.5 cm 处。

医生触诊眼眶缘和颧弓。针在颧弓内侧距外侧眼角 1 ~ 1.5 cm 处，注射约 1 mL 麻醉液（1% 利多卡因 + 肾上腺素或 0.25% 丁哌卡因）。

耳颞神经阻滞

耳颞神经源自下颌神经后干。它穿过耳郭前方，靠近颞浅动脉，供应部分耳郭、部分颞部和颞顶头皮。医生将针头刺入耳郭前方的真皮深层，即可实现耳颞神经阻滞。重要的是要触摸颞浅动脉，并通过抽吸确保针头不在血管内。

因为有些人的面神经分支可能就在附近，所以应注意暂时性面神经麻痹的可能性。

阻滞麻醉的优点

对较大面积的头皮进行浸润麻醉时需要少量的阻滞麻醉。医生使用阻滞剂有助于减轻区域浸润的疼痛感。

阻滞麻醉的缺点

传导阻滞是不可预测的，尤其是耳颞区和颧颞区。要正确地完成这些区域的麻醉，需要医生有丰富的经验。此外，这些神经分支的变异也可能导致麻醉的不完全。这些阻滞通常必须与常规的区域渗透相结合。因为注射阻滞的位置稍微远离了实际的手术区域，而且阻滞比渗透需要更长的时间才能起作用，故患者可能有更多的担心。此外，由于神经的走行可能不同，有时可能无法通过阻滞达到完全麻醉，可能需要配合进行另外的渗透麻醉。

注射到滑车上神经和眶上神经的针头可能会引起患者的恐惧。最后，植发医生需要一些实践经验来精确应用阻滞麻醉。

浸润麻醉

神经阻滞后，用局部浸润法完成麻醉。在供区，除枕大神经阻滞外，医生使用 0.5% 利多卡因和肾上腺素稀释的肿胀液非常重要。这种麻醉是在真皮和真皮下层进行的。它不仅有助于创造一个干净的区域，而且还增加了毛球和血管区域之间的距离。

类似地，在受区标记的发际线之前，使用稀释的利多卡因和丁哌卡因溶液（该溶液中可加或不加肾上腺素）浸润。在此之后的区域使用含有肾上腺素的肿胀液时必须小心，因为它可能会导致血管受损或增加术后退行性脱发。

肿胀麻醉

植发手术中，肿胀麻醉的特殊性在于，它需要对大面积头皮进行麻醉，并长时间维持麻醉状态。这一切必须在不引起全身中毒的前提下完成。

肿胀麻醉起源于吸脂术，这需要使用大量稀释的利多卡因和肾上腺素。这种技术有助于实现长时间麻醉和深度止血。除上述优点外，肿胀麻醉还具有其他优点。

因此，将肿胀液（含有非常稀释的麻醉剂和肾上腺素的生理盐水的溶液）注入头皮皮下层可以起到以下作用：

- 增加毛囊（位于脂肪上部）与神经和大血管（位于筋膜上方更深层）之间的距离，这有利于有效地增加血管平面与手术操作平面之间的距离，从而减少损伤这些结构的概率。
- 增加供区的硬度（这有助于在提取过程中减少毛囊横断）。
- 通过注射液的机械压力（因此需要大量注射）以及小血管的血管收缩来减少出血。
- 产生更均匀的麻醉效果。
- 减少所需的麻醉剂总量。
- 由于较大的神经纤维被阻断，麻醉时间也会延长。

植发手术过程中的监护

在手术开始前，必须为所有患者建立Ⅳ级静脉通道。医生应在患者周围准备好血管迷走性晕厥和过敏反应所需的紧急药物。

毛发移植过程中可能出现的医疗紧急情况有：

- 血管迷走性晕厥。
- 过敏反应。
- 高血压。

- 低血压。
- 低血糖。
- 心肌梗死。

血管迷走神经反应是毛发移植过程中最常见的紧急事件。它是由于对自主神经系统的反射性刺激，导致心动过缓、低血压。患者通常主诉头晕、乏力或恶心，或者可能感到发热。这可能发生在手术开始进行麻醉时，或在手术结束患者从长时间仰卧状态下站起来时。患者可能会出汗、脸色苍白、脉搏微弱。如果不及早发现，可能会出现全面性晕厥，伴有或不伴有强直－阵挛肌肉收缩。这些事件通常是由疼痛、看到血迹、恐惧、焦虑等引发的。治疗方法是医生将患者置于低头位置，并静脉注射阿托品，重症患者可能需要静脉输液来矫正低血压。

植发手术中局部麻醉的不良反应

局部麻醉的过敏反应

对局部麻醉药物产生真正过敏反应的情况非常罕见，大多数过敏反应都是继发于其他原因（如局部麻醉溶液中使用的添加剂），而非传统的 IgE 媒介过敏。研究报道显示，局麻药不良反应的发生率不及所有不良反应的 1%。即使出现不良反应，也多为接触性皮炎，而非过敏性休克。同样，与酰胺类局麻药相比，酯类局麻药的过敏反应发生率更高。因此，根据现有数据，这些药物在临床实践中总体的安全性是可靠的。

皮试的作用

详细询问患者病史是接触疑似局麻药过敏患者的第一步。医生应详细了解患者之前的手术史、使用的局麻药、反应类型等。过敏反应表现为皮肤损伤、荨麻疹、水肿或其他过敏反应，这提示我们是否有必要进行皮试。一些支持皮试的人主张对有局麻药过敏史的患者进行渐进式尝试（渐进式尝试是指接触药物逐渐增加，从划痕试验开始到全面皮下注射）。布霍尔等撰写的一篇综述总结道，通过渐进式尝试进行的皮肤测试呈阴性，无一例外地表明患者对相关局麻药具有耐受性。他们建议在皮试呈阴性的患者身上皮下注射一次局麻药，而不是渐进式尝试。不过，对于皮试呈阳性的患者，他们建议使用其他局麻药，以便今后安全使用。由于患者对利多卡因敏感而导致的真正过敏反应极为罕见，如果发生过敏反应，医生应采用常规方法进行治疗。

局部麻醉剂的全身毒性（LAST）

虽然局部麻醉剂在治疗剂量下通常是安全的，但意外超过安全限度可能是致命的。常用的酰胺类局麻药对心肌有不同程度的不良影响，超过一定剂量均可导致死亡。在所有常用的麻醉剂中，丁哌卡因具有较高的心脏毒性。局麻药是安全的，当正确使用时，不良反应（ADR）很少发生。谨慎地给药和适当的剂量减少了局部麻醉剂不良反应发生的机会，因为大多数不良反应与不正确的给药技术，或局部麻醉剂的药理作用而导致的全身暴露增加有关。决定局麻药全身吸收的因素有：

- 注射部位：静脉＞气管＞肋间＞尾椎＞颈椎旁＞硬膜外＞肱骨＞坐骨＞皮下注射。
- 剂量：局部麻醉剂的血药浓度峰值与给药总剂量成正比。
- 添加血管收缩剂：肾上腺素的浓度为 $5 \mu g/mL$，通常用于减少局部麻醉剂的吸收。无论给药部位如何，$5 \mu g/mL$（$1 : 20\,000$）剂量的肾上腺素都会显著降低利多卡因的血液浓度峰值水平。
- 局麻药的药理特征：一般来说，与组织高度结合的局麻药吸收速度较慢。此外，吸收还取决于每种局麻药引起血管扩张的内在能力。

如框 5.2 所述，导致局部麻醉剂全身过量的原因主要有 3 个。

LAST 的机制

局麻药技术在各种医疗机构中的使用日益增多，这使得当代对 LAST 的了解变得非常重要。局麻药的全身血药浓度会产生从治疗到毒性的一系列效应，这些效应与局麻药的效力、给药总剂量、全身吸收速度、药物生物利用率和药物消除速度相关。

毒性作用主要针对中枢神经系统和心血管系统。LAST 的症状是药理作用的延伸。经典的描述是对中枢神经系统（CNS）和心血管系统（CVS）产生渐进的"双相"效应，这两个部位对组织电生理学的变化高度敏感。

早期表现为中枢神经系统兴奋，出现异常的不自主运动、意识模糊、抽搐等情况。随后表现为中枢神经系统抑制，抽搐停止，出现昏迷、呼吸抑制或停止。如果在手术过程中发现患者突然变得更爱说话，这可能是利多卡因中毒的早期征兆。

在中枢神经系统表现异常之后，会出现心血管系统兴奋（心动过速、室性心律失常和高血压）和抑制（心动过缓、传导阻滞、心搏骤停和心脏抑制）。血药浓度的升高主要影响心肌的传导，其余的心脏影响则是继发性的。从 His 束开始，传导中断会导致动作电位受损，造成 PR、QRS 和 ST 波形间期延长。随后出现再输入性心动过速和过缓性心律失常，钾离子通道的进一步阻断可能会加重这种情况，从而延长 QT 间期。心肌功能障碍有多种致病机制。钙通道和 Na^+–Ca^{2+} 交换泵阻滞可减少细胞内钙储存，从而降低收缩力。

可能的诱因是认为利多卡因相对安全、未对给药剂量进行监控，以及严重并发症的患者对利多卡因的易感性更高（图 5.9）。

紧急治疗

如果一个人表现为上述迹象和症状，采取紧急管理是必要的。

管理涉及在任何紧急情况下必不可少的一般安全措施和复苏措施。首先，停止局部麻醉注射，并呼救。

请记住：

- A：气道。
- B：呼吸。
- C：循环。

对意识水平改变的患者进行及时有效的气道管理至关重要，以防止缺氧、高碳酸血症和酸中毒（代谢性或呼吸性），众所周知，这些症状会加重 LAST。

用吸引器打开并清洁气道。打开气道的简单方法是颌推，医生清理并保持呼吸道畅通后，通过听诊确认患者有呼吸，并用脉搏血氧仪检查血氧饱和度。

一旦确保呼吸道通畅，医生应提供 100% 的氧气，同时注意过度通气和呼吸性碱中毒也会对患者造成伤害。

静脉脂肪乳剂（ILE）和标准复苏措施已成为 LAST 治疗的主要手段，尤其是对心脏受累的患者。尽管脂肪乳剂帮助逆转全身毒性的确切模式尚未确定，但最流行的理论仍然是"脂沉"理论。根据这一理论，血管内脂肪乳剂从水溶液中吸收亲脂性麻醉剂，并减少血液中游离麻醉剂的量。正在进行的研究表明，ILE 帮助治疗 LAST 的一种动态模式是"脂质穿梭"理论。根据这一理论，ILE 有助于将局部麻醉剂从脑部等高血流器官转移到肌肉和肝脏以进行解毒。

美国区域麻醉与疼痛医学会指南建议，在获得气道控制后，如果患者出现明显的全身毒性症状，

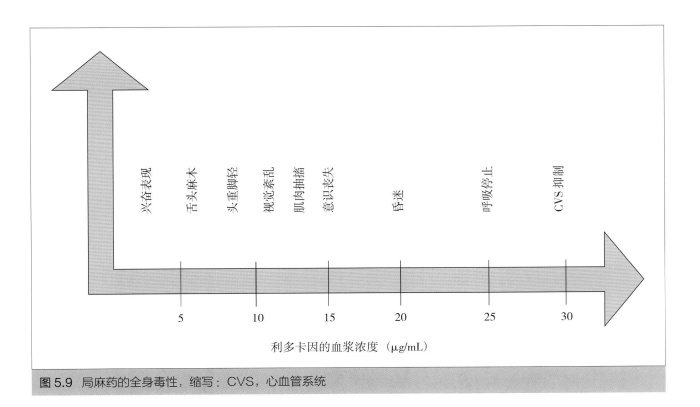

图 5.9 局麻药的全身毒性，缩写：CVS，心血管系统

应立即优先考虑 ILE 治疗。

根据患者的体重（体重超过 70kg），快速给药 100 mL 20% 异丙肾上腺素（或如果体重 < 70kg，给予 1.5 mL/kg 体重），然后在 20 min 内输注 200 ~ 250 mL ILE。对于体重 < 70kg 的患者，应以 0.25 mL/（kg·min）的速度输注 ILE。如果心脏持续不稳定，同样的推注可以重复进行。20% ILE 的最大剂量不应超过 12 mL/kg。

癫痫发作可能会加重代谢性酸中毒，因此及时治疗至关重要。苯二氮䓬类药物是治疗的首选药物，这主要是因为它们具有心血管稳定性。

在心脏骤停的情况下，应用先进的心脏生命支持（ACLS）算法进行心肺复苏，包括胸部按压，直到建立自发循环。如有必要，肾上腺素应以 < 1 μg/kg 的小剂量开始应用，以避免因后负荷增加而引起的肺部并发症。

虽然这种情况很少发生，但在植发手术过程中可能会出现严重的紧急情况。因此，植发医生必须接受过高级生命支持方面的培训，配备必要的抢救设备（包括除颤器）、所有急救药物，以及将患者转移到其他机构接受进一步治疗的规划。如果植发医生或其工作人员不具备生命支持技能，可以选择配备一名待命麻醉师。

结论

正确选择和实施麻醉是成功进行植发手术的最重要原则之一。确保患者在生理和心理上都感到舒适，有助于改善手术体验，促进手术顺利进行。了解各种麻醉剂的作用、持续时间、剂量和潜在毒性，有助于医生实施安全舒适的植发手术。框 5.3 重点介绍了安全无痛麻醉的要点。

推荐阅读

- Wolf BR，Gillespie JDN，Simmons C，Puig CJ，Shapiro R. Anesthesia. In：Unger WP，Shapiro R. Hair Transplantation，5th ed. New York：Informa health care；2011：227-238.
- Malamed，S. Handbook Of Local Anesthesia. 7th ed. St. Louis：Elsevier；2012.

框 5.3 无痛安全麻醉小贴士
A. 术前一晚服用抗焦虑药，如劳拉西泮
B. 愉快的氛围和音乐
C. 注射时，同时用振动仪器刺激邻近皮肤
D. 使用最小孔径的针头，这样每次刺入时就可以非常缓慢地注入非常小的量。注射麻醉剂时的疼痛感是由于注射量大和注射速度快造成的
E. 尽可能减少扎针，使用较长的针头
F. 使用肿胀麻醉
G. 使用阻滞麻醉
H. 在手术结束时注射长效麻醉剂（如丁哌卡因 / 左旋丁哌卡因）
I. 麻醉时谈话、冷冻麻醉、局部混合麻醉都有帮助
J. 持续监护至关重要
K. 要么接受过高级生命支持培训，要么有一名合格的麻醉师为手术待命。保留一名接受过高级生命支持培训的人员
L. 准备好应急推车

思考问题

Q1. 哪种理论无法解释局部麻醉的作用？

A. 膜肿胀理论

B. 钙置换理论

C. 电势理论

D. 特定受体理论

E. 以上都不是

Q2. 在长时间的外科手术中，以下哪种局麻药是首选？

A. 丁哌卡因

B. 可卡因

C. 利多卡因

D. 普鲁卡因

Q3. 在不使用肾上腺素的情况下，给患者注射利多卡因的安全限度是多少？

A. 3 mg/kg 体重

B. 5 mg/kg 体重

C. 7 mg/kg 体重

D. 9 mg/kg 体重

Q4. 在 1 mL 2% 的利多卡因溶液中，1∶200 000 肾上腺素的含量是多少？

A. 0.5 mg

B. 0.05 mg

C. 0.005 mg

D. 0.000 5 mg

Q5. 利多卡因全身吸收时不会出现哪些副作用？

A. 增强胃肠蠕动

B. 强直 – 阵挛性抽搐

C. 心排血量减少

D. 呼吸抑制

参考文献

[1] Becker DE，Reed KL. Local anesthetics：review of pharmacological considerations. Anesth Prog 2012；59（2）：90–101, quiz 102–103.

[2] Shah J，Votta-Velis EG，Borgeat A. New local anesthetics. Best Pract Res Clin Anaesthesiol 2018；32（2）：179–185.

[3] Guyton AC，Hall JE. Textbook of Medical Physiology. 11th ed. 2006 ISBN 0-7216-0240-1.

[4] Kendroud S，Hanna A. Physiology，Nociceptive Pathways [Updated March 25，2020]. In：StatPearls [Internet]. Treasure Island（FL）：StatPearls Publishing；2020. https：// www.ncbi.nlm.nih.gov/books/NBK470255/.

[5] Yam MF，Loh YC，Tan CS，Khadijah Adam S，Abdul Manan N，Basir R. General pathways of pain sensation and the major neurotransmitters involved in pain regulation. Int J Mol Sci 2018；19（8）：2164.

[6] Becker DE，Reed KL. Essentials of local anesthetic pharmacology.Anesth Prog 2006；53（3）：98–108，quiz 109–110.

[7] Hille B. Ionic Channels of Excitable Membranes. 3rd ed. Sunderland，MA：Sinauer Associates，Inc.；2001.

[8] McClure JH. Ropivacaine. Br J Anaesth 1996；76（2）：300–307.

[9] Graf BM. The cardiotoxicity of local anesthetics：the place of ropivacaine. Curr Top Med Chem 2001；1（3）：207–214.

[10] Li M，Wan L，Mei W，Tian Y. Update on the clinical utility and practical use of ropivacaine in Chinese patients. Drug Des Devel Ther 2014；8：1269–1276.

[11] Burlacu CL，Buggy DJ. Update on local anesthetics：focus on levobupivacaine. Ther Clin Risk Manag 2008；4（2）：381–392.

[12] Shipton EA. Review article new formulations of local anaesthetics—Part I. Anesthesiology Research and Practice 2012；2012：546409，11 pages doi：10.1155/2012/546409.

[13] 13. Nizharadze N，Mamaladze M，Chipashvili N，Vadachkoria D. Articaine：the best choice of local anesthetic in con temporary dentistry. Georgian Med News 2011；（190）：15–23.

[14] Kambalimath DH，Dolas RS，Kambalimath HV，AgrawalSM.Efficacy of 4% articaine and 2% lidocaine：a clinicalstudy. J Maxillofac Oral Surg 2013；12（1）：3–10.

[15] Prabhakaran D，Jeemon P，Roy A. Cardiovascular diseases in India. Circulation 2016；133（16）：1605–1620 https：//www.ahajournals.org/doi/abs/10.1161/CIRCULATIONAHA.114.008729.

[16] Nusbaum BP. Techniques to reduce pain associated with hair transplantation：optimizing anesthesia and analgesia. Am J Clin Dermatol 2004；5（1）：9–15.

[17] Wolf BR. Overview of anesthesia. In：Unger W，ed. Hair Transplantation. 5th ed. 2005：227–237.

[18] Melzack R，Wall PD. Pain mechanisms：a new theory. Science 1965；150（3699）：971–979.

[19] Davidson JA，Boom SJ. Warming lignocaine to reduce pain associated with injection. BMJ 1992；305（6854）：617–618.

[20] Mader TJ，Playe SJ，Garb JL. Reducing the pain of localanesthetic infiltration：warming and buffering have asynergistic effect.Ann Emerg Med 1994；23（3）：550–554.

[21] Effect of warming local anaesthetics on pain of infiltration. Report by] Sultan，ST1 Accident and Emergency. Checkedby Andrew] Curran，Consultant Accident and Emergency，Lancashire Teaching Hospitals，NHS Foundation Trust，UK.doi：10.1136/emj.2007.053223.

[22] Allen MJ，Bunce C，Presland AH. The effect of warminglocal anaesthetic on the pain of injection during sub–Tenon's anaesthesia for cataract surgery. Anaesthesia2008；63（3）：276–278.

[23] Dionne RA，Goldstein DS，Wirdzek PR. Effects of diazepampremedication and epinephrine–containing local anesth–etic on cardiovascular and plasma catecholamine resp–onses to oral surgery.Anesth Analg 1984；63（7）：640–646.

[24] Budenz AW. Local anesthetics and medically complex patients. J Calif Dent Assoc 2000；28（8）：611–619.

[25] Gupta N，Gupta V. Life–threatening complication following infiltration with adrenaline. Indian Anaesth 2014；58（2）：225–227.

[26] Becker DE. Drug interactions in dental practice：a summary of facts and controversies. Compendium 1994；15（10）：1228–1244, 1230, 1232 passim, quiz 1244.

[27] United States Department of Health and Human Services. Warning on prescription drugs containing sulfites.FDADrug Bull 1987；17：2–3.

[28] Bernstein IL，Li JT，Bernstein DI，et al. American Academy of Allergy，Asthma and Immunology. Allergy diagnostic testing：an updated practice parameter. Ann Allergy Asthma Immunol 2008；100（3，Suppl 3）：S1–S148.

[29] Higuchi H，Yabuki A，Ishii–Maruhama M，Tomoyasu Y，Maeda S，Miyawaki T. Hemodynamic changes by drug interaction of adrenaline with chlorpromazine. Anesth Prog 2014；61（4）：150–154.

[30] Snoeck M. Articaine：a review of its use for local and regional anesthesia. Local Reg Anesth 2012；5：23–33.

[31] Klein JA. Tumescent technique for regional anesthesia permits lidocaine doses of 35 mg/kg for liposuction. J Dermatol Surg Oncol 1990；16（3）：248–263.

[32] Khan S，et al. Nerve block and local anesthesia. In：Hair Transplantation. Elsevier Saunders；2006.

[33] Fuzier R，Lapeyre–Mestre M，Mertes PM，et al；French Association of Regional Pharmacovigilance Centers. Immediate– and delayed–type allergic reactions to amide local anesthetics：clinical features and skin testing. Pharmacoepidemiol Drug Saf 2009；18（7）：595–601.

[34] Canfield Dw，Gage TW.A guideline to local anestheticallergy testing.Anesth Prog 1987；34（5）：157–163.

[35] Bhole MV，Manson AL，Seneviratne SL，Misbah SA. IgEmediated allergy to local anaesthetics：separating fact from perception：a UK perspective. Br J Anaesth 2012；108（6）：903–911.

[36] Seng GF，Gay BJ. Dangers of sulfites in dental local anesthetic solutions：warning and recommendations. J Am Dent Assoc 1986；113（5）：769–770.

[37] 37. El–Boghdadly K，Pawa A，Chin KJ. Local anesthetic systemic toxicity：current perspectives. Local Reg Anesth 2018；11：35–44.

[38] Sepulveda EA，Pak A. Lipid emulsion therapy. [Updated July 10, 2020]. In：StatPearls [Internet]. Treasure Island（FL）：StatPearls Publishing；2020. https：//www.ncbi.nlm.nih.gov/books/NBK549897/Ciechanowicz S，Patil V. Lipid emulsion for local anesthetic systemic toxicity. Anesthesiol Res Pract. 2012；2012：131784. doi：10.1155/2012/131784.

[39] Becker DE，Reed KL. Essentials of local anesthetic pharmacology. Anesth Prog 2006；53（3）：98–108, quiz 109–110.

答案

Q1	E
Q2	A
Q3	A
Q4	D
Q5	A

第二章　毛囊获取

Anil K. Garg

概述

A.FUT 简介

- 引言
- 头皮条切取法
- 毛发移植的适应证和禁忌证
- 头皮条切取前的步骤

B. 头皮条切取法的具体步骤

- 术前须知
- 术前事项
- 手术室事项
- 术前锻炼增加头皮松弛度
- 无痕缝合技术
- 毛囊移植物的制备
- 从切取头皮条到分理好毛囊移植物的流程
- 术后护理和说明

C. 术后不适和并发症

- 引言
- 术后不适
- 并发症
- 结论

D. FUT 训练模型

- 引言
- 体位
- 纸质模型
- 泡沫模型
- 叶片模型
- 山羊模型
- 总结

E. 病例研究

关键点

- 头皮条切取法，通常称为 FUT 或 FUSS（毛囊单位头皮条切取法），是一种获取供区毛囊的方法，即在局部麻醉下从后枕部安全供区获取条状头皮，然后闭合伤口。

- 头皮条被分成多个单排的毛囊单位（FU），称为"切片"。

- 切片被解剖成含有单个毛囊单位的"移植物"。每个毛囊单位可能有 1~4 个毛囊，很少有 5 个毛囊。

- 在进行头皮条切取前，医生必须对供区进行详细检查，以了解毛发密度、休止期毛发与生长期毛发的比例（查看是否存在弥漫性非模式型脱发），并确定头皮的松弛度。

- 获取的头皮条的宽度主要取决于头皮的松弛度（对于初学者，建议宽度为 1 cm）。

- 乳突区的皮肤松弛度低于枕部，因此条带宽度需要窄一些。

- 肿胀液应注射在皮下，而不是帽状腱膜下。

- 切口的深度仅限于帽状腱膜的表层，勿深入至帽状腱膜层，因为所有的神经血管结构都位于帽状腱膜上方。当切开帽状腱膜时，有可能伤及神经血管结构。

- 切口最好分两层缝合。皮下深层用 Vicryl 或 PDS 可吸收缝合线进行缝合，皮肤也可用 Vicryl Rapide 可吸收缝合线进行缝合，但这取决于外科医生的选择。有些外科医生使用不可吸收缝合线或订书钉缝合皮肤。

- 为减少瘢痕的形成，建议采用无痕缝合技术。

A.FUT 简介

引言

毛囊单位移植术（FUT）是一种外科手术方法，从供体部位提取毛囊单位，然后移植到受体部位。海丁顿（Headington）1984 年描述了头发是由 1~4 个或更多的独立毛囊组成的，称为毛囊单位（FU）。

毛囊单位移植一词最早是由利默尔（Limmer）于 1994 年在发表在《皮肤外科》上的文章中提出的，他在文章中描述了从枕部头皮的安全供区采集单条组织的过程，并对条状组织进行了立体显微镜下的解剖，以提取单个毛囊单位移植物。自诞生以来，头皮条切取法已成为植发手术的"金标准"。随着时间的推移，这项技术也经历了一系列的改进。

头皮条切取法

在局部麻醉的情况下，从头皮的安全供区切除一条带有毛囊单位的皮肤。这被称为头皮条切取法，或通常称为毛发移植的毛囊单位移植法（图 6.1）。

头皮条切取后，从头皮条上分离出多个

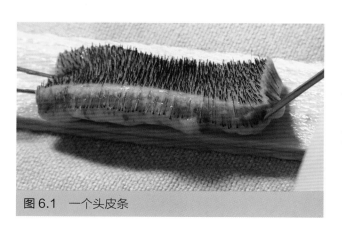

图 6.1 一个头皮条

1 ft（1 ft=0.304 8 m）宽的细条。这种分离被称为"切片技术"，而这些细条则被称为"切片"。从切片中剥离出单个毛囊单位，这些单个的毛囊单位被移植到受区。在整个过程中，从切取头皮条到分离毛囊单位，建议使用放大镜，以防止或减少对毛囊的横断，和对脆弱毛囊的微小创伤。植发医生在切取头皮条时应使用高质量的棱镜放大镜（放大倍数最好超过 3.5 倍），使用体视显微镜对切片和移植物分离是必要的，体视显微镜可提供虚拟颜色，因此能深度感知。白色毛囊更容易被感知和分离。

毛发移植的适应证和禁忌证

头皮条切取法的适应证和禁忌证与一般毛发移植法几乎相同。

适应证

任何影响自尊的秃发患者，经系统性评估适合手术，且具有合适的头皮特征（供区和受区），均可接受植发手术。

建议通过药物治疗来稳定年轻患者的脱发期，并避免在 25 岁之前进行移植。从很小的年纪就开始脱发的患者，例如在十几岁的时候，通常会很快发展到脱发的极端程度。它们最终可能根本不适合植发。在这种情况下，有必要对患者及其父母进行详细的咨询。医生必须解释长期前景和治疗局限性，并讨论长期药物和毛发移植的作用。

禁忌证

系统因素

• 所有不适合进行任何手术的疾病和病症也

是植发手术的禁忌证。

- 不受控制的全身性疾病，如高血压、心脏病、糖尿病、癫痫和其他疾病。
- 在覆盖率、密度和前发际线过低这些方面抱有不切实际的期望且心理不稳定的患者。
- 精神分裂症、精神病等重大精神疾病的患者。
- 体象障碍患者。

局部因素

- 影响毛囊存活的瘢痕性脱发或头皮炎症患者。
- 弥漫性非模式型脱发（DUPA）和涉及枕部的弥漫性模式型脱发患者。
- 有瘢痕疙瘩或增生性瘢痕倾向的患者是相对禁忌证。

头皮条切取法的禁忌证

除了毛发移植的一般禁忌证外，头皮非常紧绷的患者也不适合采用头皮条切取法。因为除非头皮条非常窄，否则由于伤口闭合张力高，可能会产生较宽的瘢痕。此外，希望术后在供区保留非常短的头发的患者，可能发现线性瘢痕，它是能被其他人看到的。因此，不建议使用头皮条切取法。患者不希望在其供区出现线性瘢痕，这是不选择头皮条切取法的最常见因素之一。脱发患者接受毛发移植手术的前提是他想要解决脱发问题、有良好的供区、适合手术，并且有合理的期望。脱发尚未稳定的年轻患者在考虑手术之前，最好先接受药物治疗。

头皮条切取前的步骤

（1）通过诺伍德脱发的阶段和脱发面积（以 cm² 为单位）规划受体面积（详见第 2 章）。

（2）医生为患者和护理人员提供详细咨询，解释医疗的重要性和植发的局限性。

（3）评估供区，包括头皮松弛度。

（4）计算覆盖受区所需的毛囊数量。

（5）医生向患者解释手术后的毛发密度。

供区评估

植发手术的成功取决于供区的质量。医生要对供区的皮肤弹性和松弛度、可用毛囊单位数量、毛囊单位中的毛发数量进行评估。头发的粗细、卷曲度和颜色也是重要的特征，且头皮和头发颜色的对比也很重要。

头皮松弛度与弹性

胶原蛋白和弹性纤维存在于皮肤的真皮层，赋予皮肤弹性。头皮的松弛度是指头皮的移动和伸展能力。皮肤在拉伸后恢复到正常状态的能力称为弹性。弹性越好的头皮也越松弛。

头皮的松弛度和弹性对决定伤口闭合过程中潜在的组织张力非常重要。如果头皮松弛度有限，而头皮带又较宽，就会导致缝合线上的张力过大，从而形成宽大的瘢痕、增生性或瘢痕疙瘩（和/或缝合线附近的毛发脱落或组织坏死导致缝合线出现间隙）。

头皮皮肤的移动性不仅取决于皮肤的弹性，还取决于头皮的"滑动性"，是指头皮皮肤在帽状腱膜周围滑动的能力，帽状腱膜下方的一层疏松的纤维乳突组织为其提供了便利。

大多数植发医生在评估头皮松弛度时，只需上下移动头皮或用手指捏住头皮即可。根据他们的临床经验，会决定大致的松弛度和可以切取的头皮条宽度。

头皮松弛度至少在供区的 3 个位置进行评估：枕叶区、顶叶区和颞叶区。

中央枕区和颞区的松弛度最大，而乳突区的松弛度最小。如果在头皮条的整个长度上取等宽的头皮，乳突区头皮条两侧的缝合线会有更大的张力。

莫埃比（Mohebi）等建议使用一种机械装置

"松弛计"来测量头皮的松弛度。梅耶、保罗和博斯利（Mayer、Paul、Bosely）也提出了测量头皮松弛度的方法。

梅耶-保罗（Meyer-Paul）标度计算头皮弹性的方法（图6.2）：

头皮弹性 =（50 mm - Dmm）× 100%/50= 弹性 %

D代表按压后两个测量点之间的距离（mm）。

示例：如图6.2a所示，两点标记相距50 mm，用拇指压向中心。测量标记之间的距离，例如：

（50 mm-40 mm）/50 mm × 100%=20%

根据梅耶和保罗的观点，相对于弹性，医生可选取的头皮条宽度应为：

- 10% 弹性：枕骨中部 10 mm，外侧区域 8 mm。
- 15% 弹性：枕骨中央 15 mm，侧面 10 mm。
- 20% 弹性：枕骨中部 20 mm，外侧 15 mm。

医生在颞前区切取头皮条时应避免损伤颞浅动脉。切忌超过安全供区的前限，也不要深入皮下组织。损伤该动脉会导致大量出血，并有可能导致该区域血液循环减少，从而导致供区脱发甚至皮肤坏死。在枕部深切到帽状腱膜有可能切断枕神经。

供区毛发密度

毛发密度是指每平方厘米头皮上的毛发数量。毛囊单位密度是指每平方厘米毛囊单位的数量。毛发/毛囊单位平均数因供区的不同而异。毛发密度最大值在枕部中央，在靠近耳朵的区域相对较低。

计算供区毛发密度的方法

计算供区毛发密度的方法有两种：一种是主观方法，取决于植发医生的经验。另一种是客观方法，医生可以通过仪器进行测量。从简单到高级的几种仪器都可供使用。

供区头皮条的计算

在测量供区毛发密度后，我们就可以计算供体条带的尺寸。

1 cm 宽的头皮条的长度 = 移植所需的毛囊单位数量 / 供区密度（cm²）。

假设我们需要 3000 个毛囊单位，供区密度为 100 毛囊单位 /cm²，或者我们需要 30 cm² 的供区。1 cm 宽的头皮条需要 30 cm 长。如果头皮条长 25 cm，我们可以在枕骨中央区域取长 10 cm、宽 1.5 cm 的头皮条，在顶叶两侧区域取长 7.5 cm、宽 1 cm 的头皮条。

安全供区

头皮上有两种类型的毛囊。一种是雄激素依赖性毛囊，在雄激素性脱发患者中，这些毛发会在二氢睾酮（DHT）的作用下脱落。因此，我们称这些毛囊为不稳定毛囊或临时性毛囊。临时性毛囊区包括头顶、头皮中部和前额；另一种是雄激素非依赖区，毛囊中没有 DHT 受体，不受 DHT 的影响，这些毛发是稳定的或永久性毛囊。

枕部、顶部和颞部头皮区被称为安全供区或分区。

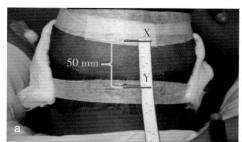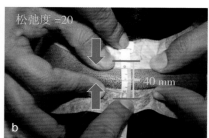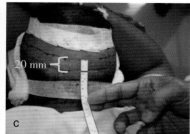

图6.2　a. 相距 50 mm 的两点；b. 最大按压后两点距离为 40 mm；c. 弹性为 20%，头皮条宽度为 20 mm

在提取毛囊进行移植时，在安全供区界限之外提取的毛囊很可能对 DHT 敏感，仅在移植时暂时不脱落。

安全供区

安全供区的最下限

首先标记 3 个点（图 6.3）：

(1) 枕骨外突矢状面上的中点（*A*）。

(2) 外侧点（*B*）位于耳后发际线后方 1.5 cm 处，螺旋线上缘的上方 1.5 cm 处。该点是头皮条保守长度的最外侧界限。

(3) 点 *C* 位于螺旋线上缘的上方 2 cm 处，沿一条垂直线穿过前外耳。这是头皮条更广泛的外侧界限。

A、*B*、*C* 三点的连接线就是安全供区的最下限。枕部隆突下的区域不是头皮，而是颈背区域。在这一区域提取的毛发容易受到 DHT 的影响。此外，该区域有强壮的颈部肌肉，所以缝合线上的张力很大，如果在该区域取一个头皮条，瘢痕可能会扩大。在规划头皮条的尺寸时，应注意该区域是否存在毛囊微型化的情况。该区域的脱发被称为逆行性脱发。

安全供区的上限

通常安全供区的宽度在最前侧颞区上限为 6～7 cm，顶骨区为 8.5 cm，枕部为 7.1 cm。

在安全供区的中心，从 *C* 点（即螺旋线前方平面上方 2 cm 处）画一条水平线，该线将与枕骨中线相交。这将是中线安全供区的上限。在规划头皮条时，医生应在永久性生发区下方 1 cm 和上方 2 cm 处留出空间，以掩盖供体瘢痕。

植发医生应仔细检查供区，看是否出现渐进式的头顶区脱发、逆行性脱发、毛发稀疏或变细小。

虽然供区 85%～90% 的头发仍处于生长期，10%～15% 的头发处于休止期，但如果发现休止期头发超过 30%，植发医生应避免手术，首先治疗病因。

拉斯曼和伯恩斯坦认为，"安全供区"包括约 25% 的头皮中的一半应去除。他们还观察到有毛发的头皮面积为 ±520 cm²，平均每平方毫米头皮上大约有 2 根头发。

科尔提出，安全供区的总面积为 203 cm²，白种人平均有 16 649 个毛囊单位，亚洲人有 15 718 个毛囊单位。

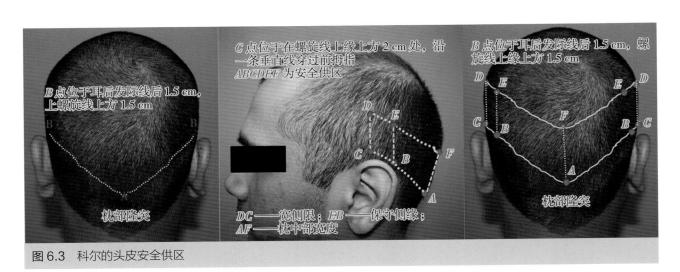

图 6.3 科尔的头皮安全供区

B. 头皮条切取法的具体步骤

术前须知

一旦完成详细的咨询，患者和外科医生同意手术，医生就需要与患者讨论一些重要的话题。**附录 6.1～附录 6.4** 提供了一些较好的指导。

附录 6.1 术前须知

1. 目前服用的药物：作为问诊的一部分，需要获得详细、准确的病史和医疗记录。一般来说，所有处方药都应继续服用，但有些药物需要停用，如抗凝剂、阿司匹林及能与麻醉有相互作用的药物。停用药物前应与患者的主治医生协商。植发前 3～7 天应停用阿司匹林。
2. 患者如果每天都服用治疗高血压、糖尿病、癫痫等疾病的药物，除非必须为手术保留药物，否则应在手术当天早上服用通常的剂量。
3. 重申任何的过敏史。
4. 作为例行程序，检查患者正在服用的药物和患者将要使用的药物是否可能发生药物的相互作用。
5. 植发前 3 周停止吸烟，吸烟会导致伤口愈合不良和毛发生长不良。
6. 外科医生如果计划提取体毛的毛囊，建议患者在毛发移植手术前 7～15 天剃掉胸毛或四肢毛发；在毛发移植手术前 3 天停止剃胡须。
7. 植发前一至两晚避免饮酒和参加深夜聚会。
8. 外科医生如果认为患者有顾虑，可以让在手术的前一晚使用抗焦虑剂 / 镇静剂。
9. 讨论付款的细节和就诊的时间。
10. 植发前，患者可以正常进餐。
11. 如果外科医生同意，植发当天可以对患者预防性使用抗生素。没有科学证据支持接受植发手术的患者需要预防性使用抗生素，除非他们有特定的适应证。
12. 患者应穿宽松的衣服，避免穿 T 恤，并将贵重物品留在家中。
13. 并非所有患者都必须进行血液检查，而是根据具体情况而定。作者建议进行全血细胞计数（血红蛋白、血细胞计数）、血糖、HbA1C、HIV、澳抗、SGOT、SGPT、血清肌酐或其他病史检查。现在可以考虑检测 COVID-19（RT-PCR）、X 线胸片。
14. 患者早上在家用普通洗发水例行洗头，不理发。

医生最好给患者一份详细的术前说明，并在毛发移植前制作一些视频发给患者。在安排植发手术前，患者的血压、血糖和其他现有疾病需要得到很好的控制，并由其主治医生出具是否适合手术的意见。对于心脏病等高风险疾病患者，最好配备麻醉师。

医生应确认患者是否有过敏史，以及可能与手术中使用的药物产生相互作用的药物。

附录 6.2 手术日当天患者的注意事项

大多数情况下，患者对毛发移植手术都会非常担心。建议医生提前发送手术日的活动清单，让患者做好心理准备。这样，患者就会更加配合手术，减少顾虑。

1. 在接待处迎接患者到来。
2. 获得毛发移植知情同意书。

3. 结付手术费用。

4. 更换衣物，取走所有贵重物品。

5. 一般体格检查、病史回顾、生命参数和利多卡因敏感性测试。

6. 拍摄患者基础照片。

7. 与外科医生一起设计发际线和规划受区。

8. 拍摄发际线和受区规划照片。

9. 剃除头部毛发（根据讨论结果）和其他供体部位的毛发，并清洗头部。

10. 转入手术室，再次检查生命参数，并进行简短复查。

11. 患者采取俯卧位，对头皮供区进行局部麻醉，或根据计划对供区进行麻醉（由外科医生进行麻醉）。

12. 受区麻醉（麻醉顺序可能会有一些变化）。

13. 由外科医生创建受体部位。

14. 短暂的茶歇。

15. 医生如果计划进行毛囊单位移植，则进行头皮条切取；如果计划进行毛囊单位提取，则从供区采集毛囊（外科医生）。

16. 如果患者还有需要，让患者短暂的休息。否则，经验丰富的医生会继续为患者移植毛囊，在此期间，患者可以观看电影。

17. 午餐休息。如果需要再次提取更多移植物，将首先进行移植物提取和移植。

18. 手术结束后，清理手术区，包扎供区，测量生命体征，拍摄术后照片。

19. 外科医生会向患者解释术后治疗，告知注意事项，并回答患者的所有问题，然后患者就可以回家。患者会得到一个电话号码，如有任何问题，可致电。

20. 患者将在手术日当晚和次日上午接到术后问询电话（作者也会这样做）。

附录 6.3　术前检查清单

负责这项工作的一名工作人员要确认与手术有关的一切。这将避免许多不愉快的事件，例如并发症的发生。这需要在手术前一天晚上进行确认。

患者姓名：_____　　　　手术日期：_____

年龄：_____　电话：_____　城市：_____　国家：_____

序号	说明	检查
1.	医疗疾病和使用药物	
2.	注明过敏史	
3.	检查药物相互作用	
4.	发送术前说明	
5.	提供剃发说明	
6.	实验室检查	正常 / 不正常
7.	其他特定检测 HIV/ HBsAg	
8.	检测 COVID–19 和 X 线胸片	
9.	付款说明	
10.	日期和时间已确认	
11.	戒烟、戒酒指导	
12.	食品说明	
13.	衣物和贵重品说明	
14.	手术说明	

检查人：_____　　　日期：_____　　　时间：_____

附录 6.4　患者知情同意书（可以根据法律进行修改）

患者姓名：　　　　　　　　　　　　　　　　　年龄 / 性别：

秃发阶段的诊断：

日期：　　　　　　　　　　　　　　　　　　　时间：

1. 我　　　　　　　　特此同意　　　　　　　　　　　　　　医生及其团队对我进行植发手术。我还同意在毛发移植手术过程中使用任何其他必要的医疗服务。

2. 我已经讨论过秃顶的区域。我的脱发等级是　　　　　　，预计需要移植的头发是　　　　　　　　根头发（　　　　　　　个移植物）。

3. 我声明，在我同意进行植发手术之前，我已经阅读或有机会查阅了可以获得的文献，包括：手册、网站、术前、术后指导，以及每根发根的现行收费表。

4. 我知道移植头发的密度取决于秃顶的程度、移植毛囊（发根）的数量、头发的粗细、卷曲度和发色等特征。我明白，我不会从这项手术中获得满头秀发。

5. 我知道，由于持续脱发和剩余的秃头区域，可能以后会建议进行更多次的手术，而这次移植不包括这些区域。

6. 我知道，只要在皮肤上做了切口，瘢痕就会随之愈合。我知道每个外科医生都会尽力留下最小的瘢痕，但瘢痕的质量（增宽 / 增厚）取决于许多因素，如年龄、皮肤的弹性和内在特性，这些因素因人而异。可能会出现浅表结痂粉红色或凸起的瘢痕（增生性瘢痕 / 瘢痕疙瘩）。有时，供区的瘢痕也可能出现色素沉着。

7. 我明白植发手术的成功取决于是否严格遵守所有说明。说明包括但不限于术前和术后的活动和注意事项，这些活动和注意事项已在以下文件中列出并已向我解释。我还收到了这些说明的书面副本。

8. 我知道建议使用药物来控制持续脱发期。

9. 我选择了　　　　　　　　　　　　植发方法。

10. 今天，我将接受　　　　　　　根毛发（　　　　　　　个移植物）的移植。

本知情同意书已在术前阅读并签署，我当时未服用可能会改变我理解同意书内容的精神能力的药物。

患者姓名签字：

见证人姓名：

主治医生：

患者亲属：

术前事项

知情同意书

已获得详细的知情同意书（**附录 6.4**）。作者倾向于在知情同意书中提及：秃发的区域（Norwood 阶段）、本次手术中需要移植的毛囊单位数量、毛发移植方法，以及可能出现的并发症。费用和税费中还应提及未来不稳定毛发的脱落情况，需要医疗方法来控制不稳定的头发和未来的头发移植。

知情同意书最好使用当地语言，即患者的语言。

利多卡因敏感性测试

作者更倾向于进行灵敏度测试。医生可以使用胰岛素注射器在前臂内注射 0.1 mL 的利多卡因，并在该区域做标记。等待 30 min 左右，观察是否有过敏反应，如发红、瘙痒或其他局部或全身反应。

生命体征

医生可以测量并记录脉搏、血压和血氧饱和度，还应用一张手术清单记录所有参数和药物（**附录 6.5**），还应将手术细节记录在病历中（**图 6.4**）。

术前用药

医生可给予一定剂量的口服抗生素，即第二代头孢菌素。有些外科医生选择不给患者口服抗生素，或者只给患者口服一剂术前抗生素。

供区剃发和洗头

医生先标记供区，然后使用电动修剪器修剪头发。作者倾向于将头发修剪得相对较短，小于10 mm。如果长度超过10 mm，就会影响头发的弧度。修剪后，医生使用抗生素擦洗剂（聚维酮碘擦洗剂）给患者清洗头部（图6.5）。

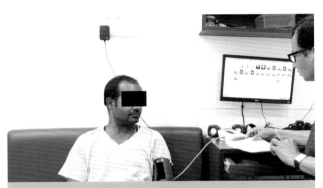

图6.4　术前生命参数监测，以及手术医生对患者药物和现有疾病的复查

供区毛发镜检测

毛囊单位密度、毛囊密度、生长期与休止期比例和毛发厚度可通过毛发显微图像分析系统采集。需要用毛囊单位密度来计算要采集的头皮条的长度和宽度（图6.6）。

毛囊单位密度是在枕中区、上螺旋线上方，以及安全供区顶叶区这两点之间的一点计算得出的。三者的平均值即为平均供区密度。

发际线设计

医生与患者讨论发际线和颞区的最终方案，确定并标记需要移植的区域，拍摄照片。最好让患者和陪护人员签字确认。将照片打印出来作为记录（图6.7）。

前往手术室

患者更衣后被护送到手术室。

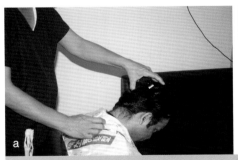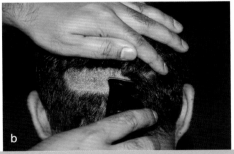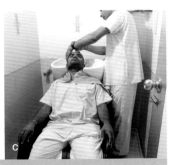

图6.5　a.显示枕突的位置，并再次检查头皮松弛度；b.修剪条状区域；c.用消毒擦洗液剃发后，清洗头部

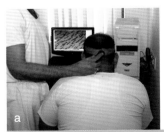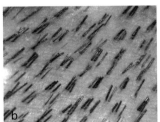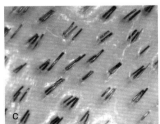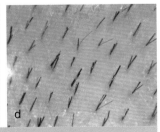

图6.6　a.毛发显微图像分析系统扫描评估毛发密度；b.密度高，有许多多毛FU；c.密度中等；d.密度较低

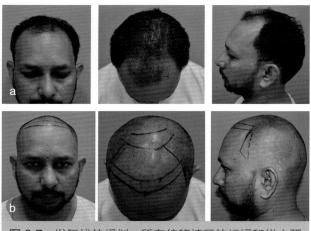

图6.7 发际线的规划、所有待移植区的标记和样本照片视图。a. 规划前；b. 设计前发际区（包括额部）以及颞三角区和额部之后

手术室事项

一名资深护士在手术室照顾患者。再次询问患者服用的药物、过敏史、糖尿病史和高血压史，以及是否服用过药物。此外，还要再次向患者说明手术过程。一切都记录在手术记录表上。

在作者的手术室里有一块白板，上面写着患者的简短病史、各项指标和所用药物的剂量，这样每个人都能了解患者的一切。此外，受区的详细计划和每个区域的移植物移植数量也会记录在案（图6.8）。

患者的体位

手术成功的重要因素之一是患者和手术人员都应处于舒适的体位。

手术台可以是带有头部附件的常规手术台，其中的马蹄形开口可以让患者在俯卧位时自由呼吸（图6.9）。

医生可以使用牙科手术椅或专门设计的手术台进行毛发移植。在面部周围和胸部以下使用柔软的硅胶垫会让患者感到舒适。市场上有各种硅胶垫。一些外科医生在胸部下方使用硅胶垫（图6.10）。

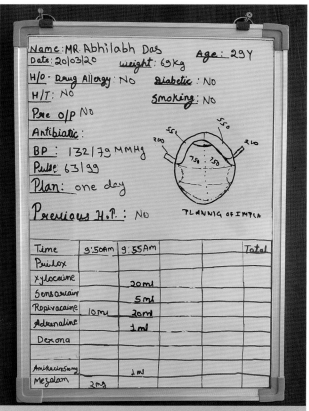

图6.8 手术室中的记录板，显示了患者和所用药物剂量的摘要

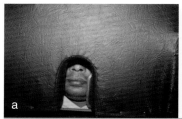
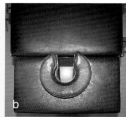

图6.9 a. 显示马蹄形开口的操作台头端；b. 支撑面的硅胶垫

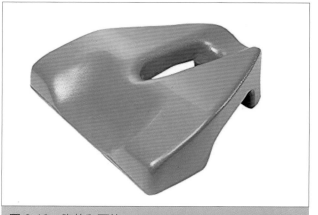

图6.10 胸垫和面垫

附录 6.5 患者术前 / 术中记录 / 手术笔记 / 反馈

患者知情同意书

患者姓名：　　　　　　　年龄：　　　　　　　　日期：　　　　　　　体重：

病史

药物过敏史　　　　　　　　　　　出血倾向　　　　　　　　　　　吸烟史

发热

糖尿病、高血压病史　　　　　　　　　　药物　　　　　　　　阿司匹林

抗高血压药物　　　　　　　抗糖尿病药物　　　　　　　任何其他药物

体格检查

一般情况　　　　　　　脉搏　　　　　　　血压　　　　　　　温度

实验室检查

全血细胞计数　　　　　　无创血糖流变技术　　　　HBsAg　　　　HIV

COVID-19 检测 / 其他

术前准备

利多卡因敏感性　　　　　　　注射用阿托品　　　　　　静脉通畅度　　　　口服抗

生素

抗炎药物　　　　　　镇静药物　　　　　抗高血压药物　　　　　其他

毛囊单位移植　　　　　　　**毛囊单位提取**　　　　　　**富血小板血浆**

患者知情同意

局部麻醉溶液，整个手术期间的总剂量　　　　　　　　　　h

利多卡因　　　　　　　mg，罗哌卡因　　　　　mg

肾上腺素　　　　　　　mL，曲安奈德　　　　mg，生理盐水　　　　　mL

术前记录

时间　　　　　　脉搏 / 氧气　　　　脉压

俯卧位　　　　　脉搏　　　　　脉压

提取时间 / 头皮条切取 I 阶段　　　　　　II 阶段

任何其他

手术期间

时间　　　　　　脉搏 / 氧气　　　　脉压

时间　　　　　　脉搏 / 氧气　　　　脉压

药物

术后

记录

时间 _____ 脉搏 / 氧气 _____ 脉压 _____ 血糖 _____

药物注射 / 标签动态 _____ 抗生素 _____ 术后神经阻滞 _____

备注 _____

外科医生签名 _____ 工作人员 _____

毛发显微图像分析系统 编号和日期 _____ 供区密度 左侧 _____ 中心 _____ 右侧 _____

手术：毛囊单位移植 / 毛囊单位提取 / 体毛移植（胡须 / 胸部 / 腹部 / 其他）

头皮条长度 _____ 头皮条宽—左侧 _____ 中心 _____ 右侧 _____

毛囊单位总数 ____ 1 毛囊单位 ____ 2 毛囊单位 ____ 3 毛囊单位 ____ 4 毛囊单位 ____

移植区如图所示，各区移植的毛囊单位数量

患者反馈

员工行为：优 / 良 / 差 / 好　医生：优 / 良 / 差 / 好　其他

清洁中心：优 / 良 / 差 / 好　其他：优 / 良 / 差 / 好

疼痛：不太可以 / 剧烈但可以忍受 / 无法忍受　其他

手术过程中的舒适度：舒适 / 享受手术过程 / 不舒适 / 还好

向您解释的程序：是 / 否　按照解释进行的：是 / 否

总体体验：优 / 良 / 差 / 好　您是否会推荐他人：是 / 否

任何其他意见 / 建议

患者签字 _____

随访

（1）手术当天由 _____ 拨打电话，记录 _____

（2）下一次由 _____ 拨打，记录 _____

（3）后续随访

静脉通道

作者强烈建议在任何紧急情况下都需要静脉输液管。作者使用口径较小的静脉插管（婴儿插管），并将其固定在非支配手或前臂的背侧（图 6.11）。

俯卧位生命体征监测

俯卧位的生命体征监测对于避免并发症非常重要。作者监测血压、脉搏和血氧饱和度，并与患者进行口头交流（图 6.12）。对于高危患者，建议麻醉师在手术室。

供区标记

在毛发显微图像分析系统的帮助下，已经知道了要取的头皮条的长度和宽度。标记前一定要再次检查皮肤是否松弛。医生一定要选择靠近枕骨突起的安全供区，通常情况下，可以从安全区域取 25～30 cm 长的头皮条。枕部宽度最好不要超过 15 mm，顶区和颞区最好不要超过 10 mm，以避免瘢痕增宽。如果头皮条的宽度过大，患者越年轻，

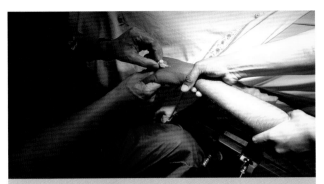

图 6.11 固定静脉插管和输液管，以备不时之需

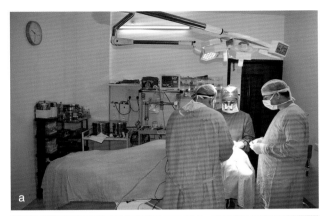

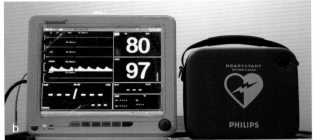

图 6.12 a. 患者取俯卧位，准备采集和监测其生命参数；b. 脉搏、血压、血氧饱和度监测仪和自动除颤仪

瘢痕扩大的机会就越大。尽量增加头皮条的长度而不是宽度。如果在头皮条的安全尺寸内无法获得所需的毛囊数量，医生也不要增加宽度，可以采集一些毛囊单位移植的移植物，或者在第二次手术中采集（图 6.13）。

配制麻醉溶液

在患者就位和其他准备工作就绪的同时，外科医生或高级擦洗护士会配制两种麻醉溶液。

A：麻醉剂溶液（框 6.1）。

B：肿胀液（框 6.2）。

注意：有高血压病史或心脏病史的患者，应遵照心脏病专家的指示，尽量减少或避免使用肾上腺素。

神经阻滞

局麻药溶液装入胰岛素注射器。作者使用的是带有 30 G 1 ft 长针头的 3 mL 鲁尔锁注射器。或者，也可以使用胰岛素注射器。作者使用风团技术进行局部麻醉，并用振动器缓慢注射麻醉剂溶液。在注射麻醉剂溶液之前，最好在注射区域敷上冰袋。注射前冰敷和注射时使用振动器以减轻疼痛感（图

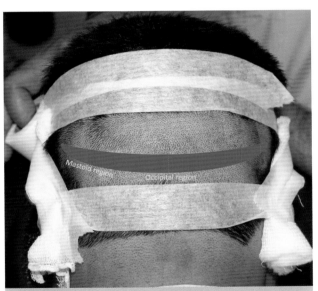

图 6.13 安全供区头皮条的标记。头皮条的形状近似椭圆形，枕骨中心区较宽，乳突区的侧端较窄，因为该区的皮肤较紧

框 6.1 作者的麻醉方案
A. 20 mL 2% 的利多卡因
B. 20 mL 0.5% 罗哌卡因或 20 mL 0.5% 丁哌卡因
C. 40 mL 生理盐水
D. 0.5 mL 肾上腺素溶液（1：1000）

框 6.2 肿胀液的制备方法
A. 5 mL 2% 的利多卡因和 5 mL 0.5% 的丁哌卡因
B. 90 mL 生理盐水
C. 0.5 mL 肾上腺素（1：1000）
D. 1 mL 曲安奈德（40 mg/mL）

6.14）。

神经阻滞后，在皮下注射肿胀液。皮下平面的液体会从血管平面抬起皮肤，同时压迫血管，从而保护血管在切取过程中不受伤害。但如果肿胀液注射在帽状腱膜下平面，则会抬高神经血管结构，使其在切取时更容易受伤。

隔离头皮条切取区

附近的存在毛发的区域用胶布或微孔胶带与头皮条切取区隔离。作者更倾向于在耳后区放置一块棉垫，然后使用微孔胶带。这样可以防止血液滴到脸上（图 6.15a）。颈部也要放一块长棉垫（图 6.15b、c），这样也能防止血液从颈部淌出。

手术器械推车的准备

在患者准备就绪时，一名资深配合护士将手术器械推车放好。器械推车上铺有防水布，以防止交叉感染。

头皮条切取器械

所需器械用于皮肤切开和缝合、扩张皮肤边缘和止血。要完成这些步骤，我们需要缝合线、无菌纱布片和注射器、手术刀柄、20 号和（或）23 号手术刀片、一套 6 把止血钳、一对带齿钳、持针器、吸头、烧灼头、哈伯（Haber）扩张器或一对双皮钩、毛巾夹等（图 6.16）。

受区制备器械

作者通常喜欢在条状切口前进行切口，因此在进行条状切口时也要对受区进行麻醉。作者的做法是使用一个单独的器械推车，用于放置创建受区和移植器械。制备切口所需的器械是 0.8 mm 和 0.9 mm 的微型刀片或 19 G、20 G 和 18 G 针。我在颞部使用 20 G 针头，但在其他受区使用 0.8 mm 和 0.9 mm 的角切刀，或者使用 19 G 皮下注射针头。

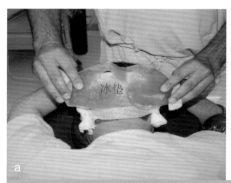
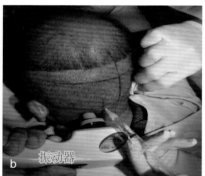
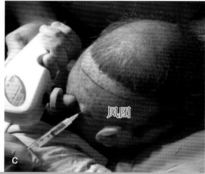

图 6.14 a. 在供区使用冰垫；b. 胰岛素注射器注射局部麻醉剂溶液时使用振动器；c. 在枕大神经区形成的风团

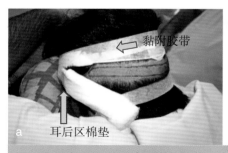
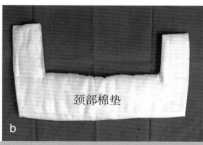
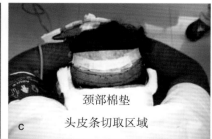

图 6.15 切取区的隔离。a. 用胶带固定带状区上方的头发，然后在耳后区固定一块棉垫；b. 颈部敷料棉垫，覆盖颈部和耳后区；c. 固定在带状区下方的敷料棉垫，以防止血液流向颈部和面部

托盘还包括一个手柄，用于放置微型刀片、纱布片和亚甲蓝溶液（图6.17）。

毛囊移植器械

医生可使用针头和宝石镊进行移植。作者的团队由两名经过培训的高级技师一起进行移植。因此，需要两套移植器械。

放置移植物的推车

在作者的医疗中心，两名技术人员同时进行移植，因此我们安排了两辆推车来放置移植物。

每辆推车上都有一个培养皿，里面装有保存移植物的培养液、宝石镊、注射器、用于冲洗移植物的冷盐水和纱布片。此外，还为使用移植器的患者准备了一套移植器。

术区消毒和铺巾

医生用消毒液（10%聚维酮碘溶液）涂抹头皮供区后，并用无菌手术巾覆盖患者。根据外科医生的选择，可以在手术巾上固定吸管和烧灼器（图6.18）。

切开

作者在单刃刀柄上使用20 G手术刀片。首先沿着头皮条的下缘在表皮和真皮上划线，刀刃平行于毛发方向向深处移动。为避免毛囊横切，医生需在刀片与毛囊之间留出空隙。

医生使用两个双皮钩进行分离以增加切口边缘的分离面积，也可以使用哈伯扩张器进行分离。有些医生使用细蚊钳加深切口。无论采用哪种方法，最好选择一种并进行练习，以便在头皮条切取时掌

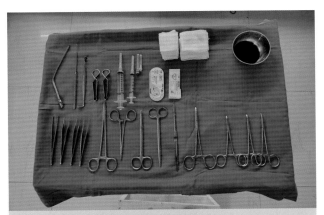

图6.16　用于头皮条切取的器械推车

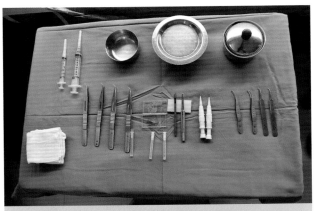

图6.17　用于创建受区和移植物的器械推车

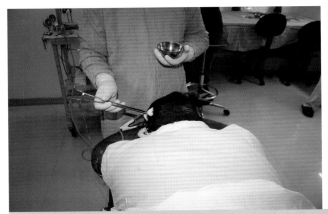

图6.18　使用10%聚维酮碘涂抹供区，并用无菌手术巾覆盖患者

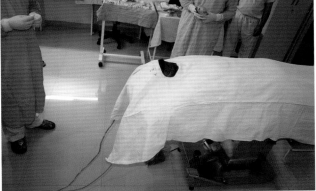

握该方法，实现零横断。

有关头皮条切取，请参阅视频 6.1。

切口的深度非常重要。切口不应穿过帽状腱膜。所有的神经血管结构都位于帽状腱膜上方和皮下（图 6.19）。如果切口深入帽状腱膜，就会损伤神经血管结构，导致失血。部分神经损伤可能会导致神经瘤的形成，并留下疼痛的瘢痕。完全的神经损伤可能导致神经功能缺损，即附近区域感觉减退。供区的疼痛性瘢痕和（或）神经功能缺损是错误的头皮条切取技术造成的，也是一种非常危险的并发症。做完切口后，用一只手抬起切口条，小心地从帽状腱膜上方较深的皮下层进行剥离，避免损伤神经和血管。有些外科医生会将剥离带分成多个部分，但作者更喜欢将其分成两部分，然后交给

技术人员进行切片（图 6.20）。

缝合

仔细止血后，开始闭合伤口。通常的建议是，如果头皮条宽度小于 1 cm，使用单层可吸收缝合线（Moncocryl 3-0 或 Vicryl 缝合线）。笔者更喜欢吸收更快的 Vicryl 缝合线，而 Moncocryl 需要很长时间，但也有一些外科医生使用不可吸收缝合线或订书钉（图 6.21a ~ e）。

如果头皮条宽度超过 1 cm，建议采用双层缝合。皮下较深层的闭合采用可吸收缝合线。脂肪层

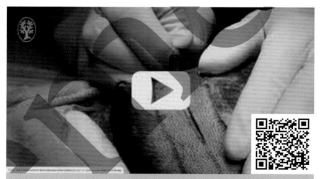

图 6.19 头皮层。切口平面位于帽状腱膜和皮下组织之间（红线所示）

视频 6.1 头皮条切取（https: //www.thieme.de/de/q. htm?p=opn/cs/21/1/13647437-88732 ceb）

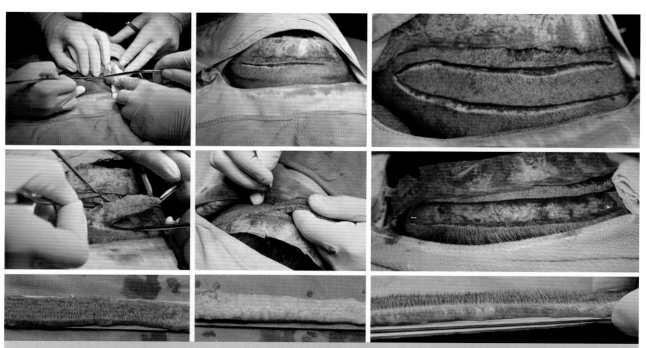

图 6.20 头皮条切取过程。划线切口，然后加深切口，注意对毛囊的损伤。将头皮条从帽状腱膜上剥离，注意神经血管结构。最后收获头皮条

下面有一个深层致密结缔组织层，这是一个相对较强的层。皮下缝合咬合时要穿过这一层，但如果它不够坚固，无法固定缝合线，那么可以采用帽状腱膜缝合线来弥补缺口。在缝合帽状腱膜时要注意神经血管结构。我们可以使用 Vicryl 或 PDS-0 等可吸收缝合线，而作者使用的是 3-0 PDS 间断缝合线。PDS 需要较长的吸收时间，因此它能在较长时间内保持切口边缘，减少瘢痕扩大的机会。PDS 是单丝缝合线，而 Vicryl 是编织缝合线。深部缝合线可固定皮肤边缘，将皮肤张力转移到深层，从而避免表层皮肤边缘张力的二次效应。深层固定缝合线会破坏皮肤的弹性，有助于促进皮肤的蠕动现象，进而导致皮肤表面扩张。

破坏皮肤边缘不是常规做法。如果皮肤不够松弛，无法闭合伤口，则在皮下平面进行有限的剥离。利用头皮的可滑动性，通过帽状腱膜进行深度缝合。

医生应避免皮肤边缘缝合过紧。如果闭合伤口需要的压力过大，导致皮肤发白，那么最好在皮缘之间留出 1 ~ 2 mm 的间隙，而不是紧紧闭合，否则会加重皮肤坏死。**框 6.3** 中提到了在头皮条切取过程中常见的一些错误。

包扎

医生在伤口缝合后，适当清洁伤口区域，涂抹消毒药膏，用纱布和棉垫包扎伤口，最后让患者取仰卧位（**图 6.22**）。剥离后，患者可以放松一会儿，喝杯果汁或水。

框 6.3　头皮条切取过程中可能出现的错误
A. 头皮条切取过宽
B. 使用双刃刀从枕骨和乳突区切取相同宽度的头皮条
C. 为缝合宽大的伤口而过度紧张
D. 在头皮条切取过程中切开帽状腱膜
E. 头皮条切口过低或过高
F. 从患有 DUPA 的贫瘠供区采集的头皮条
G. 解剖过瘦（薄）或过大（胖）的毛囊单位
H. 移植物干燥和强行移植移植物
I. 烧灼主要神经，试图烧灼血管

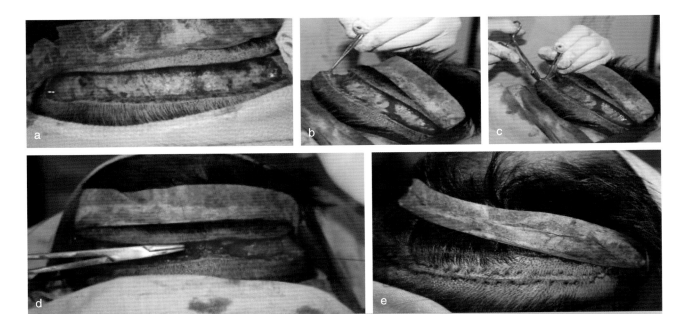

图 6.21　伤口的闭合。a. 剥离后的缝隙；b. 夹住深部致密结缔组织层的镊子；c、d. 穿过深部致密结缔组织层的深层可吸收缝合线；e. 使用 Vicryl 缝合线或 Moncocryl 缝合线进行皮肤缝合

术前锻炼增加头皮松弛度

头皮松弛度是供区检查的重要部分。如果头皮较紧，建议患者术前进行 4~6 周的头皮松弛锻炼（图 6.23）。

方法

两手在头皮后部紧握在一起，将供体皮肤向上下和左右推拉，尽量拉长，每次 4~5 min，每天 8~10 次。这将增加供区皮肤的松弛度，从而有助于在低张力下取下更宽的头皮条并缝合伤口。

头皮松弛练习请参阅视频 6.2。

无痕缝合技术

供区的长线性瘢痕是毛囊单位移植技术的后遗症。

当瘢痕较宽且色素沉着时，它可能会从头发中显露出来。可见瘢痕的风险是患者对头皮条切取法犹豫不决的主要原因。避免缝合线张力过大、仔细地解剖和使用无痕缝合技术可以解决大部分瘢痕问题。但即使是效果最好的植发手术，也会留下长长的线性瘢痕，如果头发留得很短，瘢痕就会显露出来。

无痕缝合技术解决了无毛瘢痕的问题。无痕缝合术的基本原理是将伤口的一侧边缘（通常是下边缘）去表皮，同时保持伤口下的毛囊完整。在伤口闭合过程中，上缘与脱皮的下缘重叠。愈合后，毛发开始穿过瘢痕线生长。即使头发很短，这些穿过瘢痕生长的间歇性毛发也会使瘢痕不那么明显（图 6.24）。穿过瘢痕生长的毛发还能起到加固作用，将伤口固定在一起，帮助伤口愈合，防止瘢痕扩大。无痕缝合技术并不总能保证完全掩盖瘢痕。

瘢痕上某些没有头发的区域可能会扩大。在这种情况下，可以通过毛囊单位提取术将毛囊种植到无毛发的瘢痕区域。

无痕缝合技术没有绕过伤口闭合的基本外科原则以及皮肤的固有特性。

如果伤口上下边缘有完整的毛囊，就能达到理想的毛囊闭合效果。伤口边缘受损或横断的毛囊可能会影响最终效果。

在去除下缘表皮时，必须避免损伤皮脂腺和隆起区，因为两者都是毛囊再生所必需的。因此，从下缘去除的表皮深度和宽度不应超过 1 mm。这种深浅度也可减少囊肿的形成。

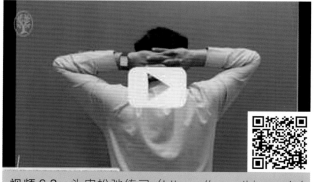

视频 6.2　头皮松弛练习（https://www.thieme.de/de/q.htm?p=opn/cs/21/1/13647438-0872b355）

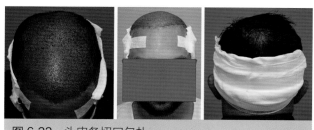

图 6.22　头皮条切口包扎

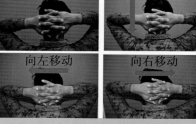
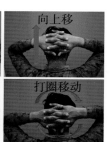

按压住枕骨上方　　向下移　　向上移
向左移动　　向右移动　　打圈移动

图 6.23　术后头皮松弛练习

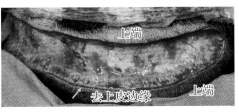
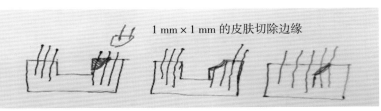
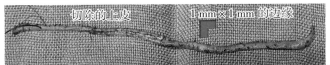
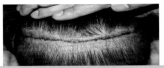
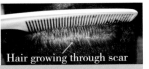

图 6.24 无痕缝合技术，条状切除后的伤口，1 mm×1 mm 大小的皮肤边缘被切除

无痕缝合法

取皮后，用锋利的剪刀剪开伤口下缘。从伤口下缘的一端向另一端切开皮肤，宽度不得超过 1 mm，深度也不得小于 1 mm。

并按常规进行伤口缝合。部分外科医生在深度缝合伤口后，会对伤口下端进行去上皮化处理，因为这样可以稳定伤口边缘，使去上皮化处理更容易。

头皮条的二次切取

随后的头皮条切取应至少间隔 9～12 个月进行一次。对供区的检查包括瘢痕的质量和宽度、皮肤松弛度，以及瘢痕中是否有过度营养或瘢痕疙瘩形成。

如果瘢痕过宽，皮肤松弛度不足以进行二次切取，最好避免进行第二次剥离手术。如果可能，可在下一次剥离手术中切除上一次手术留下的瘢痕。如果瘢痕愈合较好，且每次手术都能去除瘢痕，大多数患者可以接受 2～3 次手术。

毛囊移植物的制备

头皮条切取后，它们会被分割成多个小段，交给技术人员进行切片和毛囊分离。患者可以在休息时间喝茶、咖啡或果汁。毛囊分离时需要高度精确。应尽最大的努力防止损伤脆弱的毛囊和保持移植物湿润。所有有经验的技术人员都应使用放大镜。

毛发移植术中放大镜的使用

在毛发移植的所有步骤中，都必须使用放大镜。植发手术的精确度不亚于任何显微外科手术。精细的毛囊需要处理，目的是保护这些重要部分，防止微创伤并获得最佳效果。放大设备的种类繁多，从放大 2.5 倍到 3 倍的简单经济型眼镜、放大镜、光学视盘放大镜到各种显微镜，包括体视显微镜（图 6.25）。作者认为外科医生应该使用质量最好的棱镜放大镜，无论是否带光源。放大倍率应为 3.5～5 倍。用于切条和毛囊分离的体视显微镜需要最好的，但价格昂贵。立体显微镜可提供虚拟色彩和深度知觉，并且易于操作，特别是在白发（灰发）毛囊解剖时。

从切取头皮条到分理好毛囊移植物的流程

A. 长头皮条小段分离。

B. 切条。

C. 毛囊分离。

D. 移植物分类。

E. 移植物储存。

F. 提供移植物给植发小组。

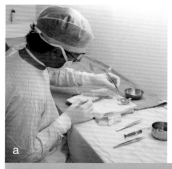
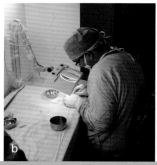
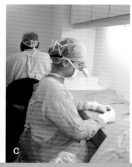
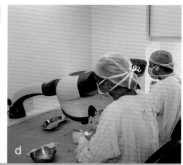

图 6.25 各种放大设备。a. 简易光学眼镜；b. 带光放大镜；c. 4.5 倍棱镜放大镜；d. 立体显微镜

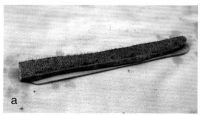
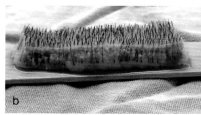

图 6.26 a. 半长的头皮条；b. 多小段的头皮条

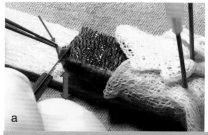
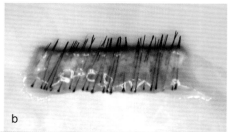
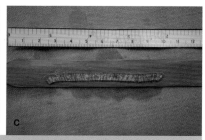

图 6.27 a. 切条过程是将头皮条固定在木铲上，用湿润的纱布包裹，用手术刀刀尖切下一排毛囊；b. 通过水平切片获得的小片；c. 垂直切取的长条

长头皮条小段分离

头皮条切取的长度取决于外科医生个人的选择。有些外科医生会一次性切取整个计算好的长度，有些则会分成 2~3 段进行切取。有些外科医生的团队规模较小，他们会分段切取，并在切取的同时缝合每段伤口，这些方法都是合理的。作者的做法是将切口分成两半，然后缝合整个伤口（**图 6.26**）。

切条

切条是从头皮条上剥离的单排毛囊。必须在放大镜下才能清晰地看到毛囊。通常使用 3.5~6 倍的放大镜或体视显微镜进行切条。

用针将部分头皮条固定在木铲上。在整个切条过程中，用生理盐水或乳酸林格氏液保持头皮条湿润，也可以用湿润的纱布包裹头皮条，使其保持湿润。如**图 6.27a** 所示，用细牙镊夹住头皮条上缘。将头皮条边缘轻微地横向向上牵引，然后用手术刀刀尖在两排毛囊之间切开头皮。手术刀只能向下或向上精确移动，不能左右移动。理想的切条宽度应为单个毛囊单位。切除毛球下方的多余脂肪组织，在毛球下方留下一圈薄薄的脂肪。这层薄薄的脂肪边缘可防止移植物干燥，并在移植过程中起到保护作用。相对于头皮条的长轴，可以水平（**图 6.27b**）或垂直（**图 6.27c**）进行切条。

理想的切割面或平台应是半透明、不滑、无菌的，并能保持手术刀的刃口，而非木铲。它应该足够坚硬，这样小的塑料微粒才不会被刮掉而成为异物。黄色或白色、粗糙的聚乙烯表面是符合理想切割面所有要求的最佳材料。

请参阅**视频 6.3** 了解切条的具体操作。

移植物（毛囊单位 / 毛囊）分离

移植物或毛囊单位可能是单毛囊移植物，也可能有多个单发毛囊和完整的皮脂腺。在分离过程中，毛囊单位应保持完整。分离毛囊单位会对毛囊造成损伤（**图 6.28**）。

从切条上提取出单个移植物。用生理盐水或乳酸林格氏液保持切条湿润，在放大镜下用优质冷光源进行分离，并使用锋利的手术刀片，就能分离出高质量的移植物。一旦刀片失去刃口，就必须更换。

高质量的移植物大小和形状一致，皮脂腺和真皮乳头完好无损，周围有一层薄薄的脂肪组织，皮球下方有一层薄薄的脂肪。如果没有充分修剪周围组织，移植物就会变得太厚，即"丰满的"，很难进行移植。在尝试移植"丰满"的移植物时，多次用力可能会对毛囊造成损伤。另一方面，如果周围组织被切去太多，移植物就会变得"瘦小"。瘦小

的移植物失去了生长所需的重要结构，容易脱落，这对移植物来说是致命的。作者使用放大至 6 倍的体视显微镜进行毛囊分离。

有关移植物分离，请参阅**视频 6.4**。

将切条放在砧板（聚乙烯或木制刮刀）上，用生理盐水冲洗。用宝石钳夹住一侧切片，用手术刀从表皮端到皮下端纵向切开。轻轻捏住周围的脂肪组织，保护重要的毛囊细胞。轻轻向侧面（外侧）拉伸切片。这个动作可以增加毛囊单位之间的空间，修剪多余的脂肪和毛囊。

尽量使移植物的形状和厚度一致，皮脂腺完整，脂肪含量少。

在整个移植物剥离过程中最重要的是保持毛囊的水分，防止切条干燥。助手清点移植物，按 1 FU、2 FU、3 FU 和 4 FU 分类，并将其保存在移植物保存液中。移植物保存液可以是冷却的生理盐水或乳酸林格液或外科医生选择的移植物保存液。作者使用血浆作为移植物保存液。

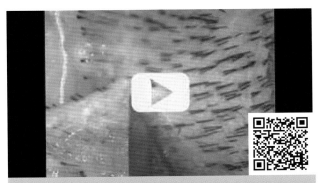

视频 6.3　切条（https：//www.thieme.de/de/q.htm?p=opn/cs/21/1/13689625-b5b6746f）

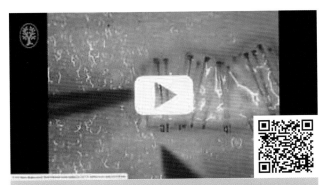

视频 6.4　毛囊的分离（https：//www.thieme.de/de/q.htm?p=opn/cs/21/1/13647439-a777844f）

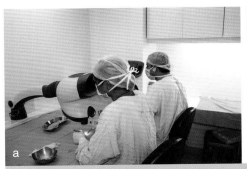
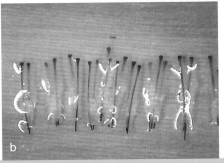
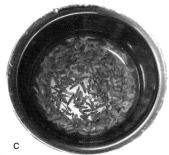

图 6.28　a. 在体视显微镜下提取毛囊；b. 分离的毛囊；c. 分离后立即将移植物放入移植物保存液中

提供移植物给植发团队

将移植物提供给植发医生进行移植。如果使用移植器，则由植发医生将移植物装入移植器，然后提供给团队进行移植。有些外科医生使用含有生理盐水的手指肠，将少量移植物放入其中并逐一进行移植（**图6.29**）。

手术过程中可能会出现一些问题，如**表6.1**所示。

在处理这些问题时，我们必须非常小心和警惕。

术后护理和说明

移植完成后，医生用生理盐水清洗受区和供区。轻轻清除碎屑和血液。术后护理和说明请参阅附录6.6。

受区护理

受区不涂抗生素软膏或敷料。建议患者不要用任何帽子或布覆盖受区。移植物可能会粘在帽子上，在试图取下帽子时可能会导致移植物脱落。帽子可在48 h后使用。通常的建议是在3～4天内每隔4～6 h用生理盐水冲洗受区，以防止干燥。建议从术后第4天开始用清水洗头，不要用肥皂或洗发水。8～10天内应避免摩擦头皮。术后第10天开始使用聚维酮碘擦洗或用洗发水洗头，持续4～5天。

供区护理

用生理盐水清洗供区的缝合伤口，并用抗生素软膏进行包扎。

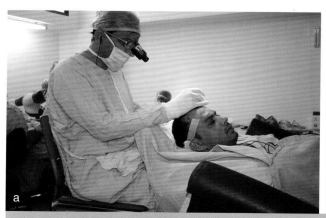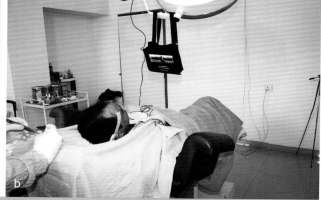

图6.29　a.使用放大镜进行移植；b.患者舒适地躺着观看视频

表 6.1　手术过程中可能出现的问题

问题	原因	预防措施	管理
瘙痒、荨麻疹、血管性水肿	对药物或食物过敏或过敏性休克	1. 术前有无对任何药物或食物过敏的病史 2. 利多卡因敏感性测试	1. 肌内注射或皮下注射肾上腺素 2. 氧气 3. 对症治疗
晕厥／头晕	血管迷走神经发作、焦虑	1. 使用地西泮或咪达唑仑进行预处理 2. 保持手术室环境整洁 3. 在以下情况下进行局部麻醉，取仰卧位	1. 仰卧位低头抬高肢体 2. 如果心动过缓持续存在，请准备好阿托品
心悸／焦虑	α、β_1 肾上腺素能受体效应	1. 使用咪达唑仑／地西泮进行预处理 2. 在稀释后（1∶100 000）缓慢进行注射	1. 等待一段时间，它会自行消退（肾上腺素的半衰期很短） 2. 准备好利多卡因，预防心律失常
高血压伴心动过缓	肾上腺素与非选择性 β– 受体阻滞剂的药物相互作用	在计划手术前，更换治疗高血压的选择性 β_1– 受体阻滞剂，请依据患者每千克体重，对每种麻醉剂的使用总剂量要非常谨慎	将其作为心脏急症处理，使用肾上腺素能受体阻滞剂
躁动、混乱、口周麻木	利多卡因毒性	依据患者每千克体重，对每种麻醉剂的使用总剂量要非常谨慎	静脉注射液，静脉注射脂质、氧气、地西泮。转移到上级医院
出血过多	1. 血压升高 2. 非甾体抗炎药 3. 肾上腺素快速反应	1. 继续遵医嘱服用降压药 2. 停用抗血小板药物	1. 如果血压升高，必须加用降压药 2. 使用肾上腺素稀释后的肿胀液（1∶100 000～1∶200 000）
术后水肿	过度渗透膨胀、体位、缓冲麻醉剂、手术创伤	1. ++ 使用醋酸曲安奈德消肿 2. 术前和术后全身使用皮质类固醇 3. 保持受区较小规模的提取 4. 体位建议	取仰卧位，必要时抬高头部，术后使用皮质类固醇
无菌性毛囊炎	移植物的异物反应	不要将移植物移植得太深，保持表皮端和毛干高于皮肤，缝隙或部位的大小必须适当用于移植	静观其变，症状会自行消退。如果症状持续存在，则需要切开引流
移植部位形成囊肿	埋入式移植物、捎带式移植物、反向移植物植入	避免在同一部位将一个移植物移植另一个移植物之上（背靠）	局部和全身抗生素，可能需要切开引流

续表

问题	原因	预防措施	管理
细菌性毛囊炎	继发于感染性无菌性毛囊炎或囊肿、卫生条件差	保持局部清洁，根据建议适当清洗头部	局部和全身应用抗生素
供体伤口感染	伤口缝合过紧，缝合线咬合过大，导致血管受损，以及术后水肿	限制头皮条的宽度，无张力缝合伤口，改进缝合技术	如果伤口闭合的张力过大，应留出一部分伤口，让它通过二级紧张使其愈合
打嗝	刺激 C2 ~ C4（膈神经）	在供区使用肿胀液麻醉，限制供区深度到皮下深层	口服氯丙嗪

附录 6.6　术后指导

药物治疗：作者倾向于口服抗生素 5 天，同时服用止痛药和消炎药（医学文献不支持在植发手术中常规使用抗生素 18 年）。

·根据外科医生的偏好，建议外用米诺地尔和使用其他药物治疗，以防止原生性脱发。

·体位：患者应取仰卧位，可使用软枕或旅行颈枕。

·供区敷料：24 h 后去除供区敷料，供区保持无遮挡状态。在缝合线上涂抹抗生素软膏或液体凡士林，每天 2 次，持续 10 天。

·受区处理：一些外科医生建议经常向受区喷洒生理盐水，从每小时 1 次到每 4 ~ 6 h 1 次，持续 2 ~ 3 天。无须使用药膏或任何敷料。

·意外移除植入的移植物：有时，植入的移植物可能会被意外移除，导致缝隙出血。建议患者按压出血点 5 min。如有需要，患者可以打电话给医生。

·洗头：患者可以从第 2 天开始使用常规沐浴露，但从术后第 4 天开始用清水洗头，从术后第 10 天开始使用洗发水洗头。

·限制吸烟 3 周。

·拆线：如果医生使用金属夹或不可吸收缝合线缝合条状伤口，则在术后第 7 ~ 10 天拆线。

·日常活动：患者可以从术后第 2 天起恢复工作，具体视其舒适度和工作类型而定。从术后第 2 天起，患者可以使用宽松的头帽。

·术后 10 天即可恢复剧烈运动。

·1 周后，受区的痂皮开始脱落，2 周后可能全部脱落。种植的毛发可能会连同结痂一起脱落。患者会被告知这一点，因为有些患者会认为移植的毛囊已经脱落。植发后 3 ~ 4 个月，种植的头发开始生长。

·在此期间，患者可回诊，也可咨询任何问题。

C. 术后不适和并发症

引言

毛发移植手术风险低、安全、并发症发生率低，但医学界公认的事实是任何手术都有一定的风险和（或）并发症。

并发症可能是一种简单的不适，通常是以疼痛、瘙痒，或患者对手术最终效果不满的形式出现，也可能是真正的手术并发症，如感染、神经损伤、伤口裂开、皮肤坏死，或疼痛的瘢痕。

不充分的咨询会增加患者不满的情绪，检查和病史不足会增加并发症的发生率。低估供区头皮的松弛度必然会增加缝合线和伤口愈合方面的并发症。与糖尿病、心脏病、吸烟、营养不良等病症相关的病史会导致移植毛囊和伤口愈合效果不佳（框6.4）。

框6.4
A. 提高患者满意度的关键
·详细咨询
B. 减少并发症的关键
·详细的术前患者和头皮检查

因此，要尽量减少患者投诉和并发症，关键在于提供认真细致的咨询，并对患者进行适当的病史询问和检查。

作者认为，植发是为患者进行的外科手术。它不是销售给顾客的产品，对待顾客的方式与对待患者的方式完全不同。

在使用局部麻醉剂和手术过程中可能会出现并发症。这些并发症与其他外科手术相同。这些并发症包括过敏性休克、血管迷走性休克、头皮条切取过程中的非控制性出血、支气管痉挛或心脏事件。但在植发手术中，此类事件的发生率微乎其微。但是，每一位外科医生都应该知道如何处理这些危及生命的并发症。世界各地的政府卫生部门建议在医疗中心配备所有应急设备和除颤器。此外，还建议所有临床工作人员都参加基本生命支持（BLS）培训课程，如有可能，参加高级心脏生命支持（ACLS）培训课程（通常至少两年一次），以便处理任何紧急情况。

术后最常见的不适症状是疼痛、水肿、瘙痒、移植物脱落和出血。

最严重的长期不适症状是患者不满意手术效果和美容效果的不佳。

不适
手术——疼痛、水肿、瘙痒、移植物脱落、出血；非手术——患者不满意
并发症
美观——可见瘢痕、瘢痕疙瘩、增生性瘢痕、供区毛发脱落。
医疗——感染、伤口开裂、皮肤坏死、神经痛、痛性神经瘤、动静脉瘘

术后不适

疼痛

疼痛是接受毛发移植手术患者的常见主诉。可能会出现供体部位疼痛、头部沉重、颈部和后脑勺发紧的感觉。

有几种非麻醉性镇痛药，如布洛芬、对乙酰氨基酚和曲马朵，可以安全使用。有些患者可能需要短期麻醉止痛药。在询问病史是否对此类药物敏感或过敏后，镇静剂也可用于对疼痛较为敏感和焦虑的患者。

在作者的医疗中心，我们对供体部位进行术后神经阻滞。在枕大神经、枕小神经和耳颞神经阻滞时，从缝合线下注入 10 mL 0.5% 罗哌卡因。术后疼痛的处理非常重要，医生应大量使用镇痛剂和镇静剂，以使患者无痛且舒适。

术后水肿是一个更令人尴尬的问题，但不影响预后。它通常出现在术后第 3 天。首先出现在前额，然后下降到上睑，再延伸到下睑和脸颊。毛发移植术后的水肿是机械性的，因为肿胀液流到了前额。这不是感染和（或）炎症的后遗症。药物治疗的作用小于非药物治疗。医生需要定期向患者解释面部水肿的发生，说明它是自限性的，没有危险，也不会对毛发移植效果产生任何不良影响。患者术后冰敷水肿区域 5 ~ 10 min，每天 3 次，按摩前额，用弹力绷带包扎前额，有助于减轻眶周水肿或湿疹。使用非甾体抗炎药物也能起到同样的作用。

术后使用类固醇也可以安全地逐渐减少剂量。但效果不佳。作者没有对任何水肿患者使用过口服类固醇。水肿发生率仅为 4% ~ 5%。

在肿胀液中加入醋酸曲安奈德能明显减少术后面部水肿的发生率（在所有病例中都使用这种方法的特鲁医生认为，他很少看到水肿，每年只有 1 ~ 2 名患者会出现水肿）。

术后患者的体位对水肿也有影响，尽管这一点还存在争议。通常的建议是患者取仰卧平躺或稍微支撑的姿势。应避免单侧卧位或俯卧位。

患者供区、受区或面部水肿并伴有疼痛和发红，同时伴有或不伴有发热，应引起重视并立即采取措施，因为这是感染的征兆。

医生应进行静脉注射抗生素、局部清洗、清创和应用抗生素。任何分泌物或脓液都应送去培养。

出血

出血是相对少见的症状。供体部位可能会出血，表现为枕头上的血迹或沾血的绷带。出血通常会自行停止。直接按压出血部位一段时间（5 min）有助于控制出血。在极少数情况下，需要对伤口部位进行探查和电灼来控制出血。

受区出血通常是由于移植的毛囊移植物脱落，有时也可能是由于患者在搔抓时不小心移除了结痂。

直接按压出血点约 5 min 即可止血。移植物脱落会给移植失败的患者带来心理创伤。重要的是医生要向患者解释，这种情况可能会发生，但不会影响其他移植物。一两株移植物的脱落不会对植发手术的外观效果产生重大影响。

瘙痒

术后供区和受区瘙痒是一种常见现象。干燥和结痂是瘙痒的原因。医生可以向受区喷洒生理盐水或抗生素溶液，持续 3 天，每天 3 ~ 4 次，来减轻这种瘙痒。从第 3 天开始洗头和涂油有助于有效控制瘙痒。口服抗组胺药的作用不大。

毛囊炎

毛囊发炎称为毛囊炎。它是对移植创伤的一种反应。诱发因素可能是物理创伤、化学刺激或感染。幸运的是，伴有脓疱形成的严重毛囊炎很少发生。

炎症伴有红斑、散在脓疱和大量囊肿，表明存在严重感染，在使用抗生素前应先进行培养。此类感染需要立即干预，可能需要静脉注射抗生素和住院治疗。感染并不常见，受区比供区更常见。

修剪过的头发、部分处理过的毛囊、纱布上的小线头、其他异物、倒置的毛囊移植物、手套粉末等都可能导致毛囊炎。移植层次过深是导致毛囊炎和生长不良的主要原因。

糖尿病患者和吸烟者有可能患感染性毛囊炎。免疫力低下的患者应更加小心。

有时，米诺地尔会诱发毛囊炎。毛囊炎的治疗取决于致病菌。感染性毛囊炎应积极口服或静脉注射抗生素。用生理盐水进行局部清洗和局部使用抗生素是有帮助的。作者建议进行培养，并根据培养和药敏报告使用抗生素。

非感染性毛囊炎需要热敷，每天 2 ~ 3 次，每次 15 min。

慢性毛囊炎可能是环境条件差、局部卫生差和清洁不足、环境烟雾和化学物质造成的。这就需要患者改善卫生习惯，使用抗生素洗发水（聚维酮碘洗发水），长期使用抗生素，并避免接触任何化学物质。

并发症

感染

植发手术的感染发生率很低。感染发生率低并不意味着外科医生及其助手可以绕过手术准备和手术过程中的基本无菌措施。无论手术的创口有多小，都应遵循无菌操作原则。当我们用皮肤切口或针头打破人体屏障时，手术中的细菌就有机会进入体内。即使是健康人，有毒性的生物体也可能造成严重感染。

如果患者患有糖尿病、吸烟，以及免疫力低下，局部卫生条件差，则可能导致供区和受区感染。

局部水肿伴有发红、分泌物或渗出物、脓液、伴或不伴有发热，是感染的表现，应立即采取措施，对伤口进行培养，口服或静脉注射广谱抗生素，进行血细胞计数，控制糖尿病患者的血糖。血糖失控并伴有感染的患者应住院治疗，应使用生理盐水彻底清洗和清创伤口，并在局部涂抹抗生素，

不要担心移植毛囊的损失。

伤口开裂和皮肤坏死

伤口开裂在植发手术中并不常见。它是伤口延迟愈合或不愈合的一种表现，也是导致伤口延迟愈合或不愈合的常见潜在原因，例如长期使用类固醇、慢性贫血、营养不良、糖尿病和（或）长期吸烟的患者。最常见的原因是缝合线张力过大（图6.30），缝合线上的张力可能是皮肤松弛度不够造成的，因为提取的头皮条相对较宽。皮肤弹性高、松弛度低的年轻患者缝合线上的张力往往更大。

术前头皮按摩有助于增加松弛度。宽度较窄、长度较长的缝合线可在最小张力的情况下缓解供体部位的松弛度。医生可以使用皮下缝合线将皮肤张力传递到深层致密结缔组织层或睑板。

切口过深或剥离时血管损伤会危及皮缘的血液循环，导致伤口开裂。如果外科医生意识到伤口缝合张力较大，最好松开缝合线，让伤口保持开放状态，使其通过二次意向愈合（图6.31）。试图用张力关闭伤口会导致皮肤坏死。这是比开放性伤口更大的灾难。

头皮条切取时对供体部位和伤口张力的仔细评估几乎排除了此类并发症发生的可能性。

宽大的瘢痕

后脑勺的宽大瘢痕是头皮条切取法不可接受的外观后遗症（图6.32a、b）。瘢痕是正常愈合的一

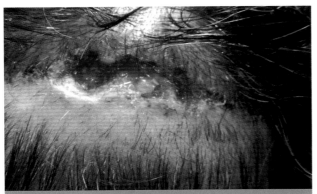

图6.30　一位接受头皮条切取的年轻女士。显示皮肤边缘坏死，通过二次意向自愈

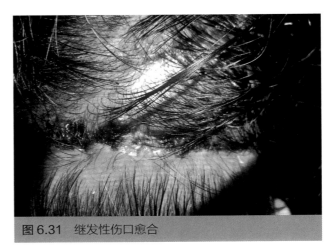

图6.31　继发性伤口愈合

部分，但瘢痕过宽可能是技术错误和（或）患者皮肤的内在特性造成的。与年龄较大的患者相比，年轻患者出现较宽瘢痕的概率更大。

术前对松弛度、滑动性和弹性的评估至关重要。头皮伸展运动无疑可以减少宽瘢痕的发生。双层伤口闭合、使用 PDS 等长效可吸收缝合线，以及将缝合线穿过帽状腱膜有助于降低瘢痕增宽的风险。处理宽瘢痕有两种方法：瘢痕修复或瘢痕植发。瘢痕植发可采用毛囊单位提取技术。毛囊单位可以从身体或头皮上提取。切除非常宽的瘢痕可能需要扩大头皮。作者认为，瘢痕处理应该是毛发移植手术的最后一个步骤。

神经痛或感觉减退

在头皮条切取的过程中，任何对下层神经的损伤都可能导致神经问题。神经细胞结构位于颅骨上方皮下组织的深层。如果切口深入帽状腱膜平面，可能会部分或完全损伤神经。使用电烧试图凝固血管的方法也会损伤神经。部分损伤的神经可能会形成神经瘤，并可能导致其分布区出现慢性疼痛，或导致其神经支配区出现过度兴奋。完全断裂的神经会在其支配区域产生感觉减退。

因此，低感觉、神经痛、高感觉和痛性神经瘤都是在头皮条切取过程中意外损伤神经的结果。

上述轻微症状会在手术后 6~8 周内消退，需要的更多是咨询而不是治疗。持续的神经症状需要给予持续的注意和管理。

使用镇痛剂、维生素 B_6、维生素 B_{12} 和加巴喷丁会缓解症状。在罕见情况下，可沿神经通路局部注射曲安奈德来减轻症状。

如果神经瘤症状不明显，有时需要进行探查并切除神经瘤。

增生性瘢痕和瘢痕疙瘩

增生性瘢痕和瘢痕疙瘩在植发手术中很少见。瘢痕疙瘩或增生性瘢痕是愈合反应过度的结果。在愈合过程中，胶原蛋白的合成与胶原蛋白的溶解之间存在着平衡。

但由于一些内外因素，如过度紧张、异物感染或皮肤的固有倾向，可能会出现瘢痕疙瘩或过度营养性瘢痕。

瘢痕疙瘩形成风险较高的种族群体是非洲裔、西班牙裔和亚裔患者。年轻患者比年长患者更容易出现增生性瘢痕。

增生性瘢痕是一种很厚的瘢痕。它通常不需要任何特殊处理。与瘢痕疙瘩相反，它不涉及周围正常皮肤。如果瘢痕长期存在，局部涂抹类固醇软膏和（或）湿润乳液是有用的。增生性瘢痕和瘢痕疙瘩都可以通过一系列的类固醇区域内注射来治疗。

瘢痕疙瘩的厚度和宽度不断增加，并累及邻近的正常皮肤。瘢痕疙瘩会伴有瘙痒、疼痛，有时还会有刺痛感。这些症状是由于神经末梢被瘢痕组织堵塞所致。三苯氧胺可控制瘢痕疙瘩的症状、体征和生长（图 6.33）。在极少数情况下，需要进行手术切除。

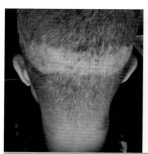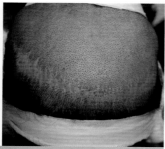

图 6.32　a. 宽的萎缩性瘢痕；b. 宽瘢痕

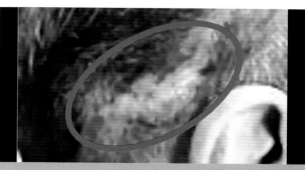

图 6.33　患者主诉瘙痒、疼痛和触痛的瘢痕疙瘩。这种瘢痕疙瘩只出现在带状手术的一侧。通过醋酸曲安奈德肌内注射治疗

瘢痕色素沉着

供体部位的瘢痕和（或）附近区域可能会出现色素沉着（**图6.34**）。这种情况更常见于毛囊单位提取的瘢痕，而非剥离的瘢痕。有些患者愈合后往往会出现色素沉着。在初诊时，应询问所有患者有关伤口愈合的情况。这不是常见的并发症。

供区毛发脱落

供区毛发脱落并不常见（**图6.35**）。受区头发脱落更常见，尤其是女性。意外的大血管损伤、缝合线张力过大、吸烟和糖尿病都会增加脱发的概率。在毛囊单位提取的病例中，供区附近会出现弥漫性斑块，而在头皮条切取法中，这些斑块会沿着切口线出现。脱发通常在手术后6周内出现，术后3~4个月恢复。使用米诺地尔可以加速头发再生。医生应反复向患者保证，以增强他们的信心。据推测，术前使用米诺地尔等药物可减少脱发的发生率，尤其是在受区。

动静脉瘘

动静脉瘘是植发手术中一种非常罕见的并发症，它是动脉和静脉之间的沟通。意外刺穿任何静脉附近的邻近动脉都可能造成动静脉瘘。患者主诉瘘管区有刺痛感。通常瘘管会自行愈合。罕见情况下，大的瘘管需要进行探查和结扎。

结论

植发手术的并发症大都可以避免。仔细检查供区和受区，并适当了解患者的病史，可以将并发症的风险降至最低。

应了解所有患者的病史、用药史、吸烟史。手术前的详细咨询和讨论有助于制定适当的计划，避免患者产生不良情绪。准确评估供体供应和受体需求之间的平衡非常重要。术前头皮按摩有助于减少供体瘢痕并发症。每位患者都应进行个性化规划，并以零并发症和零投诉为目标进行手术。

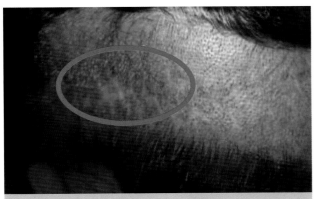

图6.34 条状瘢痕的色素沉着

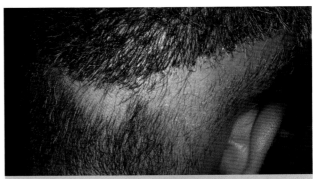

图6.35 供区脱发。该患者接受了头皮条切取和毛囊单位提取术，2天内提取了4500株移植物

D. FUT 训练模型

引言

全球对毛发移植的需求与日俱增，新的毛发移植中心不断涌现。毛发移植仍然是一门亚专科，在住院医师实习期间没有常规教学。作者已开发出一种实用、方便的模型，用于学习和练习所有毛发移植步骤。该训练模型所需的材料有泡沫、黑线、针和木抹刀。模型的第二阶段使用山羊皮和头盔（视频 6.5）。

体位

植发手术不亚于显微外科手术，必须严格遵循显微外科手术的所有基本概念，才能获得最佳的植发效果。

外科医生应将患者所有关节保持在功能位置。双脚应放在地板上，小腿和大腿成 90° 角，脊柱挺直并有支撑（图 6.36a、b），前臂应放在解剖台上（图 6.36 c），所有动作都应在手腕处进行。这种姿势可以让外科医生或助手工作更长时间。不良姿势会导致早期疲劳，影响外科医生的表现和效率。

纸质模型

腕部运动训练

植发手术中的所有动作都应只能在手腕水平进行，因此前臂和肘部应放在手术台上。这些动作可以通过用铅笔或钢笔在纸上画直线来学习和练习。

材料

纸和铅笔，合适的放大镜。

方法

如图 6.37 所示，在纸上画的方框内画多条平行直线。

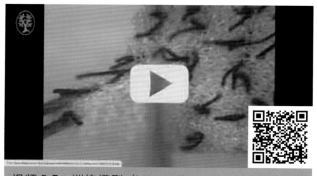

视频 6.5 训练模型（https://www.thieme.de/de/q.htm?p=opn/cs/21/1/13647440-fbe76d50）

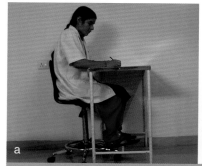
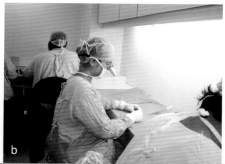
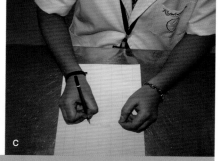

图 6.36 a、b. 显微外科手术位置；c. 前臂放在解剖台上，并画出等距直线

泡沫模型

头皮条切取

以下这种模式是为了学习如何切取头皮条。

材料

尺寸为 8 cm×8 cm 的 1 ft 厚高密度泡沫塑料片、一个木制平台、记号笔、手术刀和齿状镊子。

方法

将泡沫固定在木制平台或其他表面上。用皮肤标记笔在头皮条区域做标记（图 6.38a）。植发医生用惯用手握住手术刀，就像握笔一样，沿着标记

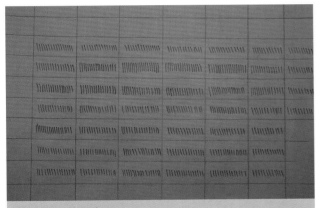

图 6.37 练习表

处切开部分厚度（图 6.38b、c）。切口周围的深度应该一致，只有在手术刀上施加相同的压力时才能做到这一点。接下来，用齿状镊子夹住泡沫制成头皮条的一端，提起并在头皮条下方切开（图 6.38d、e）。

切片

还能在泡沫模型上进行切条训练。

材料

1 ft 厚的泡沫、黑色缝纫线、缝衣针和皮肤标记笔。

方法

A：切一小块厚 1 cm、宽 2 cm 的泡沫塑料。

7～10 cm 长的多条平行直线标在泡沫上（图 6.39a），这些线代表一排独立的毛囊。用针将泡沫片固定在木抹刀上。用非惯用手的细齿镊和惯用手的鳞片钳开始捻取。齿状镊子应夹住泡沫条的上边缘，用手术刀刀尖切割泡沫制成的头皮条。应切出非常薄且均匀的切条（图 6.39a ～ e）。

B：制作切条，如图 6.39a ～ c 所示。按照前面的说明进行捻线，注意不要剪断线或线结。

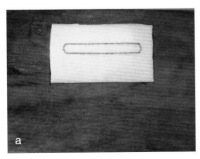
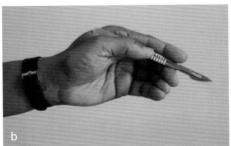
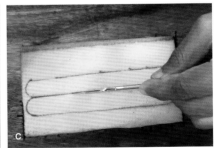
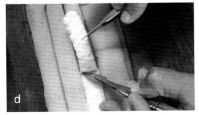
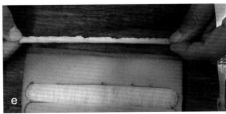

图 6.38 a. 在泡沫上做标记；b. 握信手术刀的位置；c. 切开部分厚度；d. 头皮条切取；e. 厚度均匀的头皮条

叶片模型

毛囊分离

材料

厚钱草叶（Epipremnum aureum）、记号笔、手术刀和镊子、放大镜。

方法

准备5片2 cm长的树叶。在叶片上标记出平行线，这些线代表毛囊。助手在两条线之间剪切，并制作出中心有一条线的小片植物叶片（图6.40）。

移植（图6.41）

粘贴移植法和缝合移植法均可采用。

材料

植物叶片、木抹刀、切口刀、针、黑线和稀释的黏合剂溶液（例如，Fevicol溶液是一种合成树脂黏合剂）。

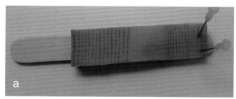
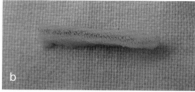
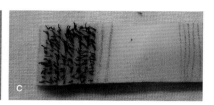
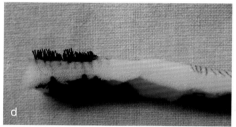
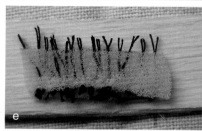

图6.39　a.泡沫制成的头皮条，标记表示一排毛囊；b、c.泡沫制成的切条，标记表示一排毛囊；d、e.泡沫制成的切条

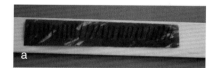
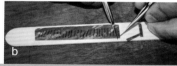
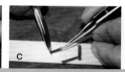
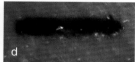

图6.40　a.植物叶片；b.毛囊分离；c.毛囊的修整；d.最终的毛囊

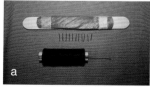
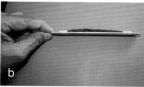
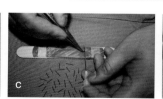
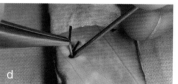
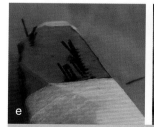
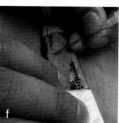
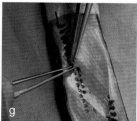
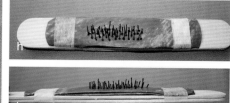

图6.41　a、b.准备"线毛囊"和"叶片头皮"；c～e.粘贴技术；f.用针缝合；g.使用两把镊子将"线毛囊"移植到预先制作的缝隙中；h、i.最终外观

方法

练习者制作头皮皮肤模型可以通过多片等长等宽的树叶堆叠在一起，直至形成8~10 mm厚的叶床层，并将其固定在木抹刀上（**图6.41**a、b）。如果练习者现在要制作毛囊，可以使用小段黑线，将其浸入稀释的黏合剂溶液中，使黑线变硬。这些僵硬的小线代表毛囊。如**图6.41**a所示，现在用刀片或针在叶状头皮皮肤模型上制作缝隙。在镊子和针的帮助下，将黑线毛囊插入缝隙中。如**图6.41**c~e所示，在粘贴-放置技术中，将针插入叶状头皮皮肤模型，并沿着针的斜面滑动移植黑线毛囊。

山羊模型

山羊皮很容易买到，而且价格低廉，是在开始使用人类皮肤之前进行练习的理想模型（**图6.42**）。

材料

10 cm×2 cm的黑山羊鲜皮。

方法

用流动的自来水彻底清洗山羊皮，然后剃毛。

山羊皮肤条的切取

如**图6.42**c所示，将一小块山羊皮固定在木抹刀上。如**图6.42**d、e所示，在放大镜下进行切条。这种山羊皮密度较高，毛囊较短，但手感与人类皮肤相似。

毛囊分离

在放大镜下提取山羊毛囊。采取的所有预防措施和做法都与提取人的毛囊一样，包括去表皮、修剪和冲洗。

移植山羊毛囊

材料

山羊毛囊、树叶、胶带和头盔。

方法

将多层树叶安装在头盔上。多层树叶提供人体头皮的感觉，头盔提供头皮的感觉和弧度。练习用预制切口法或粘贴法移植山羊毛囊。

总结

这种用纸、铅笔、泡沫和山羊皮制作的模型可用于学习毛囊单位移植术的所有步骤，非常环保和方便用户使用，即使是新手外科医生也可以操作，并可用于培训技术人员。

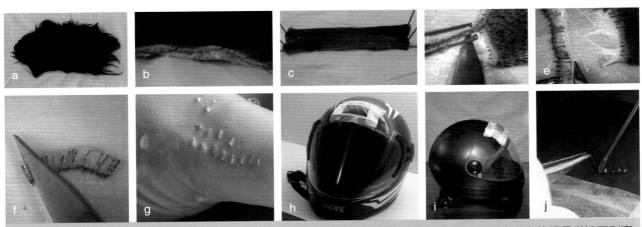

图6.42 a.新鲜山羊皮；b.山羊皮侧视图；c.山羊皮片抛光后放在木铲上进行纤毛处理；d、e.在体视显微镜下剥离山羊皮；f.在体视显微镜下提取山羊皮片上的毛囊；g.拇指上的山羊毛囊；h、i.安装在头盔上的叶片；j.山羊毛囊移植

E. 病例研究

以下是几个采用毛囊单位提取法进行植发的案例：

所用缩写：SDA，安全供区；NS，Norwood 分级；DD，每平方厘米供体密度；SW，头皮条宽度；TSL，头皮条总长度；CSL，中心节段长度；CSW，中心节段宽度。两个外侧节段，一个是左外侧节段，另一个是右外侧节段。LSL，左侧节段长度；LSW，左侧节段宽度；TG，移植物总数。

病例 I

患者 42 岁，NS Ⅳ；PLAN，额部和颞部。TG 3126 株移植物，DD 86 根移植物，TSL 28 cm，CSL 10 cm，CSW 1.5 cm，LSL 9 cm，LSW 1.2 cm（图 6.43）。

病例 Ⅱ

患者 24 岁，NS Ⅵ；PLAN，额部和颞部。TG 3003 株移植物，DD 88 株移植物，TSL 28 cm，CSL 10 cm，CSW 1.5 cm，LSL 9 cm，LSW 1.1 cm（图 6.44）。

病例 Ⅲ

患者 36 岁，NS Ⅵ；PLAN，额部和颞部。TG 3092 株移植物，DD 90 株移植物，TSL28 cm，CSL 10 cm，CSW 1.5 cm，LSL 9 cm，LSW 1.1 cm（图 6.45）。

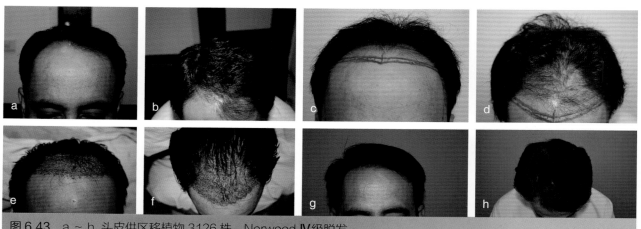

图 6.43　a ~ h. 头皮供区移植物 3126 株，Norwood Ⅳ级脱发

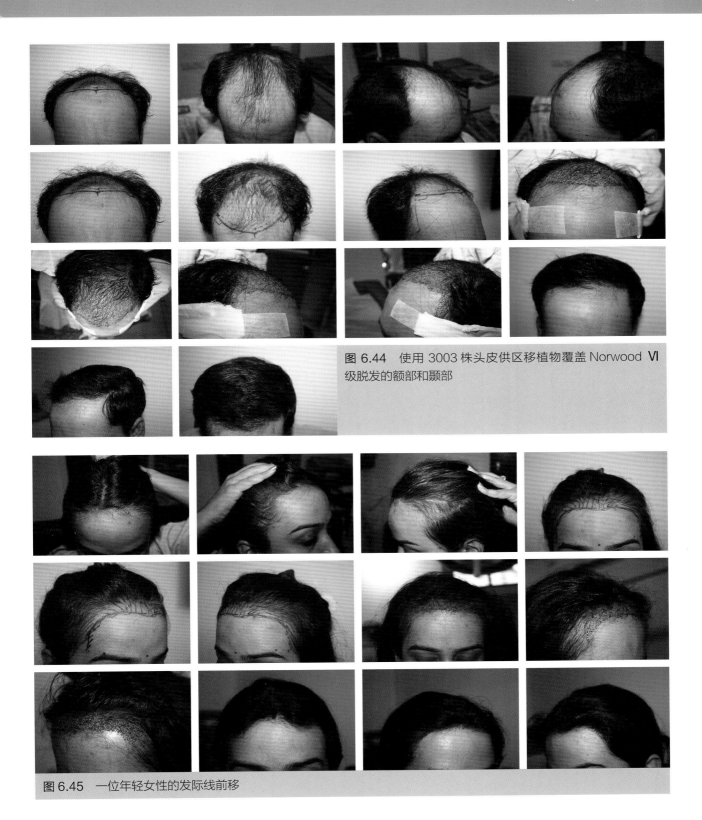

图 6.44　使用 3003 株头皮供区移植物覆盖 Norwood Ⅵ级脱发的额部和颞部

图 6.45　一位年轻女性的发际线前移

推荐阅读

- Devroye J. Donor area harvesting. In：Unger W，Shapiro R，eds. Hair Transplantation. 5th ed. New York：Informa Health care，Chapter 9：247–308.

- Garg A，Garg S. Donor strip harvesting，planning，preoperative assessment and preparation. In：Mysore V，ed. Hair Transplantation. New Delhi：Jaypee Brothers，Chapter 24：157–163. Q1.

思考问题

Q1. 在植发的基本逻辑中，哪一项是不正确的？

A. 毛囊以自然形成的毛囊群形式生长，可长出 1～4 根头发

B. 从头顶提取的毛囊可用于前额部位的毛发移植

C. 供区优势理论认为，从枕部提取的毛囊在移植到身体其他部位时，仍能保持其遗传特性

Q2. 在提取毛囊进行植发之前，最重要的检查内容是什么？

A. 检查供区的密度、生长期与休止期的比例、颜色、头发卷曲度，以及是否存在多个毛囊单位

B. 供区头皮松弛度

C. 患者知情同意

Q3. 患者病史对使用氟卡因和肾上腺素非常重要。哪些药物与利多卡因和肾上腺素溶液一起使用会导致高血压危象？

A. 选择性 β– 受体阻滞剂

B. 普萘洛尔等非选择性 β– 受体阻滞剂

C. 钙离子通道阻滞剂

D. 以上皆是

Q4. 下列哪一项是正确的？

A. 身体畸形障碍是毛发移植的禁忌证

B. 秃发等级越高，植发的禁忌证就越多

C. 对毛发移植有合理期望的患者是毛发移植的禁忌证

D. 如果供区的生长期与休止期比例为 9：1，则属于移植禁忌证

Q5. 梅耶 – 保罗量表是用来做什么的？

A. 暂时性时间点的重建

B. 确定覆盖头顶区域的移植物数量

C. 计算供区头皮的松弛度

Q6. 供体毛囊可以从哪里提取？

A. 枕部任何位置

B. 颞区的任何位置

C. 头顶的任何位置

D. 在安全供区范围内

Q7. 以下哪一项是正确的？

A. 采集供体毛囊的头皮条宽度应在整个长度上保持一致

B. 乳突区的头皮条宽度比枕骨区窄

C. 枕骨区的头皮条宽度应比乳突区窄

哪些陈述正确，哪些陈述错误？

Q8. 在帽状腱膜下方注射肿胀液以减少出血

Q9. 使用放大镜可以延长移植物的缺血时间

Q10. 为了获得更高的移植物存活率，额外的细胞移植物保存溶液需要冷却

Q11. 当移植物离体时间超过 6 h 时，含 ATP 的低温热溶液是一种很好的移植物保存溶液

Q12. 体视显微镜有助于提取白色 / 灰色毛囊

Q13. 在进行会诊时，说服患者接受手术非常重要，否则他们会去找其他外科医生

参考文献（FUT 简介）

[1] Headington JT. Transverse microscopic anatomy of the human scalp. A basis for a morphometric approach to disorders of the hair follicle. Arch Dermatol 1984；120（4）：449–456.

[2] Limmer BL. Elliptical donor stereoscopically assisted micrografting as an approach to further refinement in hair transplantation. J Dermatol Surg Oncol 1994；20（12）：789–793.

[3] Garg AK，Garg S. Training module in hair restoration surgery：A simple method for beginning physicians and assistants. Hair Transplant Forum International March/April 2017；58–60.

[4] Cole J，Devroye J. A calculated look at donor area. Hair Transplant Forum Intl 2001；11（5）：150–154.

[5] Bernstein RM，Rassman WR. The logic of follicular unit transplantation. Dermatol Clin 1999；17（2）：277–295, viii, discussion 296.

[6] Garg S，Garg A. Study of ropivacaine block to reduce postoperative pain after strip harvesting, and the relationship of strip width and post-operative pain. Hair Transplant Forum International 2009；29（5）：186–188.

[7] Mohebi P，Pak J，Rassman W. How to assess scalp laxity. Hair Transplant Forum Intl 2008；18：167.

[8] Mayer M，Pauls T. Scalp elasticity scale. Hair Transplant Forum Int 2005；15（4）：9–10.

[9] Devroye J. Donor area harvesting. In：Unger W，ed. Hair Transplantation. 5th ed. New York：Informa Health Care；2011：251.

[10] Unger W. Delineating the "safe" donor area for hair transplanting. J Am Acad Cosmet Surg 1994；4：239–243.

[11] Bernstein RM，Rassman WR. Follicular transplantation：patient evaluation and surgical planning. Dermatol Surg 1997；23（9）：771–784, discussion 801–805.

[12] Rassman WR，Carson S. Micrografting in extensive quantities. The ideal hair restoration procedure. Dermatol Surg 1995；21（4）：306–311.

[13] 13. Chodak GW，Plaut ME. Use of systemic antibiotics for prophylaxis in surgery：a critical review. Arch Surg 1977；112（3）：326–334.

[14] Burke JF. The effective period of preventive antibiotic action in experimental incisions and dermal lesions. Surgery 1961；50：161–168.

[15] Stough D. Tension donor dissections：the ultimate strip harvesting method. Hair Transplant Forum Intl 2006；16：77–78.

[16] Marzola M. Trichophytic closure of the donor area. Hair Transplant Forum Int 2005；15（4）：113–116.

[17] Garg AK，Garg S. A histological and clinical evaluation of plasma as a graft holding solution and its efficacy in terms of hair growth and graft survival. Indian J Plast Surg 2019；52（2）：209–215.

[18a] Boden SA. Prophylactic antibiotics in hair transplantation surgery：recommendations to avoid use except in limited circumstances. Hair Transplant Forum Int 2017；27（5）：185–186.

参考文献（术后不适和并发症）

[18b] Gholamali A，Sepideh P，Susan E. Hair transplantation：preventing post-operative oedema. J Cutan Aesthet Surg 2010；3（2）：87–89.

[19] Hahler B. Surgical wound dehiscence. Medsurg Nurs 2006；15（5）：296–300, quiz 301.

[20] Derman B, Zell D. Medical treatment of scaring. In：Arndt KA, ed. Procedures in Cosmetic Dermatology：Scar Revision. Philadelphia, PA：Elsevier Saunders；2006.

[21] Freynhagen R, Bennett MI. Diagnosis and management of neuropathic pain. BMJ 2009；339：b3002.

[22] Vernadakis AJ, Koch H, Mackinnon SE. Management of neuromas. Clin Plast Surg 2003；30（2）：247–268, vii.

[23] Jackett G. Management of keloid and hypertrophic scars. Am Fam Physician 2009；80（3）：253–260.

surgery：A simple and economic method to learn all steps of strip method of hair follicles harvesting and implantation. Indian J Plast Surg 2017；50（3）：230–235.

[25] Garg AK, Seema G. Chapter 60. In：Mysore V, Hair Transplantation. 1st ed. New Delhi：Jaypee Brothers；2016；394–400.

[26] Garg AK, Seema G. Chapter 75. In：D. Pathomvanich, ed. Practical Aspects of Hair Transplantation in Asians. Tokyo, Japan：Springer Publication；2018：719–729.

参考文献（FUT 训练模型）

[24] Garg AK, Garg S. A learning module in hair restoration

答案

Q1	B
Q2	C
Q3	B
Q4	A
Q5	C
Q6	D
Q7	B
Q8	错误
Q9	错误
Q10	错误
Q11	错误
Q12	正确
Q13	错误

第二章 毛囊获取

第 7 节
FUE

Robert H. True

引言

本章旨在教您如何安全、成功地实施毛囊单位提取术（FUE）。作为一名新手医生，本章内容将对您大有裨益，但仅关注这些内容是不够的。您还需要通过研讨会（包括现场手术）和资深医生的指导获得更多培训。为了寻找这些机会，我们向您推荐国际毛发修复外科协会（www.ishrs.org）及其全球毛发修复外科协会理事会的 22 个成员协会。

这些组织都提供高质量的继续教育。请访问网站了解更多信息，并考虑成为会员。

FUE 是一种细致且要求严格的植发手术。要做好这项工作，必须掌握许多技能。一旦熟练掌握，就能获得极大的满足感和成就感。FUE 是一种外科手术，因此必须由经验丰富的执业医生操作。将这项手术委托给技术人员是不合适的。这种做法不仅不道德，而且在全球许多国家和司法管辖区都是非法的。请咨询您所在地区的医疗许可和监管机构。

FUE 是一种新型手术。它基本上是在 2000—2001 年期间首次引入的。从那时起，它不断进步，并得到了极大的改进。在早期阶段，它是通过锋利的、手动的和机动的旋转技术进行的，使用的钻头可以是 1.0 mm 或更大的尺寸。这些早期手术的最大问题是切除后留下的伤口不明显，而且对毛囊的损伤很大或容易横切毛囊。随着打孔器和器械设计的发展，毛囊损伤和横切的情况已经明显减少。在过去的 5 年中，技术上取得了显著的进步，这就是新一代 FUE。本章将重点介绍这些现代方法。

FUE 一词最初是指"毛囊单位提取术"。2017年，为了让该术语更准确地代表这项技术，国际毛发修复外科协会正式将该术语改为 FUE，意为"毛囊单位提取术"。这也是目前该领域的标准用法。

参考文献

[1] Woods R. Dr Ray Woods FUE Inventor and Founder. http：//www.woodstechnique.com.au/fue-sydney-inventor/. Accessed January 20, 2020.

[2] Harris JA. History of FUE: a retrospective. In: Lam SM, Williams KL, eds. Hair Transplantation 360: Follicular Unit Extraction（FUE）.

[3] Rassman WR, Bernstein RM, McClellan R, Jones R, Worton E, Uyttendaele H. Follicular unit extraction: minimally invasive surgery for hair transplantation. Dermatol Surg 2002; 28（8）: 720-728.

[4] Cole JP. An analysis of follicular punches, mechanics, and dynamics in follicular unit extraction. Facial Plast Surg Clin North Am 2013; 21（3）: 437-447.

[5] Gupta AK, Love RP, Mohebi P, Trivellini R. Advances in hair transplantation technology: multiphasic device for follicular unit excision. Skinmed 2019; 17（4）: 241-246.

[6] Rose PT, Nusbaum B. Robotic hair restoration. Dermatol Clin 2014; 32（1）: 97-107.

[7] Harris JA. Follicular unit extraction. Facial Plast Surg Clin North Am 2013; 21（3）: 375-384.

[8] Trivellini R. Trivellini long hair. https://www.trivellinitech.com/product/trivellini-long-hair/. Accessed March 30, 2020.

[9] True RH. A 2019 guide to currently accepted FUE and implanter terminology. Hair Transpl Forum Int 2019; 29（3）: 98-106.

第二章　毛囊获取

Robert H. True

概述

· 设备安装
· 患者准备
· 麻醉
· 体位
· 提取移植物
· 转移移植物
· 移植物的储存和护理
· 质量控制

关键点

- 需要专门的设备来进行毛囊单位提取（FUE）。
- 有多种设备和 FUE 提取针可供选择。
- FUE 是一种在轻度镇静和局麻下完成的门诊体表手术。
- 手术设备和用品必须以有组织的方式设置。
- 手术室内适当的照明和家具是必不可少的。
- 必须全方位重视患者的人身安全。
- 手术团队由持执照的外科医生、护士和接受过专业培训的外科技术人员组成。

设备安装（图8.1）

图 8.2 为执行 FUE 的设备

- 手动手柄或电动装置。
  - 现在，大多数外科医生使用电动设备进行 FUE，但世界上一些最熟练的外科医生使用手动手柄进行手动 FUE。
- 不同直径的微型钻头。
  - FUE 的核心是微型钻头。这些都是手动或机动装置。它们可能有锋利的、钝的或混合的尖端。现在大多数外科医生都使用外部直径为 0.8 ~ 0.9 mm 的钻头。我

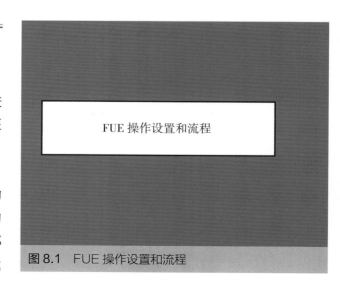

FUE 操作设置和流程

图 8.1　FUE 操作设置和流程

们建议初学者从 0.9 ~ 1.0 mm 的钻头开始。对于每种情况，都有 3 种尺寸（0.9、0.95、1.0 mm），因此如果需要，您可以从一种尺寸更改为另一种尺寸。

- X 理发器和剪刀。
  - 一款电动理发器，可以将头发剪到 0.5 ~ 1 mm 长（作为一个很好的选择，是可以在 Wahl "Peanut" 买到的）。
  - 有时需要一把直虹膜剪刀将头发剪到合适的长度。

- 4 副钳子。
  - 理想的是金刚石皮 forester 镊子，它在移除过程中可以牢牢夹住移植物，不会打滑或撕裂。光滑的钳子很容易滑动，带齿的钳子会切入并损坏移植物。

- 可消毒的金属尺。
- 用于测量移植物——这是进行高质量提取和移植物放置的关键。

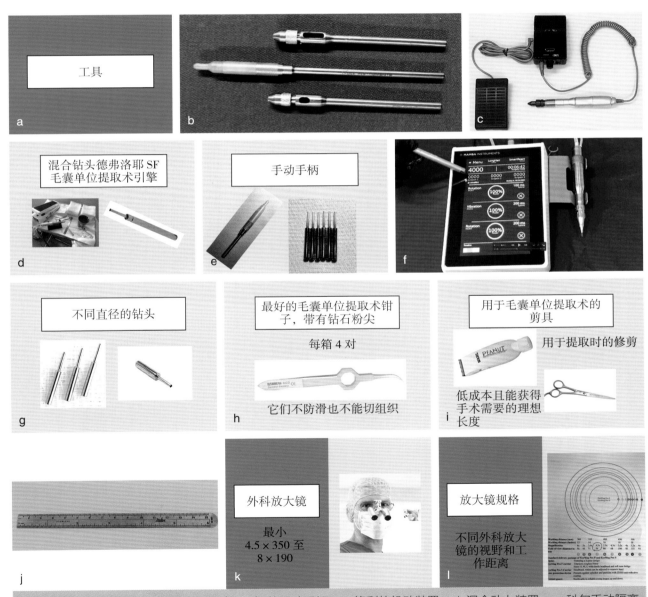

图 8.2 a. 工具；b. 毛囊单位提取术（FUE）的手动手柄；c. 锋利的机动装置；d. 混合动力装置；e. 科尔手动隔离技术（CIT）手柄；f. 多相电动装置；g. 不同直径的钻头；h. 移植物切除钳；i. 理发器和剪刀；j. 无菌金属尺；k. 外科放大镜；l. 放大视野和工作距离的比较

- 手术放大镜。
  - 大多数外科医生使用 4.5 × 350 手术放大镜。许多人甚至使用更高放大倍率的放大镜。

图 8.3 显示了托盘和工作站的设置。

- 外科医生的托盘。
  - 3 把不同直径的环钻针、一个手柄或电机、肿胀液 / 止血溶液、装有 30G A1/2 in（1 in=2.54 cm）针头的 3 mL 注射器、2 把镊子、无菌金属尺、虹膜剪刀和纱布。
- 助手的托盘。
  - 2 把镊子、剃刀、纱布和装有保存液的移植物容器。
  - 3 mL 注射器、泵（如使用）、含肾上腺素的 1% 利多卡因、含肾上腺素的 0.25% 丁哌卡因、肿胀液 / 止血溶液、0.5 in 和 1 in 30 G 针。
- 移植物处理站。
  - 体视显微镜、无菌直镊、手术刀柄和刀片、纱布、无菌处理台面、带保存液冷却器的移植物容器或冰容器。该处理站用于移植物处理和质量把控，包括检查移植物，按毛囊数量对移植物进行分类，选择性地修剪移植物，以及对毛囊离断和其他毛囊损伤类型进行计数。

患者准备

步骤 1：知情同意书

在开始手术之前，医生与患者一起核对知情同意书，这应该以口头和书面形式进行。这样做的目的是确保患者完全了解手术的性质，以及潜在的风险和并发症，此时应拍摄全套术前照片。

步骤 2：查看病史和生命体征

医生在与患者的初次面诊中应详细了解病史。在进行手术之前，医生请再次详细了解病史，尤其要注意患者用药情况、药物过敏史和慢性病情况。测量并记录血压、脉搏、血氧饱和度、听诊心肺功能并记录患者意识水平。

步骤 3：审查手术计划

医生应说明手术计划——移植物的数量、受区

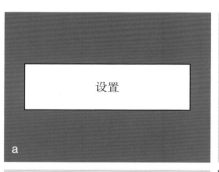

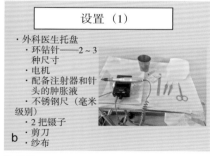

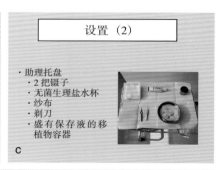

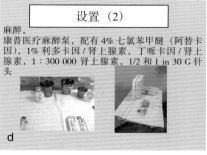

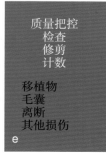

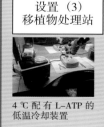

图 8.3 a.案例设置；b.外科医生的托盘；c.助手托盘；d.麻醉盘；e.移植物处理站

范围、手术方式及手术步骤。让患者了解手术持续时间。

步骤 4：标记移植区

根据手术计划，医生标出需要移植的区域。首先用记号笔做标记，以便于擦除和修改。把设计图给患者看，听取他们的反馈意见，直到达成完全一致。然后用永久性记号笔标记之前的设计，并给设计图拍照（这通常是必要的，涉及发际线和颞部时则更为重要。让患者在照片上签名并注明日期）（图 8.4a、b）。

步骤 5：进行术前镇静

在作者的诊所，患者口服 5 mg 地西泮，并舌下含服 5 mg 速效地西泮以镇静。这是绝大多数患者在手术过程中保持放松和舒适所需的。如果有些患者在手术后期感到焦躁不安，则需要另外口服 5 ~ 10 mg 镇静剂。我们不采用注射镇静剂。

步骤 6：确定供区面积和位置，以及毛囊提取密度

在准备供区之前，医生需要计划好每平方厘米要提取多少移植物，以及供区面积需要多大。最好尽可能分散提取（图 8.4 c、d）。

步骤 7：供区剃发

将供区头发剃到标准的长度非常重要，这项工作应由您或有经验的助手来完成。如果头发剃得太短或太长，手术就会变得非常困难，理想的长度是 0.5 ~ 1.0 mm（图 8.5）。在大多数中型到大型手术中，我们通常会让患者在手术前 1 ~ 2 天去专业理发店理发，用 1 号剪发器剪出非常短的发型（图 8.6）。对于移植量 1000 及以下的手术，医生没有必要剃短整个供区的毛发，但仍要保证提取部位充分分散，例如可以只剃短供区的下半部分（图 8.7），或者也可以进行"区域剃除"，即剃除比供区宽 1.5 ~ 3 cm 的区域，然后在愈合时用较长的头发覆盖（图 8.8）。注意事项：采用这种方法时，一定要低密度提取，因为当头发剪短时，就不会在供区形成明显的低密度带（图 8.9）。

目前有两种无须剃发的 FUE 提取方法：不剃发 FUE 和长发 FUE。

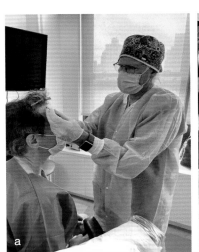
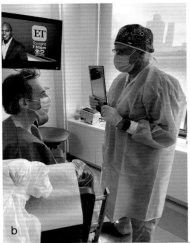
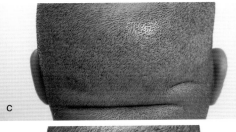
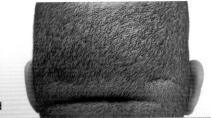

图 8.4　a. 标记发际线；b. 与患者确认设计；c. 毛囊分散提取；d. 分散提取后瘢痕可视性较低

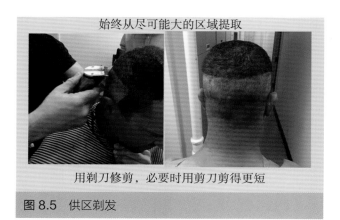

始终从尽可能大的区域提取

用剃刀修剪，必要时用剪刀剪得更短

图 8.5　供区剃发

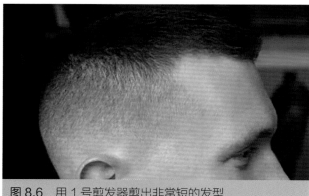

图 8.6　用 1 号剪发器剪出非常短的发型

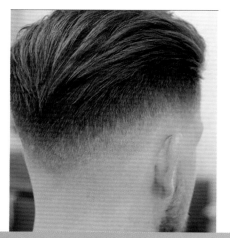

图 8.7　用 1 号剪发器将下方头发剪短

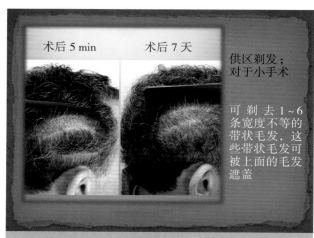

术后 5 min　　术后 7 天

供区剃发；对于小手术

可剃去 1~6 条宽度不等的带状毛发，这些带状毛发可被上面的毛发遮盖

图 8.8　区域剃发

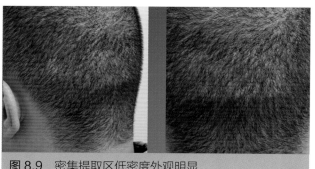

图 8.9　密集提取区低密度外观明显

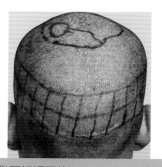

图 8.10　在供区标记网格

麻醉

　　一些医生会在手术开始时对受区和供区同时进行麻醉。如果毛囊提取和移植工作同期进行，这是一个很好的方法。

　　然而，如果受区和供区的麻醉是分开进行的，那么当毛囊提取和种植依次进行时，麻醉效果会更好，持续时间也更长，而且不需要再次注射。通常情况下，首先进行供区毛囊提取，但如果使用受区预打孔的方法，也可先进行受区的操作（重点：在受区打孔之前，医生必须先提取并检测移植物，以确保受区孔的大小和深度是否合适）。

供区麻醉（图8.11）

步骤1：改良环形阻滞

医生用皮肤记号笔标记供区的下边界和末端边界，使用短效局麻药，如1%利多卡因加肾上腺素，或4%阿替卡因加肾上腺素，沿着供区下缘注射一条麻醉线。使用30~32 G细针，从上一个注射部位向下一个注射部位推进针头。振动或用手指轻敲皮肤有助于减轻注射时的不适感。在目标供区的末端，用局麻药注射出一条边界线，从目标区的底部延伸到顶部。有些医生也会在该区上部设置边界，但这并无必要，因为所有的支配神经都是从下部阻断的。

步骤2：表层注射

医生确保局麻药注射在真皮/皮下交界处，注射到该层次可以看到皮肤泛白，这对麻醉剂的持久性至关重要。如果注射到脂肪层，麻药会很快被吸收，患者会感到疼痛，需要多次注射，患者会面临麻药中毒的风险。

步骤3：延长麻醉时间

检查供区是否失去知觉。如果失去知觉的区域超出下边界3 cm或更多，则中途需要进行第二次麻醉。

步骤4：表层肿胀/止血

使用200 mL生理盐水、1 mL1：1000肾上腺素、1 mL40 mg/mL的曲安奈德，配制肿胀液。提取毛囊时，医生在整个供区的表层（真皮/皮下交界处）注射该溶液，以产生止血效果。曲安奈德能减轻术后不适和瘙痒。在受区打孔和种植移植物之前，也可在受区使用该溶液，它能控制出血并有效消除术后肿胀。

步骤5：长效麻醉强化

在短效麻醉剂失效前，或开始手术后约1 h，医生应停止手术并沿供区边界注射0.25%丁哌卡因和肾上腺素，不要等到患者感到疼痛时才给药。术后1 h给药而非初始麻醉时就给药，是为了将短效麻药和长效麻药的持续时间加在一起，而不是使其重叠。同样地，真皮/皮下交界处浅层的注射对于用最小剂量达到并维持最大麻醉效果至关重要。

体位

- 在采集过程中，患者最常见的姿势是俯卧位提取后枕区和邻近头顶部的毛囊，侧卧位提取头顶部和颞部的毛囊。俯卧位时，下巴和前额必须得到舒适的支撑，口鼻畅通无阻（图8.12）。患者的头部必须处于正

1. 使用地西泮进行术前镇静
3. 中间区域使用利多卡因
4. 使用稀释的肾上腺素和生理盐水进行皮下肿胀

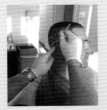
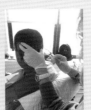

2. 使用阿替卡因进行环形阻滞
5. 再使用丁哌卡因强化麻醉效果

图 8.11　麻醉阶段

俯卧位暴露枕部

侧卧位暴露头顶部和颞部

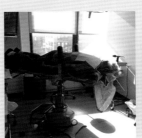
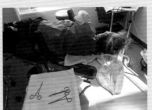

图 8.12　毛囊提取体位

中位置，不能过伸。手术台的头部位置可以略低于脚。

- 外科医生站立或坐在患者头部一侧或上方，大多数情况下医生可以坐着进行手术。
- 手术台必须被抬高到一定高度，以便手术视野清晰，外科医生的颈部和上背部处于放松状态而不紧张。
- 一名助手紧挨着患者的头部站在外科医生的对面（图 8.13）。
- 明亮无阴影的照明至关重要。两个多头LED 手术灯是理想的选择。安装在手术放大镜上的 LED 灯也非常有用（图 8.14）。

提取移植物

- 惯用手握住手柄，手指靠近钻头；手动手柄用拇指和第一指夹持（图 8.15），电

动手柄用拇指、第一指和第二指夹持（图8.16）。
- 非惯用手持纱布，用拇指提供稳定牵引力。
- 在毛囊提取初期的检测阶段，每株移植物都会被转移并进行检查。
- 外科医生以毛囊单位为目标，随机提取毛囊单位，注意避免钻取相邻的毛囊单位，避免直线钻取，也避免过度提取（图8.17）。
- 助手要保持视野清晰，没有血迹。如果出血没有得到很好的控制，医生则必须如上所述注射更多的止血肿胀液（图 8.18）。对于头皮有弹性、活动过度的患者，助手在提取过程中提供牵引力。
- 经过正确方法提取的移植物会从皮肤表面弹出。如果外科医生在提取过程中没有看到这种情况，则说明技术有问题，需要进

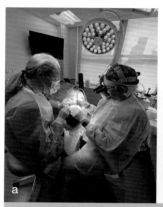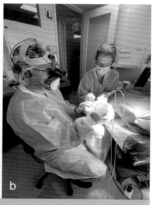

图 8.13　a. 外科医生和旁边的助手；b. 外科医生在患者头侧，助手在旁边

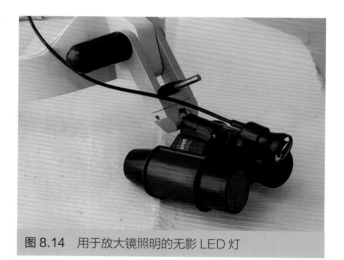

图 8.14　用于放大镜照明的无影 LED 灯

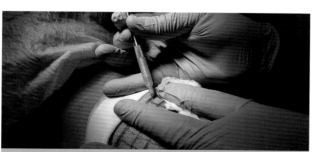

图 8.15　用手动手柄进行毛囊单位提取术（FUE）时手的正确姿势

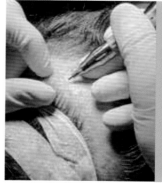

图 8.16　用电动手柄进行毛囊单位提取术（FUE）时手的正确姿势

行调整。

转移移植物

- 钻取的移植物应及时提取并转移到保存液中（视频 8.1）。

- 如果移植物在提取后部分暴露于皮肤外，几分钟后就会脱水，从而损坏移植物。

- 最好的策略是钻取一定数量毛囊后将该区域交予助手，助手随之进行提取。这样可以最大限度地减少暴露于干燥环境中的时间（图 8.19；视频 8.1 和视频 8.2）。

- 在本章第 9 节讨论的手术测试阶段，每个

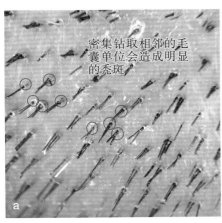
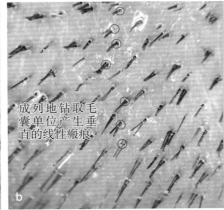
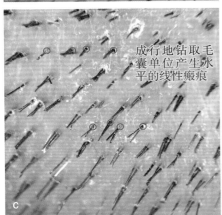
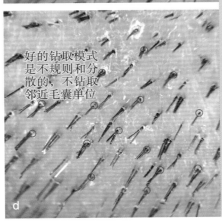

图 8.17 a.钻取模式不佳——移植物过密，距离过近；b.钻取模式不佳——垂直线性钻取；c.钻取模式不佳——水平线性钻取；d.良好的钻取模式

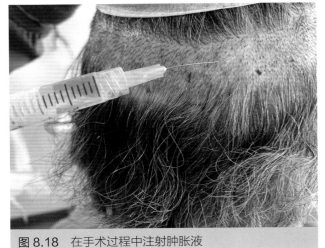

图 8.18 在手术过程中注射肿胀液

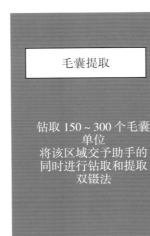
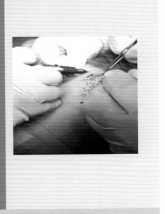

毛囊提取

钻取 150~300 个毛囊单位
将该区域交予助手的同时进行钻取和提取
双镊法

图 8.19 提取移植物

移植物在提取时都应取出并进行观察（图 8.20，视频 8.3）。

- 移植物可以通过多种方法提取：
  - 单镊法——仅夹持表皮附近。
  - 双镊法——一把镊子夹持表皮，另一把镊子夹持隆突下方，同时上提。
  - 双镊法——一把镊子夹持表皮，将移植物向上拉，另一把镊子放置在皮肤上向下推（牵引/反牵引）。
  - 三镊法——如同双镊法，但第二个人同时用第三把镊子向下推。
  - 镊子加 ATOE——ATOE 是一种特殊的镊子，用于收集更多移植物。
  - 本章下一节将提供有关这些选项的进一步讨论和视频。

移植物的储存和护理

- 如果边提取边种植，移植物离体时间不超过 2 h，移植物可在室温下保存在生理盐水或林格氏液中。保存 2 h 后，移植物的成活率开始下降。

- 如果移植物体外保存超过 2 h，则必须使用高级保存液，如含有脂质体 ATP 的生理盐水、4°C 的含有脂质体 ATP 的低温溶液。如果移植物离体时间 < 3 h，制备 PRP（富血小板血浆）过程中产生的副产品——贫血小板血浆也是一种很好的保存液。

- 移植物必须始终完全浸润在溶液中。在显微镜下处理过程中和移植物移植过程中，医生必须小批量地将移植物从溶液中取出，

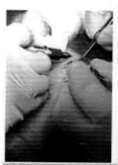
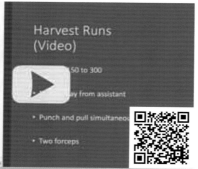

视频 8.1 移植物的收集（https://www.thieme.de/de/q.htm?p=opn/cs/21/1/13647441-ab1 c7a29）

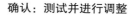
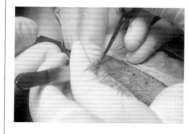

图 8.20 确认阶段

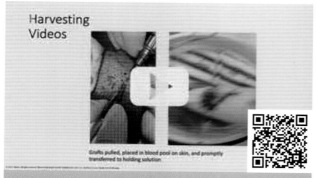

视频 8.2 术中毛囊的转移（https://www.thieme.de/de/q.htm?p=opn/cs/21/1/13647442-e52aa113）

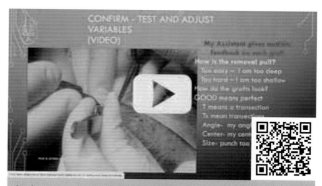

视频 8.3 检查提取的毛囊（https://www.thieme.de/de/q.htm?p=opn/cs/21/1/13647443-290 ca775）

框 8.1　一般原则

A. 使用生理盐水作为保存液
（1）每隔 2 h 或更短时间分批提取和移植
（2）避免在移植毛囊前长时间提取
B. 使用低温溶液 /ATP
（1）贯彻提取和移植过程
C. 先出先种
D. 用镊子
（1）尽可能轻巧熟练
（2）不接触毛球部和隆突部
E. 种植：植入预制的孔中
F. 保持水分：3 min 规则

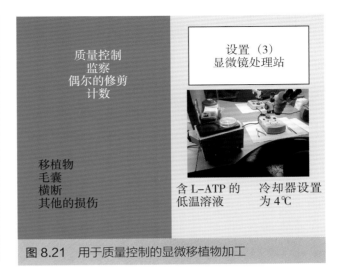

质量控制
监察
偶尔的修剪
计数

设置（3）
显微镜处理站

移植物
毛囊
横断
其他的损伤

含 L–ATP 的
低温溶液

冷却器设置
为 4℃

图 8.21　用于质量控制的显微移植物加工

以免移植物变干。

- 任何时候都必须轻拿轻放，注意避免接触隆突部和毛球部。

框 8.1 总结了处置移植物的一般原则。

质量控制（图8.21）

显微加工移植物对质量控制和质量提升至关重要。

- 需要对移植物进行计数，并按照毛囊单位的数量进行分离。
- 需要对毛囊的离断和其他损伤进行计数和记录。
- 偶尔移植物会有不规则的地方，可能会妨碍种植，这时需要用手术刀进行修剪。

推荐阅读

- Lam SM，Williams KL，eds. Hair Transplant 360：Follicular Unit Extraction（FUE）. New Delhi，India：Jaypee Brothers；2016.
- Become a member of the International Society of Hair Restoration Surgery and attend their meetings and access all the current and past content of the *Hair Transplant Forum International*.

思考问题

Q1.FUE 剃短供区头发的适当长度是多少？

A. 平贴皮肤

B. 2 ~ 3 mm

C. 0.5 ~ 1 mm

D. 1 cm

Q2. 要达到最佳止血效果，肿胀液必须注射在 （　　　）

A. 帽状腱膜下面

B. 真皮浅层

C. 进入皮下脂肪层

D. 进入表皮

Q3. 术前镇静是 （　　　）

A. 所有患者必须参加

B. 可使用低剂量口服镇静剂

C. 需要麻醉医生进行昏睡麻醉

D. 不必要

Q4. 进行 FUE 时最常用的视觉辅助工具是什么？

A. 4.5 倍或更高倍数的手术放大镜

B. 2 倍放大镜

C. 透明普通镜片护目镜

D. 2.5～3.5 倍光学放大镜

答题要点

Q1	C
Q2	B
Q3	B
Q4	A

第二章　毛囊获取

第 9 节
FUE 操作细节

Robert H. True

概述

- 导言
- 患者变量
- 九大关键点
- 毛囊获取

关键点

- 患者的头皮特征各不相同。认识到这些差异并针对这些差异调整毛囊单位提取术（FUE）对于手术的成功非常重要。

- 环钻针设计主要有 3 种：锐头环钻针、钝头环钻针和混合型环钻针。

- FUE 可以通过手动和（或）电动技术进行。

- 在 FUE 的各个阶段都可能出现移植物损伤。准确执行 FUE 过程的各个环节对防止此类损伤至关重要。

- 术者需要掌握操作过程的九大关键点。

- 环钻针的规格、提取的密度和模式是决定 FUE 对供区影响的关键因素。

- 质量控制对于评估和改进结果至关重要。

- FUE 的目标是以最小的创伤和对毛囊最小的损伤，获得最高质量的移植物。

- 当外科医生在供区的不同区域操作时，需要不断进行详细观察和技术调整。

导言

对于普通观察者来说，专家进行毛囊单位提取术（FUE）似乎看起来很简单，但事实上，手术相当复杂，需要高水平的知识、经验和技术才能完美完成。

为了确保更多的患者都能获得最佳治疗效果，医生有必要对 FUE 的技术变量进行全面了解，并具备控制和修正这些变量的能力，框 9.1 对此进行了总结。此外，医生还必须能够识别不同患者头

框 9.1　FUE 的技术变量

A. 插入力度

B. 插入角度

C. 环钻针类型

D. 环钻针直径

E. 环钻针插入深度

F. 环钻针对位

G. 运转类型

H. 运转速度

I. 运转动力

J. 提取方法

K. 毛囊选择

缩写：FUE，毛囊单位提取术

119

皮和毛囊解剖学结构的差异。这些变量见**表9.2**。我们有能力根据患者的不同情况对技术变量进行微小调整，从而确保为更多的患者提供最佳治疗效果（**图9.1**）。

每次提取的目标都是为了实现：

- 移植时尽量减少毛囊离断和毛囊损伤。
- 平均每株移植物包含2~3根或更多毛囊。
- 只需轻微操作（挤压和拉扯会损伤毛囊），移植物就能轻松游离。
- 移植物要"胖胖的"，而不是"瘦瘦的"（因为研究表明这样的移植物成活率更高）。
- 供区毛囊提取痕迹尽可能小（**图9.2**）。

患者变量

虽然大多数患者的头皮和毛囊特征相似，但仍存在很大差异（**框9.2**）。患者头皮上毛囊的大小（宽度和深度）会有所不同。毛囊在真皮层和脂肪层是直的还是弯曲的也会有所不同。毛囊分叉（**图9.3**）是指毛囊在毛囊单位内的解剖分叉。如果出现毛囊分叉，其程度和深度会从轻微到严重不等。医生如果不能识别毛囊分叉并及时调整，就会增加毛囊离断而导致术后效果不佳。供区毛囊结构的复杂程度因患者而异，从非常简

单到非常复杂（**图3.17~图3.19**）。在为每个病例制定毛囊提取策略时，医生必须考虑到这些差异。表皮也可能存在差异，表皮可能只有1 mm厚且柔软，也可能接近2 mm厚且粗糙；或非常坚硬，或介于两者之间。此外，真皮层的弹性、紧致性、纤维性和系力强度也存在差异。最后，毛发

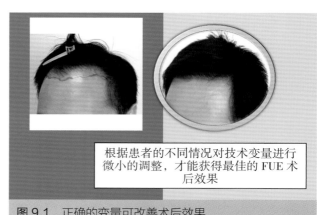

根据患者的不同情况对技术变量进行微小的调整，才能获得最佳的FUE术后效果

图9.1 正确的变量可改善术后效果

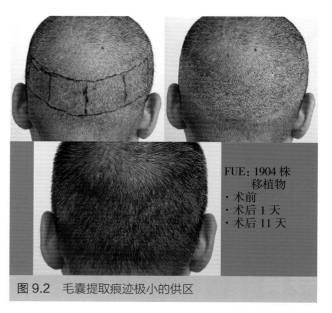

FUE：1904株移植物
- 术前
- 术后1天
- 术后11天

图9.2 毛囊提取痕迹极小的供区

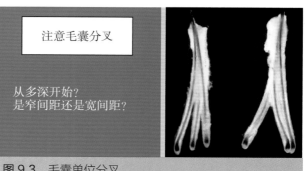

注意毛囊分叉

从多深开始？
是窄间距还是宽间距？

图9.3 毛囊单位分叉

框9.2	FUE的患者变量
毛囊单位	尺寸——宽度和长度
	毛囊分叉、卷曲度、位置和范围
	头发生长角度和方向
	结构复杂性
表皮	厚度和硬度
真皮层和皮下组织	弹性
	纤维性
	系力强度

缩写：FUE，毛囊单位提取术

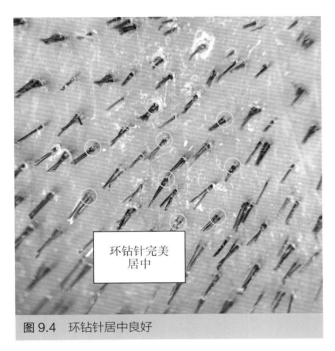

环钻针完美
居中

图9.4　环钻针居中良好

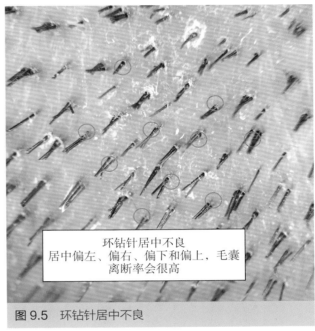

环钻针居中不良
居中偏左、偏右、偏下和偏上，毛囊
离断率会很高

图9.5　环钻针居中不良

的特性、卷曲度、粗细、生长角度和方向也各不相同。

九大关键点

FUE有九大关键点，外科医生必须认识到并进行调整，以获得最高质量的移植物。表9.1对这些变量进行了总结，并在下文中进行了详细说明。我们能够根据患者的不同情况调整技术变量，从而确保为更多的患者带来最佳术后效果。

对位

在大多数情况下，环钻针必须对准目标毛囊的中心。图9.4显示了每次钻取时环钻针都完全对准目标中心的情况。图9.5显示了环钻针居中误差较大时的提取情况。如果环钻针准确对准中心，移植物质量将明显提高，离断率也会降低。当毛囊在真皮层内卷曲时，通过将目标毛囊集中到环钻针的上边缘，可以降低毛囊离断率。图9.6显示了目标毛囊在环钻针中的正确位置。

钻取角度

准确一致地维持环钻针插入角度对提高移植物质量和降低离断率至关重要。最好从侧面观察毛囊生长的角度，从头顶观察头发的方向（图9.7）。如果环钻针的插入角度正确，就不会离断毛囊，但如果插入方向和皮肤夹角过大，毛囊下部就会被离断；如果环钻针的插入角度过小，毛囊上部就会被离断。毛干和皮肤所成角度不一定与毛囊在皮肤内的角度相同（图9.8）。对于FUE而言，头发修剪至0.5～1 mm是最理想的。如果头发剃得过短，就无法观察出毛干与皮肤夹角，如果头发过长，不仅更难将环钻针中心对准头发，而且较长的头发往往会使毛干与皮肤夹角看起来比实际更小（一个很好的初步估计是环钻针插入角度应比头发与皮肤夹角大15°～20°）。

要实现一致、准确地居中和维持环钻针插入角度，医生必须具备出色的视力和手眼协调能力，医生需要集中精力不断练习。术中操作可通过以下方法提升：①佩戴高质量的放大镜（图9.9）。②调整好患者体位和自己的位置，使自己感到舒适，并能清楚地看到目标毛囊及其毛干的角度

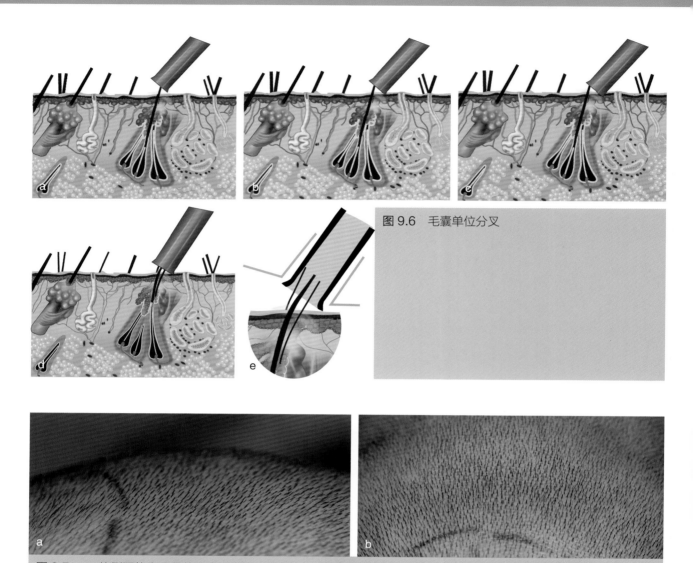

图 9.6 毛囊单位分叉

图 9.7 a. 从侧面能实现最佳观察头发生长角度；b. 从患者头顶向下看能实现最佳观察头发生长的方向

（图 9.10）。③电动操作时，正确地将手柄握在靠近环钻针尖端的位置；手动操作时，握持手柄的背面（图 9.11 和图 9.12）。④将操作手放在头皮上，以保持稳定（图 9.13）。⑤在确定的区域内进行钻取，而不是在较大的区域内跳跃钻取，以尽量减少手部位置的细微变化（图9.14）。

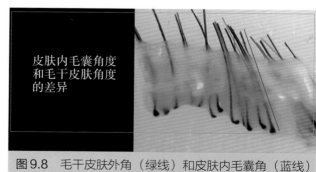

皮肤内毛囊角度和毛干皮肤角度的差异

图 9.8 毛干皮肤外角（绿线）和皮肤内毛囊角（蓝线）之间的差异

环钻针直径

FUE 环钻针的直径为 0.7 ~ 1.2 mm。目前，大多数技术娴熟的外科医生使用的环钻针直径为 0.8 ~ 0.9 mm，直径为 0.95 mm 和 1.00 mm 的环钻针较少使用。这些直径为卡尺测量的环钻针外径（图 9.15）。初学者应从 0.95 ~ 1.10 mm 的环

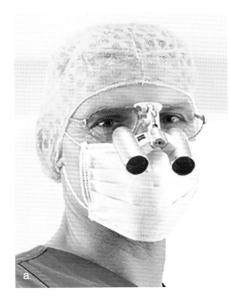

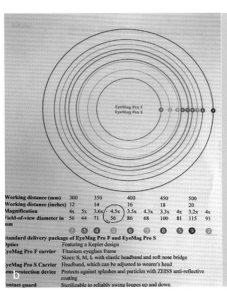

图 9.9 a.放大镜；b.放大镜视野和工作距离

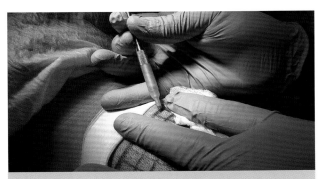

图 9.11 如何握持手动手柄

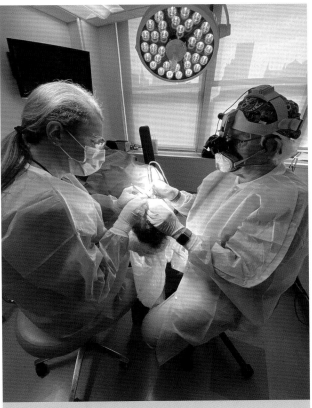

图 9.10 外科医生的正确工作姿势

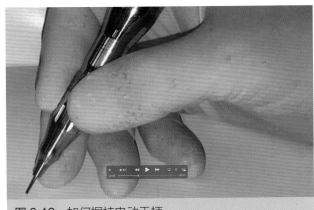

图 9.12 如何握持电动手柄

钻针开始，随着技术和经验的积累，直径逐渐减小。每位患者使用的最佳环钻针直径必须根据手术初始阶段的测试来确定。与直的毛囊相比，弯曲和（或）倾斜的毛囊可能需要使用更大直径的环钻针。

环钻针类型

有 3 种基本的环钻针类型，锐头、钝头和混合型，以及一些其他特殊类型（图 9.16）。锐头环钻针以最小的力量切开组织，可以快速钻取。钝头环

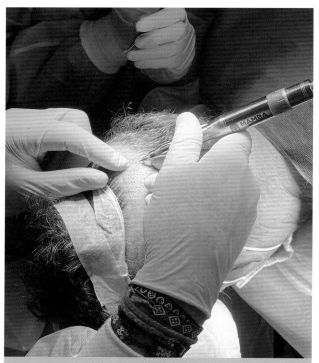

图 9.13　钻取时手在头皮上的正确位置

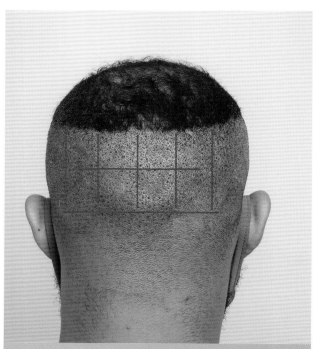

图 9.14　有组织的提取模式是从一个区域到下一个区域，依次从最远的下方开始，到最近的上方结束

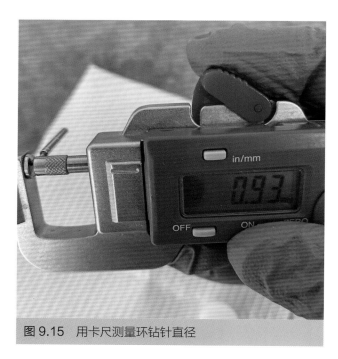

图 9.15　用卡尺测量环钻针直径

钻头和混合型环钻针需要两步插入。第一步，当环钻针旋转或摆动时，将环钻针牢牢固定在表皮上。这将破坏表皮，之后再将环钻针向深层插入（图 9.17）；在没有第一步（啮合）的情况下插入环钻针，会损坏甚至包埋移植物。而锐头钻取只需一步，在环钻针插入时持续推进，此时环钻针通常是旋转或摆动的。

环钻针插入深度

精确控制环钻针的插入深度可能是 FUE 最重要的一步，尤其是使用锐头环钻针时。环钻针必须插入得足够深，克服真皮层和脂肪层的束缚，才能释放毛囊。如果做不到这一点，移植物将很难提取，导致离断或者产生低质量的移植物（图 9.18）。弗朗西斯科－希门尼斯博士的研究表明，头皮毛囊平均直径为（4.16 ± 0.44）mm（图 9.19），长度范围为 3.3 ~ 4.8 mm，立毛肌插入隆突处 1.65 mm 深。对于头皮毛囊来说，环钻针至少要插入超过这个深度，达到 2.5 mm 左右。由于患者

钻针通过移动和压力进行分离。混合型环钻针的顶端较平，外壁可切割组织。钻头和混合型环钻针在插入时不易损伤毛囊近端，尤其是在毛囊分叉的情况下。

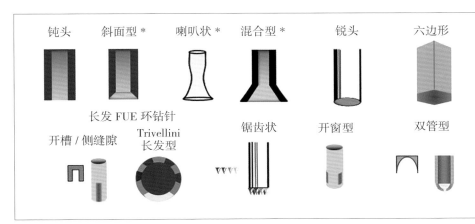

图9.16　不同的环钻针类型（Reproduced with permission from the Journal of Cosmetic Dermatology.）

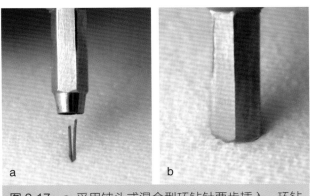

图9.17　a.采用钝头或混合型环钻针两步插入，环钻针的目标是毛囊；b.第一步，环钻针被固定住，直到通过旋转或摆动突破表皮。第二步，将环钻针插入更深的真皮层

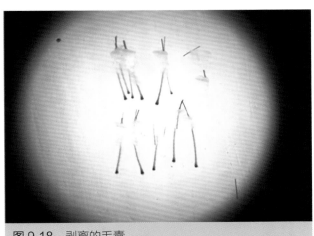

图9.18　剥离的毛囊

头皮区域的差异，也可能需要插入更深。正确的深度必须在每台手术的初始阶段通过测试来确定，不同区域的头皮，毛囊深度也可能不同，因此当在新的头皮区域进行提取时，应重新进行测试（**图9.20**）。如果环钻针插入过深，通常会增加毛囊离断和损伤。每个患者和供区都有一个"最适值"，在这个最适值下可以用最小的力气和精力提取到离断率最低的高质量移植物。

环钻针直径、类型和插入深度：

- 首先选择3个尺寸范围内最大的环钻针直径，例如1.0 mm。
    - 在进行手术时，看看是否有可能以0.05 mm的增量缩小直径，但仍能获得高质量的移植物（1.0～0.95 mm，然后是0.95～0.90 mm）。

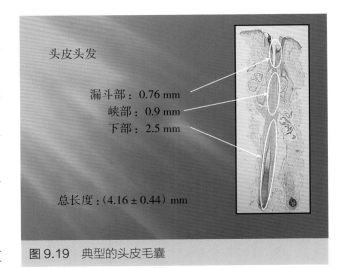

头皮头发

漏斗部：0.76 mm
峡部：0.9 mm
下部：2.5 mm

总长度：(4.16±0.44) mm

图9.19　典型的头皮毛囊

- 随着技能的提高，您可以更换至0.8～0.9 mm直径的环钻针。
- 选择环钻针类型：锐头、钝头或混合型。

- 作为初学者，你应该先选择一种类型来学习，而不是从一种类型跳到另一种类型（如果有条件，最好从混合型开始学起，因为它比锐头环钻针更具容错性）。
- 设定初始打孔深度（在测量和测试移植物后再进行调整）。钝头和混合型环钻针在不增加离断率的前提下，几乎总可以比锐头环钻针插入得更深。
  - 使用锐头环钻针插入深度应为 2.5 ~ 3.0 mm。
  - 使用混合型环钻针插入深度应为 3.5 ~ 4.0 mm。
  - 使用钝头环钻针插入深度应为 4.0 ~ 5.0 mm。
- 许多手柄都可以调节钻取深度的设定。如果没有这种装置，许多环钻针都有内置的深度分界线，或不同深度的标记线。另一种方法是在环钻针上套一个硅胶圈或一段塑料管，然后将其修剪至目标深度（图 9.21）。

插入压力

在使用电动锐头环钻针时，压力要非常小。在使用最锋利的环钻针时，仅手的重量通常就能提供足够的压力。如果环钻针不够锋利或移动速度不合适，医生则需要施加更大的压力。插入的压力会导致目标毛囊附近的皮肤变形，对于锐头环钻针来说，这种变形与离断率增加有关。对于钝头和混合型环钻针，在初始接触阶段压力必须足够大，将环钻针尖端牢牢固定在表皮上，然后随着环钻针插入更深的位置，施加的压力也逐渐减小，这是因为环钻针的移动是分离组织的关键。对于钝头和混合型环钻针，在啮合阶段对皮肤造成一定程度的凹陷实际上会提高性能，这与锐头环钻针不同。

环钻针运动类型

环钻针可直接插入（即在不旋转或摆动的情况下推入组织）。有些外科医生在进行手动锐头 FUE 时会用到这种技术。在插入过程中，环钻针可以旋转 360°，也可以摆动不同的角度。大多数使用锐头手动技术的医生在插入时会在拇指和第一

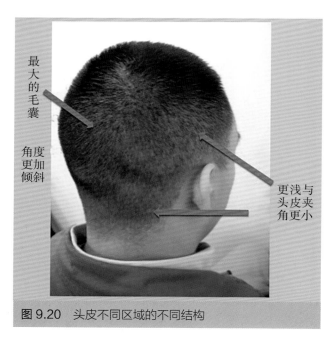

图 9.20 头皮不同区域的不同结构

（图中标注）最大的毛囊　角度更加倾斜　更浅与头皮夹角更小

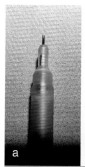
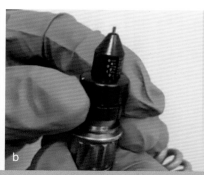
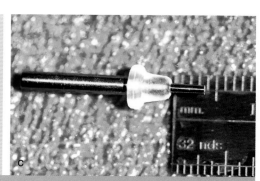

（图中文字）能够对深度进行微调是一大优势，有几种设备可以提供这种功能

图 9.21 a. 手动手柄上的可调深度控制器；b. 电动手柄的可调深度控制器；c. 带硅胶环的可调深度控制器

指之间摆动冲头手柄。电动环钻针旋转或振荡是最常见方式。有些电动环钻针同时提供两种运动模式。摆动的弧度可以很小（50°～60°），也可以很大（180°或更大）。现在有一些可编程设备，可以预设几种环钻针运动方式，使环钻针在通过不同类型的组织时运动方式发生变化（例如，旋转用于表皮，振荡用于真皮层和脂肪层）（图9.22）。

钻取速度和力度

环钻针运动的速度和扭矩也可以改变。对于较硬的组织，理想的速度和力量可能较高，但对于非常柔软的组织，运动速度和扭矩最好低一些。相反，对于极软的头皮，也就是通常所说的"糊状真皮"，高速运动效果最佳。

移植物提取方法

钻取后，医生必须提取移植物，通常是用镊子完成的。作者的首选是菱形持毛镊（图9.23），它们不会滑落或切断移植物。当移植物完全分离时，可以用单个镊子夹住表皮将其取出（图9.24和视频9.1）；当移植物分离不太完全时，可以使用2把镊子，一把夹住表皮，一把夹住隆突下方（重要的是避免触碰隆突处，因为那里的干细胞可能会受损），两把镊子同时提拉移植物（图9.25和视频9.2）。当分离度更小时，可使用2～3把镊子运用牵引或反牵引法，使用两把镊子的方法同上；另一把镊子在移植物被拉出的同时向相反的方向向下推动皮肤（图9.26和视频9.3）。所有这些操作都能最大限度减小移植物在拔出过程中的损伤。强行拔出毛囊的操作会造成损伤，移植物质量会较差。理想的情况是使用一把或两把镊子轻微施力即可提取移植物。另一种常用的方法是使用镊子和辅助提取器械（ATOE）（图9.27）（科尔器械）来提取移植物。

毛囊获取

手术需要多少移植物？是否有可能在一次治疗中提取到目标数量的移植物，或者采取多疗程？至

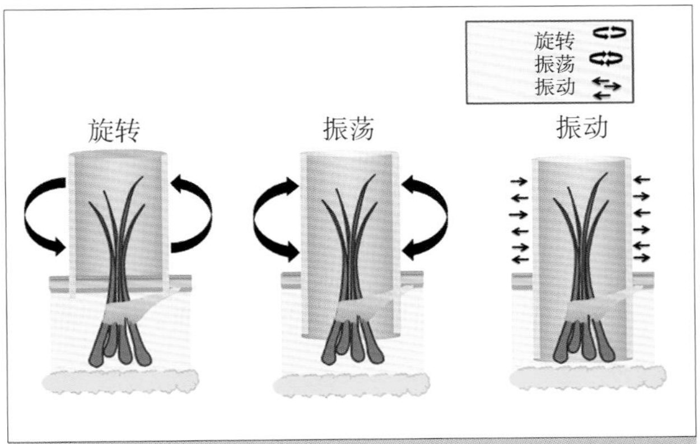

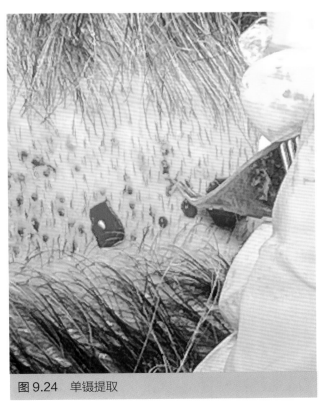

图9.22　不同类型的钻取模式（Reproduced with permission from the Journal of Cosmetic Dermatology.）

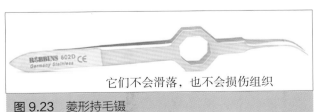

它们不会滑落，也不会损伤组织

图9.23　菱形持毛镊

图9.24　单镊提取

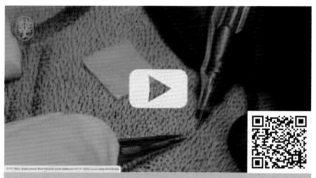

视频 9.1　毛囊的单镊移植物取出法（https：//www.thieme.de/de/q.htm?p=opn/cs/21/1/13647444-16b94f97）

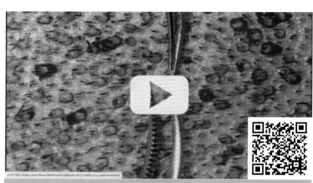

视频 9.2　毛囊的双镊移植物取出法（https：//www.thieme.de/de/q.htm?p=opn/cs/21/1/13647445-5da7ea97）

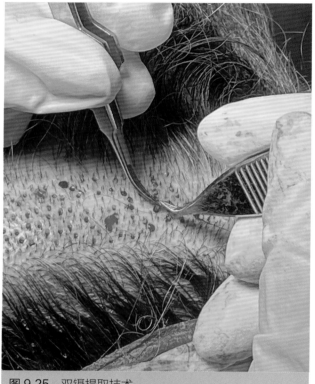

图 9.25　双镊提取技术

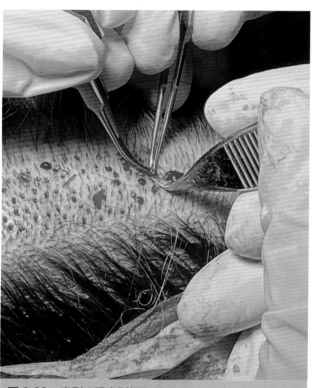

图 9.26　牵引/反牵引提取技术

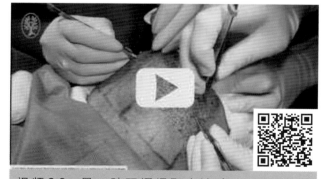

视频 9.3　另一种双镊提取方法（https：//www.thieme.de/de/q.htm?p=opn/cs/21/1/13647446-a13dbc17）

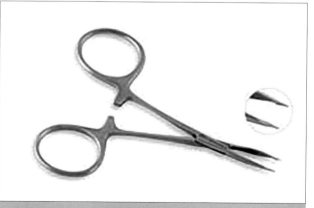

图 9.27　辅助提取器械（ATOE）

关重要的是，要确定患者对毛囊提取的担忧——包括术后即刻和长期的担忧。

毛囊定位

每台手术，外科医生都必须决定提取哪种类型的毛囊单位。这将根据手术计划来决定，其中包括理想情况下提取每种类型（包含不同毛囊数量）移植物的数量。有些毛囊单位包含单根毛囊或两三根毛囊，有时也可能包含四五根毛囊。在很多情况下，单根毛囊的毛囊单位并不能满足发际线区域所需的数量，需要在显微镜下通过体外解剖从多根毛囊的毛囊单位中分离获取。

提取模式

主要指导方针是：

- 不要成行提取，这样会造成线性瘢痕（**图 9.28**）。
- 不要采集相邻的毛囊单位，否则会造成明显的秃块（**图 9.29**）。
- 不要过度提取。
- 保持均匀、分散的提取，以维持最佳供体外观（**图 9.30**）。

- 避免常见错误（**图 9.31**）。

提取密度

外科医生还需要规划提取的密度和环钻针的大小，以获得最佳质量的移植物，同时促进供区的最佳愈合和术后外观。

对于初学者来说，以下是最好的提取方法：

- 首先确定所需的移植物数量。
- 然后确定所需的移植物类型。
- 以头发 $/cm^2$ 和 FU/cm^2 为单位测量供区面积，计算毛囊单位中所含毛囊数量的平均值（**图 9.32**）。
- 仅提取 10 ~ 15 个移植物 $/cm^2$，为确保均匀提取，在供区标记网格（**图 9.33**）。

例如，我们需要为一名 Norwood II 级脱发患者，移植 800 个毛囊单位以改善发际线。他的头发较粗，因此我们希望在发际线边缘移植 300 ~ 400 株单根毛囊；其余部位可以移植 2 ~ 3 根毛囊的毛囊单位。患者枕部密度为 70 FU/cm^2，颞部为 60 FU/cm^2。按每平方厘米提取 15 个毛囊单位计算，需要 54 cm^2 的供区；按每平方厘米提取 10 个毛囊单位计算，需要 80 cm^2 的供区。这种密度可以提供所

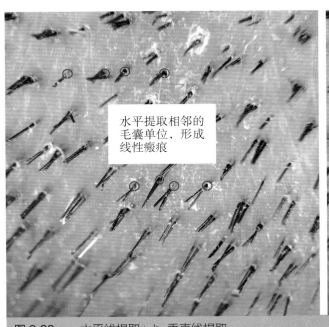

水平提取相邻的毛囊单位，形成线性瘢痕

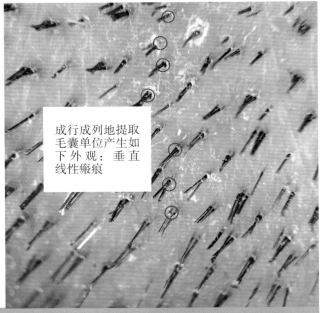

成行成列地提取毛囊单位产生如下外观：垂直线性瘢痕

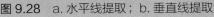

图 9.28　a. 水平线提取；b. 垂直线提取

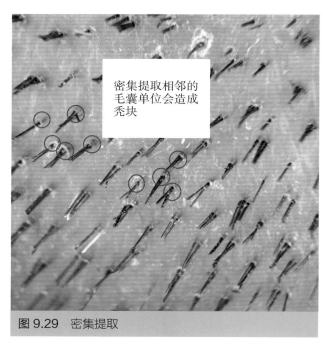

密集提取相邻的毛囊单位会造成秃块

图 9.29　密集提取

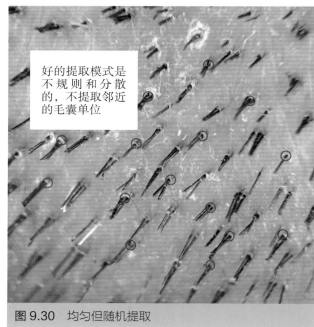

好的提取模式是不规则和分散的，不提取邻近的毛囊单位

图 9.30　均匀但随机提取

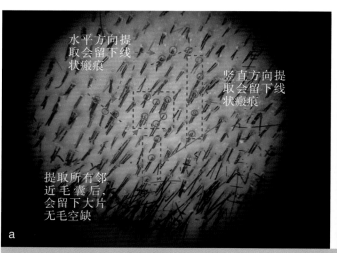

水平方向提取会留下线状瘢痕

竖直方向提取会留下线状瘢痕

提取所有邻近毛囊后，会留下大片无毛空缺

a

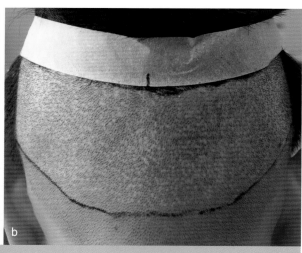

b

图 9.31　a、b. 毛囊获取中的常见错误

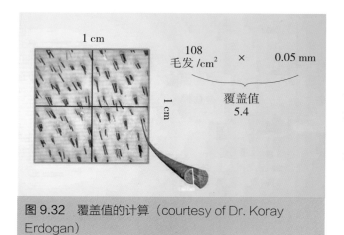

1 cm

1 cm

$$108\ \text{毛发}/cm^2 \times 0.05\ mm$$

覆盖值
5.4

图 9.32　覆盖值的计算（courtesy of Dr. Koray Erdogan）

需的移植物数量，而不会造成供区的外观问题。因此，无论手术大小，最好尽可能分散地提取毛囊。如果在提取前对受区进行预打孔，则应采集一些移植物进行测量和测试，这样才能使受区打孔达到合适的深度。

提取位置

有 2 个关键的考虑因素：
什么类型的毛囊最适合这个区域的移植？
例如，发际线和颞角需要单根毛囊移植。头皮中部，最好采用双根、3 根和 4 根毛囊的毛囊单位

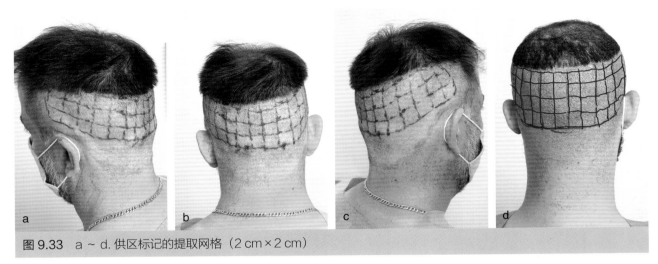

图 9.33　a ~ d. 供区标记的提取网格（2 cm×2 cm）

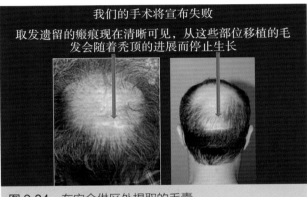

图 9.34　在安全供区外提取的毛囊

①测试

②测量和观察

③调整变量

④提取

⑤重复

图 9.35　移植物测试作为 FUE 步骤的一部分

进行移植。什么是最佳的移植物来源？例如，如果您要移植眉毛，则应从鬓角、后颈和耳上区获取毛囊。如果主要是为了增加头皮中部的毛发密度，那么可以从枕上区和头顶区提取毛囊，因为这两个区域的双根和 3 根毛囊单位密度最高，而且毛发直径通常也最大。

我们是从"安全供区"提取的吗？

Walter Unger 博士首先提出了"安全供区"的概念。

他对 216 名 65 ~ 79 岁的男性进行了研究，结果表明，秃发过程中的幸免区为：6.5 cm 宽的颞部头皮，8.5 cm 宽的头顶部头皮，7.1 cm 宽的枕部头皮（图 3.11）。

科尔定义了供区提取的主要区域和次要区域（图 3.12），供区提取的尺寸建议略有不同。虽然在某些情况下，超出这些区域并不是完全错误的，但维持

这个范围内进行提取肯定是更明智的，尤其是对于年轻男性。问题在于，在安全供区之外，毛囊可能会受到男性型脱发逐渐进展的影响，因此不会像在安全供区内提取的毛囊维持较久的效果（图 9.34）。

试验移植物的作用和提取步骤（图 9.35）

- 测试。
- 测量和观察。
- 调整变量。
- 提取。
- 重复。

测试阶段

医生提取并仔细检查 8 ~ 10 株移植物。

是否有离断？离断率如何？离断的位置——浅

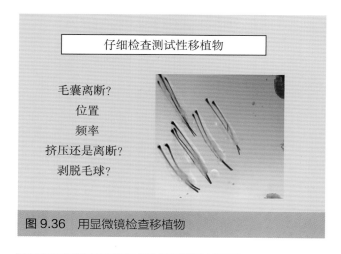

仔细检查测试性移植物

毛囊离断？
位置
频率
挤压还是离断？
剥脱毛球？

图9.36　用显微镜检查移植物

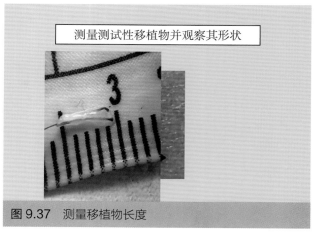

测量测试性移植物并观察其形状

图9.37　测量移植物长度

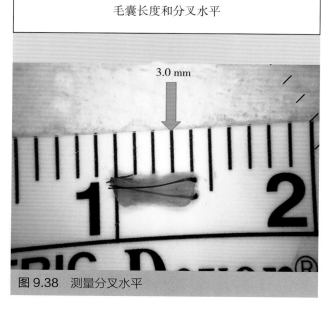

毛囊长度和分叉水平

3.0 mm

图9.38　测量分叉水平

（图9.38）。

调整变量

　　如果在测试移植物中发现许多毛囊离断情况，这可能意味着环钻针的中心偏离，或插入角度错误，或环钻针直径太小，无法满足毛囊单位的大小，或环钻针插入太深。如果离断面集中在移植物的一侧，这表明居中定位和（或）插入角度有偏差。医生集中精力准确对准环钻针中心，然后稍微向上或向下调整插入角度来纠正这一问题。如果重新检查环钻针中心定位和插入角度后发现毛囊离断问题仍然很多，可考虑将环钻针直径增加0.5 mm。如果大部分离断面都在移植物较深的部位，靠近毛球部，并且看到明显的卷曲或分离，则可能是环钻针插入过深。在使用锐头环钻针时，由于分叉的毛囊会接触到锋利的切面，因此毛囊分离问题尤为严重。混合型和钝头环钻针在钻取卷曲和分叉毛囊时更有优势，因为它们可以插入得更深而不会切到毛囊。如果发现很多毛囊断裂和粉碎情况，通常的原因是冲头插入的深度不够，无法克服阻力，医生必须施加更大的镊子夹取力才能拔出钻取的毛囊，有时只需将环钻针刺深几毫米就能克服这一问题。但有时环钻针插入更深会导致更多的毛囊离断，尤其是使用锐头环钻针时。钝头和混合型环钻针几乎总是可以深入1 mm或更深，而不会增加毛囊离断，同时还能减少提取时的创伤。医生必须要在毛囊离断和提取的难易程度之间找到适当的平衡点，如果无法通过调

层还是深层，移植物的上表面还是下表面，左侧还是右侧？这些信息会告诉你，你的技术出了什么问题。

　　毛囊是否被挤压或离断？这种损伤表明在使用镊子提取毛囊时用力过猛。是否存在裸露剥离的毛囊和毛球，这表明环钻针插入的深度不足以克服真皮层的阻力（**图9.36**）。

测量和观察

　　在检查移植物时，要仔细观察其形状。毛囊是否弯曲或卷曲？是否平展？测量移植物的长度（**图9.37**）。如果存在分叉，测量明显分叉的位置

整环钻针进针深度来实现，则应改变环钻针类型或运动模式。

进行毛囊提取

一旦调整了变量并克服了质量问题，就可以开始在邻近的供区进行毛囊提取（图9.39，视频9.4）。

重复

但是，如果操作被打断或进行供区其他部位的毛囊提取，最好停下来再做一次测试，因为可能需要进行新的调整（图9.40a）。

医生提取毛囊的过程中，和助手保持距离，这样助手就可以跟着医生一起提取移植物，而医生则继续钻取毛囊，这样做非常高效。助手还能在医生钻取时不断提供毛囊质量的反馈。当助手钻取移植物时，不能看它们，因为需要集中精力钻取——瞄准特定的毛囊，控制钻取的密度和模式。不过，助手会在提取移植物的过程中进行监控，并不断向医生提供口头反馈。他们使用一种语言代码，助手说"T"代表离断，"Ts"代表多个离断，还有"需要更深""过于深""角度"等。代码会提示医生保持或及时更改相关变量设定（图9.40b，视频9.5和视频9.6）。

针对非洲裔人群的技巧

标准的FUE技术对非洲血统的人或头发极度卷曲的人效果不佳，因为头发不仅在皮肤外卷曲，而且在皮肤内也卷曲。这种内部卷曲导致毛囊离断率很高。

皮内弯曲的程度各不相同，作者提出了3种基

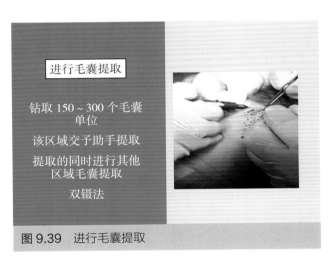

进行毛囊提取

钻取 150～300 个毛囊单位

该区域交予助手提取

提取的同时进行其他区域毛囊提取

双镊法

图 9.39　进行毛囊提取

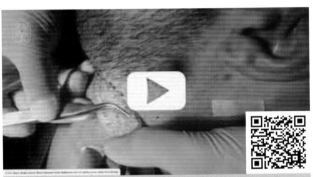

视频 9.4　自 动 计 数 的 FUE 仪 器（https://www.thieme.de/de/q.htm?p=opn/cs/21/1/13647447-7a83 cd9b）

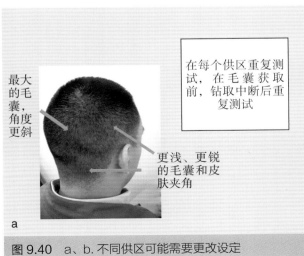

最大的毛囊，角度更斜

在每个供区重复测试，在毛囊获取前，钻取中断后重复测试

更浅、更锐的毛囊和皮肤夹角

a

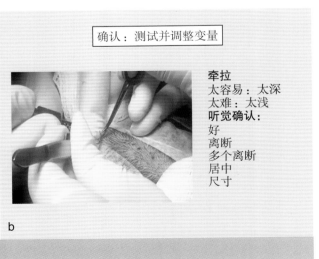

确认：测试并调整变量

牵拉
太容易：太深
太难：太浅
听觉确认：
好
离断
多个离断
居中
尺寸

b

图 9.40　a、b. 不同供区可能需要更改设定

本的卷曲类型：C 形、J 形和近端弯曲。C 形是毛囊提取最困难的类型（图 9.41）。

进行非洲裔 FUE 有 4 个关键点。①使用混合型或钝头环钻针。②使用直径稍大的环钻针：0.95 mm。③环钻针插入角度要几乎垂直。④将毛发对准环钻针的顶部（图 9.42 和图 9.43）。

欲了解更多详情，请参阅视频 9.7，观看有关该主题的视频解说。

移植物质量

作者制定了判断移植物质量的形态学指数。该论文发表在《毛发移植国际论坛》，根据形态，FUE 获取的移植物可分为 4 个等级。这些差异会影响植发的难易程度和毛囊的成活率。这就是移植物质量指数（GQI）的基础，它是对 FUE 进行质量控制的实用工具。

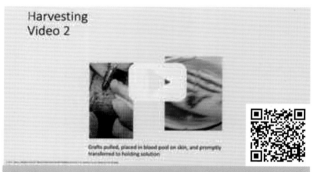

视频 9.5　FUE 期间的确认阶段（https://www.thieme.de/de/q.htm?p=opn/cs/21/1/13729089-2b6fe3aa）

视频 9.6　毛囊切割和拔出一体的 FUE 仪器（https://www.thieme.de/de/q.htm?p=opn/cs/21/1/13729090-6a2a258b）

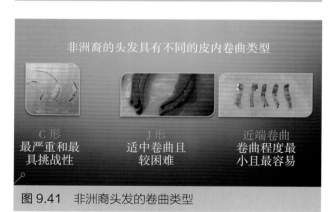

图 9.41　非洲裔头发的卷曲类型

图 9.42　非洲裔毛囊正确钻取角度

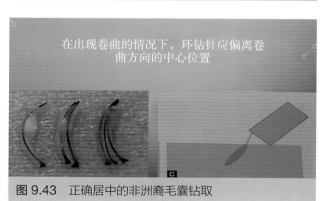

图 9.43　正确居中的非洲裔毛囊钻取

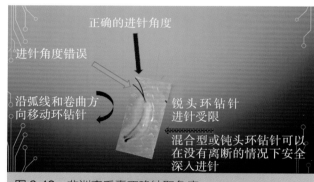

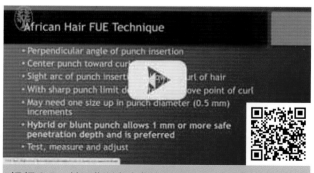

视频 9.7　关于非洲裔头发的 FUE 介绍（https://www.thieme.de/de/q.htm?p=opn/cs/21/1/13647448-f9615b2d）

GQI 分为 4 个等级：

1 级：移植物没有离断或受损的毛囊，边界光滑规则，毛囊整体有周围组织包绕，毛球下方有非毛囊组织（图 9.44）。

2 级：移植物与 1 级相似，但毛囊周围组织较少，毛球部以下无组织。也没有离断和毛囊损伤（图 9.45）。

3 级：移植物有极度的人为的分离，下部 1/3 ~ 1/2 的毛囊周围组织被剥离（图 9.46）。

4 级：移植物含有离断和受损的毛囊，移植物边缘不规则且离断的毛囊可能会从移植物中突出，有些毛囊可能会被剥离并出现人为分离（图 9.47）。

表 9.1 总结了各 GQI 等级移植物的不同特征。表 9.2 为如何用 GQI 对病例进行评分的示例。计算 GQI 分数的方法如下：1 级移植物得 1 分，2 级移植物得 2 分，3 级移植物得 3 分，4 级移植物得 4 分。总分除以移植物总数得出 GQI 分数。分数越低，表示移植物越具有有利的特征：更容易移植，更容易存活。2 分以上分数越高，表示移植物的数

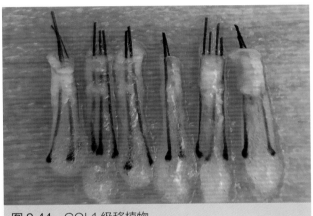

图 9.44 GQI 1 级移植物

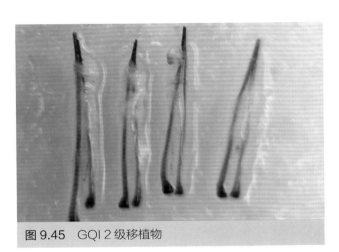

图 9.45 GQI 2 级移植物

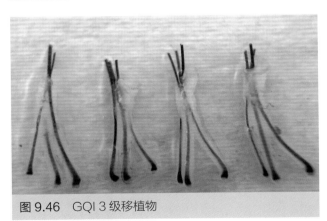

图 9.46 GQI 3 级移植物

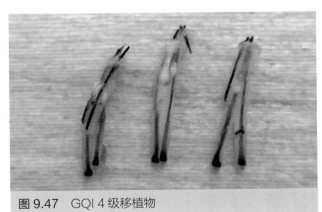

图 9.47 GQI 4 级移植物

表 9.1 移植物质量指数（GQI）等级的区别特征

GQI 等级	分离	离断	毛囊剥离	移植边缘	支撑组织	毛囊下方的组织
1	仅结构性	无	无	平滑而规则	丰富	有
2	仅结构性	无	无	平滑而规则	稀少	没有
3	极少人为	一些	常见	光秃秃的毛囊	没有	没有
4	部分人为	常见	偶尔	不规则且突出离断的毛囊	不规则	没有

表9.2　使用移植物质量指数（GQI）评分

GQI 等级	移植数量	点数	
1	1250	1250	
2	250	500	
3	95	285	
4	45	180	
总计	2640	2215	GQI 分数 1.35

表9.3　毛囊单位提取术（FUE）的质量控制

统计学测量	供区密度
	打孔插入
	压断的移植物
	裸露的移植物
	断裂的移植物
	部分离断的移植物
	完全离断的移植物
	包埋的移植物
	移植物丢失
	可用于移植的移植物
	无法进行移植的移植物
计数和频率	移植物缺失率
	毛囊离断率
	移植物离断率
	每株移植物毛发平均数量
	每株移植物的毛囊数量
	预期成果
移植物形态	移植物质量指数（GQI）

量越多，其特性越差：越难在没有创伤风险的情况下移植，移植物存活率越低。

GQI 是 FUE 整体质量控制措施的一部分。表9.3 概述了这些措施。本章第 14 节是标准化的FUE 术语，包括如何测量和计算这些质控指数。

有关 GQI 的详细讨论见视频 9.8，这是关于这一主题的视频讲述。

推荐阅读

- A 2019 guide to currently accepted FUE and implanter terminology. Hair Transplant Forum Int May 2019；29（3）：98–106.
- Hair Transplant Forum Int 2016；26（4），FUE Roundtable Focus Issue.

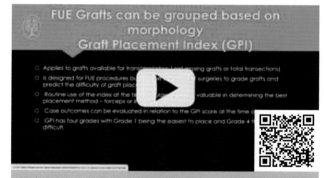

视频 9.8　移植物质量指数的介绍（https：//www.thieme.de/de/q.htm?p=opn/cs/21/1/13729152-63 cdd53b）

思考问题

Q1. 锐头环钻针的初始钻取深度设置是（　　　）

A. 3 ~ 4 mm

B. 2.5 ~ 3 mm

C. 0.5 ~ 2.5 mm

D. 0.5 ~ 4.5 mm

Q2. 您如果在手术中发现毛囊离断率很高，提升哪些技术可以降低毛囊离断率？

A. 改用直径较小的环钻针，提高环钻针运行速度，或更换倍数低的放大镜，以增加视野

B. 改变环钻针类型和它的运动模式，使环钻针进针深度变浅

C. 增加环钻针的进针力度，注射更多肿胀液，更换其他的供区位置进行操作

Q3. 哪种 GQI 等级的移植物特征伴有过度外翻的毛囊变形？

A. GQI 3 级

B. GQI 1 级

C. GQI 4 级

D. GQI 2 级

Q4. 在具有非洲裔毛发特征的病例中，什么样的技术调整可以降低毛囊离断率？

A. 环钻针进针角度更小

B. 将混合型环钻针更换为锐头环钻针

C. 将目标毛囊朝向环钻针的顶端

D. 将环钻针插入得更深

Q5. 应避免哪些毛囊提取方式？

A. 提取相邻的毛囊单位

B. 从供区的底部到顶部成列提取相邻的毛囊单位

C. 从供区的左侧到右侧成行提取相邻的毛囊单位

D. 以上皆是

Q6. 在钻取移植物后进行提取时，毛囊哪些部位不能用镊子夹取？

A. 隆突和毛球部

B. 表皮和峡部

C. 漏斗部和毛干

参考文献

[1] Beehner ML. Comparison of survival of FU grafts trimmed chubby, medium, and skeletonized. Hair Transplant Forum Int 2010；20（1）：1–6.

[2] Gupta AK, Bruce A, Trivellini R, et al. Innovations hair restoration surgeons have made to adapt to the challenges of follicular unit excision. J Cosmet Dermatol 2020；19（8）：1883–1891.

[3] Jimenez F, Izeta A, Poblet E. Morphometric analysis of the human scalp hair follicle：practical implications for the hair transplant surgeon and hair regeneration studies. Dermatol Surg 2011；37（1）：58–64.

[4] Unger W. The donor sites. In：Unger W, ed. Hair Transplantation. 3rd ed. New York：Marcel Dekker Inc.；1995：183–212.

[5] True RH. Graft quality index：a morphologic classification of follicular unit excision（FUE）grafts. Hair Transplant Forum Int 2018；28（2）：45–53.

[6] Beehner ML. Comparison of survival of FU grafts trimmed chubby, medium, and skeletonized. Hair Transplant Forum Int 2010；20（1）：1–6.

[7] Harris JA. Follicular unit extraction. Facial Plast Surg Clin North Am 2013；21（3）：375–384.

[8] Cole JP. Status of individual follicular group harvesting. Hair Transplant Forum Int 2009；19（1）：20–24.

[9] Crisostomo M. Comparison of survival in FUE vs. FUT grafts. Italian Society of Hair Science and Surgery, Venice Italy, May 2017.

[10] Beehner ML. FUE vs. FUT–MD：study of 1, 780 follicles in four patients. Hair Transplant Forum Int 2016；26（4）：160–161.

[11] Josephitis D, Shapiro R. FUT vs. FUE graft survival：a sideby–side study of 3 patients undergoing a routine 2, 000+ graft hair transplantation. Hair Transplant Forum Int 2018；28（5）：179–182.

答案

Q1	B
Q2	B
Q3	D
Q4	C
Q5	D
Q6	A

第二章 毛囊获取

第 10 节
FUE 设备和操作要点

Robert H. True

> **概述**
>
> · 前言

前言

对于初涉该领域的外科医生来说，在开始进行毛囊单位提取术（FUE）时，对于选择合适的技术和设备有时可能会感到非常困惑和担忧。市场上有大量的制造商和设备。电动设备的特性差异很大，在所有的提取仪设备和制造商中，怎样选择比较好？为什么如此选择呢？作者认为，与其提供一份可能会让你感到困惑的目录，不如向你介绍作者认为 FUE 技术和设备的最佳选择。需要说明的是，作者在这些建议中没有任何商业利益。作者所选择的 4 种设备是当今最好的。1 种是手动 FUE 提取设备，3 种是电动 FUE 提取设备。学习并掌握如何使用手动 FUE 设备和 3 种电动 FUE 设备中的一种，将使你的工作达到很高的水平。表 10.1 介绍了最常用的 FUE 电动设备的特点。Harris SAFE 系统、Trivellini Nano 系统和 Devroye WAW 系统作为首选。为了介绍这些设备和技术，作者将采用访谈的形式，采访 4 位杰出的国际知名外科医生，他们不仅是这些技术的开发者，而且一直非常积极地在世界各地教授这些技术。Emorane Lupanzula 医生（比利时）将介绍锐头手动 FUE 提取技术；Jean Devroye 医生（比利时）将介绍 WAW/ 混合型环钻针系统；James Harris 医生（美国）将介绍 SAFE/ 钝头环钻针系统；Roberto Trivellini 博士（巴拉圭）将介绍 Nano（Mamba）系统，Marie Schambach 博士（危地马拉）和 Tony Ruston 博士（巴西）也将

发表评论。所有的讲解都细致入微并包含很多技巧，且配有精彩的视频。

在探讨这些技术之前，先解释一下表 10.1 中作者没有列入首选的设备有：配有可编程或简易便携式电机的锐头环钻针电动设备，NeoGraft 和相关的吸引设备，以及 FUE 机器人设备 Artas。

FUE 于 2001—2002 年间首次应用于临床。在这一技术发展之初，手动和电动锐头环钻针系统是主流毛囊提取设备。此后，这些方法得到了改进和广泛应用。锐头环钻针系统面临的最大挑战可能是如何最大限度地减少毛囊离断。2003—2004 年，Harris 博士推出了钝头 SAFE 系统，并证明这种方法可以显著减少毛囊离断率。这种方法现在仍然广受欢迎。大约 10 年后，Devroye 博士发明了 WAW 和混合型环钻针系统，创新性地将微型振荡环钻针与混合型环钻针设计相结合，使切口远离毛囊。它很快就成为一种既能获得高质量移植物，又能最大限度减小创伤和毛囊损伤的方法。最近，Trivellini 医生又开发了他的多相 Nano 系统，这可以说是迄今为止最先进的 FUE 设备。该领域的趋势是从电动锐头环钻针系统向 SAFE、WAW 和 Trivellini 系统转变。这一趋势最大限度地减小了供区创伤、降低毛囊离断率、提升了移植物质量并提高了手术效率，使 FUE 有了明显的改进。

- 为什么作者不推荐使用 Artas 机器人 FUE 设备？简单地说，它提取移植物的技术已经过时了。它先用一个锐头带棱环钻针进行浅层切割，然后再用一个直径较大的钝头

表 10.1　常用电动 FUE 设备的特点

设备	环钻针形状	环钻针尖端	环钻针运行模式	深度控制	触控	脚踏板	抽吸	保湿
可编程科尔隔离装置（PCID）及类似设备，例如韩国、印度	圆形 窗口形	锐头 锯齿状	旋转 振荡 旋转振荡	是	否	是	否	否
Devroye WAW FUE 系统 [a, b]	混合型 旋风形	平滑形 外锯齿状	振荡	否	否	是	否	否
Harris SAFE Scribe（SAFE）[b]	圆形 六边形	钝头	旋转 振动	否	否	是	否	否
Trivellini Nano（Mamba）系统 [b]	外边缘形 喇叭状 长发形	混合型 卡槽混合型	旋转 振荡 旋转振荡 振动	是	是	是	是	否
ARTAS	第一轮 双环钻针 第二轮	锐头 钝头	旋转	是	否	否	否	否
NeoGraft/OmniGraft [c]	圆形	锐头	旋转	否	否	否	是	否
便携式，如 True Device、卡尔涡流、Ertip 等	圆形	锐头 锯齿状	旋转	是	否	否	否	否

a 2021 年发布的新版 WAW 具有深度控制、触摸响应和吸力功能

b 作者推荐的设备

c 非常类似的设备有 SmartGraft、FUTOR 和 Altera

环钻针进行深层切割。环钻针只在旋转时移动，钻取口径通常比作者推荐的系统要大。它不使用混合型环钻针设计，不能用于所有头皮毛囊的提取，也不能用于胡须和体毛毛囊的提取。到目前为止，它显然是最昂贵的设备。如果它明显优于其他设备，那么这种高额费用是合理的，但事实并非如此。有很多备受推崇的植发医生使用过机器人设备后都放弃了它。作者认为，除非研发人员改变环钻针设计和运动模式，采用混合型环钻针，使用振荡、振动、抽吸等更现代的方法，否则机器人设备将无法达到顶尖技术水平。

· 为什么作者不推荐 NeoGraft、SmartGraft、FUTOR 和 Altera 等抽吸设备？同样地，作者的反对意见也是基于技术上的限制。使用这些设备，移植物需要被吸入收集器中。要做到这一点，锐头环钻针必须插入得很深。但这是一个难题，因为我们知道，对于锐头环钻针来说，深度的控制是至关重要的。进针越深，毛囊离断率越高，而这些提取仪的环钻针进针深度往往比想象中要深。第二个问题是这些设备通常采用的环钻针设计。它们很锋利，但又不是足够的锋利，它们通常有外斜面，环钻针直径较大。环钻针之所以没有采用其他设计，使其更符合现代设计的最佳要求，都与抽吸移植物的工作需要相关。

这些设备的另一个方面的问题不是技术问题，而是与制造商推广的相关实践模式有关。他们通常会把设备卖给没有接受过植发手术培训的医生，然后提供没有执照的技术人员与设备一起进行实际手术。这不仅有风险、不道德，而且在许多国家和地区都是违法的。

- 为什么作者不推荐电动锐头设备？ 10 多年来，作者一直使用电动锐头设备作为 FUE 的首选设备，效果非常好。但当作者转而使用以 SAFE、WAW 和 Mamba 为代表的新模式时，效果更好。由于移植物质量更好、伤口更小、毛囊离断率更低，许多其他技术熟练的从业人员也不再使用电动锐头设备。

- 为什么作者推荐手动锐头设备？ 当今世界上一些最好的 FUE 手术都是用这种设备完成的。技术娴熟的医生能够最大限度地减小毛囊离断率，获得较高的移植物质量，效率高到单日手术可完成 2000 个单位以上的移植物提取。使用小直径的环钻针，伤口更小，最终在不耗尽供区毛囊的情况下收获大量高质量移植物，这就是精湛的外科手术。要掌握这项技术，医生必须拥有一双触感细腻、手眼协调的双手。在学习这种技术的过程中，医生会对 FUE 产生一种"手感"，这种"手感"也可以转化为对电动设备的有效使用。另一个好处是，在所有技术中，此设备的成本最低——这是刚起步时的一个重要考虑因素。

现在让我们详细了解一下推荐的设备。

I. 手动 FUE 技术

Emorane Lupanzula

引言

　　Emorane Lupanzula 医生是手动 FUE 技术的大师。他技术精湛，始终如一地呈现出作者所见过的最完美的术后效果。手动 FUE 的最大优势在于它是所有 FUE 技术中设备成本最低的一种。不过，它要求外科医生具有出色的手眼协调能力和灵敏的双手。我们很荣幸地请到了 Lupanzula 医生为我们详细介绍他是如何一步步操作手动 FUE 设备的。这段描述还附有一段精彩的视频（**视频 10.1**）。

环钻针的安装及调试

　　作者使用的是科尔仪器公司生产的手动手柄。这种手柄轻便舒适，最重要的是它有一个可调节的深度控制装置，这对锐头环钻针的使用非常重要。它有 5 个部件（**图 10.1**）：

（1）手动手柄。

（2）深度控制螺丝。

（3）套环和插座。

（4）提取仪支架。

（5）手动（锐头）环钻针。

（6）深度控制盖。

设置方法：

· 用手动扳手拧紧深度控制螺丝。

· 将套环插入插座，拧上手柄，但保持套环松动。

· 将环钻针插入套环并拧紧套环，以牢牢固定环钻针。

· 插入深度控制盖并拧紧，直至达到所需的深度。

　　在深度控制盖上，每条线对应 1 mm 的深度。刻度范围为 0～5 mm。例如，如果需要的深度是 3 mm，则通过深度控制盖的窗口（**图 10.2**）调整环钻针至第 4 行。

　　环钻针的尺寸为 0.6～1.2 mm。作者经常使用 0.9 mm 和 0.85 mm 的锐头环钻针。对于头发非常卷曲的非洲裔患者，作者使用直径为 0.95 mm 的环

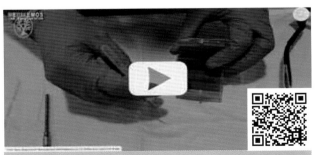

视频 10.1　手动 FUE 演示（https://www.thieme.de/de/q.htm?p=opn/cs/21/1/13647449-8f4d1066）

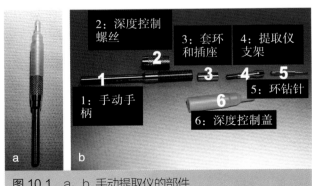

图 10.1　a、b. 手动提取仪的部件

钻针。

环钻针的直径根据毛发的直径选择。这些环钻针是硬化不锈钢材质（图 10.3）。

这种环钻针具有薄壁、内斜面和普通尖端。也有尖端锋利的锯齿状环钻针，但作者认为它们太锋利了，所以从来不使用。这些环钻针可以使用 6000 ~ 10 000 次。如果使用锯齿状环钻针，毛囊离断率会增加。

辅助设备

工具：
- 带有锐头环钻针的手动提取仪手柄。

- 右手使用的 EET 50（埃莫兰提取工具 50）。
- 左手使用的拔毛镊（弯且短）。
- 4 号或 5 号移植用的直镊（图 10.4）。

放大镜

作者使用的是 6 倍的 Heine 放大镜（与目标的距离为 340 mm），它们很轻，易于调整和固定（图 10.5）。

手术灯

作者更喜欢马赫博士设计的光源（LED 130）。

其特点是重量轻、冷光、亮度可通过聚焦模式增减，而且耐用（图 10.6）。

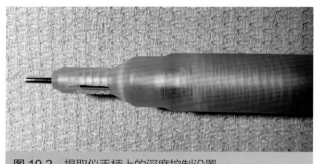

图 10.2 提取仪手柄上的深度控制设置

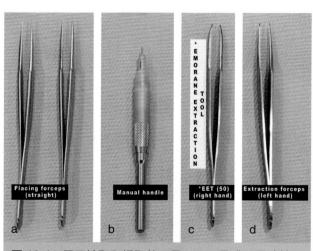

图 10.4 用于钻取和提取的工具。a. 4 号或 5 号移植用的直镊；b. 带有锐头环钻针的手动提取仪手柄；c. 右手使用的 EET 50（埃莫兰提取工具 50）；d. 左手使用的拔毛镊（弯且短）

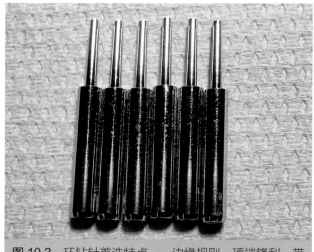

图 10.3 环钻针首选特点——边缘规则、顶端锋利、带有内斜面和壁薄

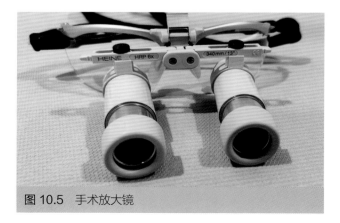

图 10.5 手术放大镜

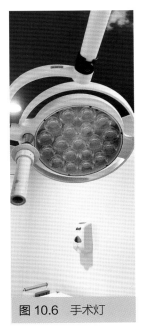

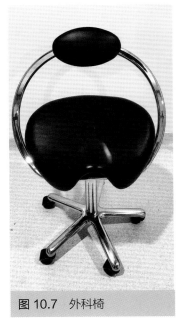

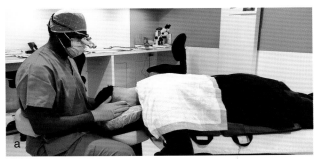

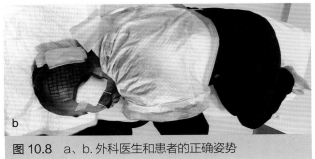

图 10.6 手术灯   图 10.7 外科椅   图 10.8 a、b.外科医生和患者的正确姿势

外科椅

有靠背的软垫椅子。这种椅子可以前后和左右移动。最好有扶手（**图 10.7**）。

医患双方的体位

- 重要的是尽可能保持颈部平直，以避免对颈椎造成牵引和拉力。头颈部弯曲越多，颈椎受到的张力就越大，颈椎间盘突出的风险就越高（**图 10.8**）。
- 患者躺在有双枕的手术台上。手术台可以倾斜，上半身可以上下倾斜。
- 在后枕区进行毛囊提取时，患者持俯卧位；在头顶部和颞部进行毛囊提取时，患者保持侧卧位。

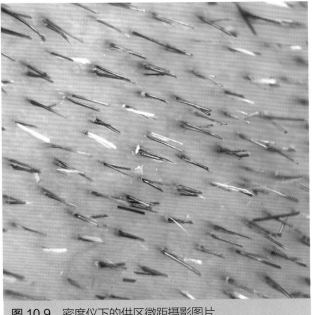

图 10.9 密度仪下的供区微距摄影图片

为多个网格，每个网格面积为 1 cm²。这种网格有助于在供区均匀地进行毛囊钻取和提取（**图 10.10**）。**表 10.2** 展示了作者如何进行治疗规划。

开始时，对 5~10 个毛囊进行评分，以了解毛囊的方向、角度和深度。提取毛囊后，在体视显微镜下检查每一个毛囊，确保它们完好无损，并评估是否有离断的情况。然后，根据毛囊的深度和生长方向调整如何更好地钻取，然后再进行提取。

操作流程

使用密度仪评估供区密度（颞部、头顶部和后枕部）并计算供区毛囊数量（**图 10.9**）。供区被划分

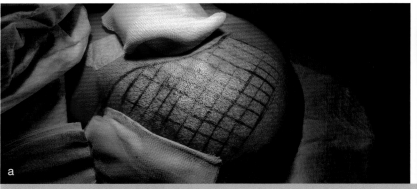
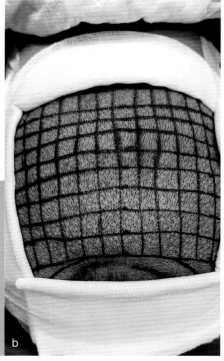

图 10.10　a、b. 标有网格的供区

表 10.2　治疗规划示例

测量供区密度

颞部（T）：70 FU/cm^2

头顶部（P）：80 FU/cm^2

后枕部（O）：90 FU/cm^2

确定供区的大小

T：5×6=30 cm^2×2=60 cm^2

P：5×7=35 cm^2×2=70 cm^2

O：12×7=84 cm^2

总面积 =214 cm^2

计算供区毛囊数量（DC）

T=70×60=4200

P=80×70=5600

O=90 × 84 = 7560

供区总量 =17 360 FU

如果目标是 2500 FU=17 360 的 ± 14.39%

对于 T：4200 的 14.39%=604 FU/60 cm^2=10 FU 将是颞部每平方厘米的提取量

对于 P：5600 的 14.39%=805 FU/70 cm^2=11 FU 将是头顶部每平方厘米的提取量

对于 O：7560 的 14.39%=1088 FU/84 cm^2=13 FU 将是后枕部每平方厘米的提取量

当然，离断率也需要考虑在内。离断率越高，就需要越多的提取量才能达到移植物的目标数量

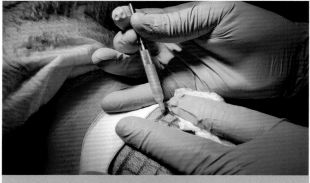

图 10.11　提取时手的位置

如何握持提取仪？

作者通常用惯用手（右手）的拇指、食指和中指握住提取仪手柄的顶部，以保持环钻针的稳定，确保钻取的精确度。

然后，将小拇指放在患者目标毛囊下方的区域上，以稳定手和手柄（**图 10.11**）。

如何操作提取仪？

有两种方法：

（1）旋转运动。

（2）无旋转运动（有时称为直接法）。

1. 借助旋转运动进行钻取。

需要一个锐头环钻针：

- 将右手小指放在目标区域的下方，准备钻取。
- 握住提取仪手柄的顶部，以稳定动作。
- 用左手的两根手指固定皮肤，避免毛囊移位。
- 将环钻针的中间位置对准目标毛囊。
- 然后将环钻针从左到右旋转，在皮肤表面划出约 1 mm 的痕迹。旋转的弧度在 90° ~ 120° 之间。
- 稍稍用力，以旋转的方式深入，同时根据头发生长的角度调整进针方向，直到深度控制盖接触皮肤（图 10.12）。
- 环钻针进针的初始角度垂直于皮肤；随着环钻针的深入，这个角度会减小约 15°。当感到阻力减小时，就停止进针。

2. 利用"无旋转"技术进行钻取。

需要一个锐头环钻针：

- 将右手小指放在目标区域下方，准备钻取。
- 握住提取仪手柄的顶部，以稳定动作。

- 将环钻针的中间位置对准目标毛囊。
- 然后在皮肤上划出约 1 mm 的划痕，沿着毛发生长的角度，不做任何旋转垂直进针，直到深度控制盖接触皮肤（图 10.13）。

在大多数情况下，作者将这两种技术的深度控制盖设置在 2 ~ 3 mm 之间，3 mm 是最常见的深度。

当钻取完成后，要判断钻取深度是否正确，观察移植物的系留情况，即毛囊通过真皮乳头层附着在真皮内的程度。理想状态是，钻取后的移植物在皮肤上方略微隆起（图 10.14）。虽然隆起，但仍被系留。要想完全提取毛囊，就需要通过牵拉来拔出毛囊，但最好拔出时需要的牵拉力度最小。

如何拔出移植物？

作者使用的是"埃莫兰提取工具 50"（EET50），这是一种经过改装的镊子，可以连续提取多个毛囊（50 ~ 75 个），无须停顿，因为毛囊会被储存在 2 个镊子尖端之间的空隙中。在提取过程中，助手不断用生理盐水喷洒移植物，使其保持湿润。

EET50 可以安全、快速地提取毛囊，因为每个新提取的毛囊都会推动空隙中的前一个毛囊，所以镊子尖端只会触碰每个毛囊一次。EET50 的空隙增大了，因此毛囊完全不会受到挤压，从而保证安全性（图 10.15）。

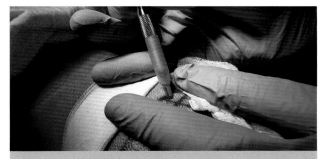

图 10.12　旋转进针

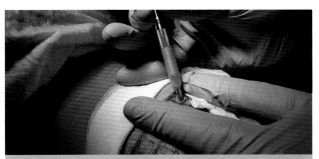

图 10.13　无旋转地进针

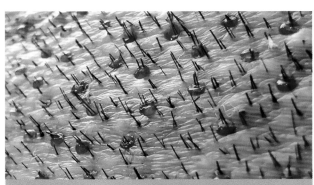

图 10.14　移植物钻取后的外观

145

如何检查移植物质量？

需要使用体视显微镜（Meiji 10x-30x）检查移植物是否完整，有无部分、完全离断或其他损伤（图 10.16）。需要观察：

- 皮肤。
- 皮脂腺。
- 毛球部完好无损。
- 完整的外根鞘。
- 毛球部及其底部可以看到保护性的脂肪组织。

如何保存移植物？

使用一个四格培养皿，每种类型的移植物（1~4 根毛囊）都保存在各自的格子里，格子里装满生理盐水、乳酸林格氏液或低温溶液（如果有的话）。溶液温度要经常检查，维持在 1~4℃ 之间（图 10.17）。

如何种植？

用直镊将移植物插入预先制备的孔中，发

际线处的单根毛囊移植物使用 20 G 的针头，双根、3 根或 4 根毛囊的移植物使用 19 G 的针头。钻孔交错排列，以 15°~20° 的角度刺入皮肤。

进针深度取决于移植物的长度，打孔密度则取决于头发的直径、发质，以及发色和皮肤的对比度。用镊子夹持毛球部上方的组织，用力要小，以免损伤毛球部，然后对准预先制备的孔，夹持移植物不超过 1~2 次，使其完成种植（图 10.18）。

大多数移植物都有轻微的弧度。移植物或"腹部"的凹面朝向头发生长的方向。如果不注意这个细节，毛发的生长方向就会混乱，看起来不自然。为了保持皮肤平整，在愈合后不会出现皮肤凹凸不平，作者会将移植物保留在皮肤表面之外 0.5 mm。凹凸不平或"鹅卵石"样外观可能会造成严重的外观问题，必须加以防止。

是否边取边种？

虽然这是一种很好的技术，可以减少移植物离体时间，并提高每个毛囊的成活率，但作者不使用这种技术，因为作者通常采用俯卧位和侧卧位进行毛囊钻取。

但钻取坐着患者的毛囊时，可以很容易地采用

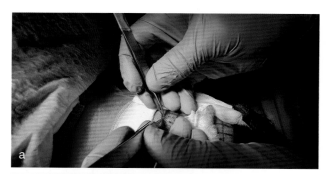
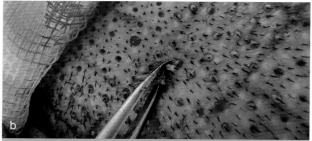

图 10.15　a、b. 移植物提取和 EET50 提取工具

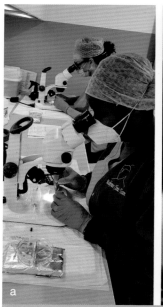
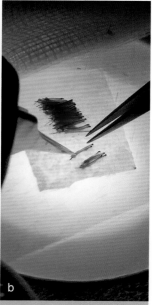

图 10.16　a、b. 体视显微镜下的毛囊加工

边取边种技术。

如何避免毛囊离断?

- 根据头发直径选择合适尺寸的环钻针。
- 找到合适的钻取深度。
- 调整钻取时的穿透力。
- 有时会在钻取前使用肿胀液,因为它能使毛囊变直。
- 在钻取的同时张紧皮肤。

如何选择目标毛囊,如何决定钻取的密度和模式?

通过"跳跃"1个或2个目标(甚至更多),根据受区需求在供区随机做出选择以避免过度钻取。这种钻取方式有助于维持供区毛囊总量,以便在必要时进行后期手术。

作者一般会选择单根毛囊种植以下部位:

- 发际线。
- 颞区。
- 发际轮廓。
- 眉毛。

为了增加头发密度或填充受区的其他部位,在供区允许的情况下,作者更倾向于提取2根、3根甚至4根毛囊的移植物。

根据受区所需的移植物数量来确定钻取的密度和模式。每次手术,作者的目标都是提取供区毛囊总的量10%~15%(图10.19和图10.20)。在一次治疗中提取过多(超过3500个)毛囊移植物可

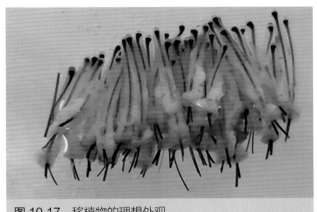

图 10.17　移植物的理想外观

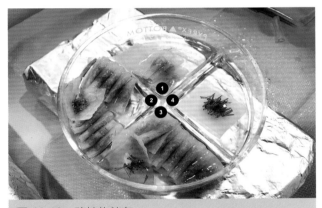

图 10.18　移植物储存

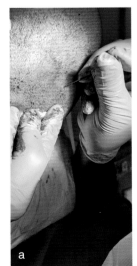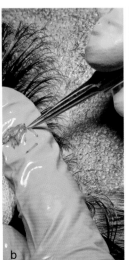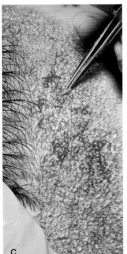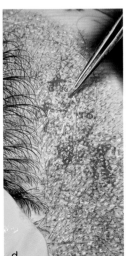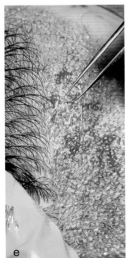

图 10.19　a~e.移植物种植

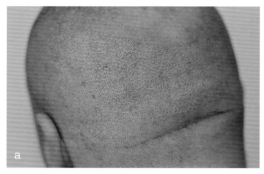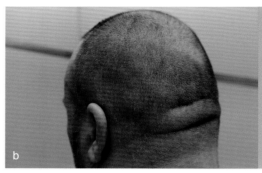

图 10.20　a、b. 典型病例供区外观

能会导致供区毛囊耗竭，而这并不是完美的手术，因为在植发手术中，重要的不仅是受区，还要保持供区的美观。

初学者最容易犯哪些错误？

- 为了追求速度，不惜牺牲质量。
- 过度提取，将毛囊提取集中在一个区域，而不是在整个供区分散提取。
- 过度关注提取，而忘记了供区的术前准备。
- 在手术过程中没有花时间观察和评估技术。
- 不根据头发直径挑选合适的环钻针，以为大直径的环钻针可以钻取每个移植物，但这是一种损伤和破坏供区的想法，钻取的组织超出了需要。
- 不调整深度。
- 不调整力度。
- 不使用合适的放大镜。
- 为外科医生和患者选择了错误的体位。
- 想在短短几个小时的培训后就能熟练开展手术。

作者对初学者的具体建议

- 耐心和长期学习：循序渐进地学习，选择合适的患者，从小手术开始，以找到供区和受区之间的平衡。
- 每位植发医生都必须掌握手动 FUE 技术，

这不仅仅是为了成为一名全面的植发医生，也是为了了解毛囊提取的全过程。

会出现哪些问题，如何调整？

较高的毛囊离断率可通过以下方式进行调整：

- 检查环钻针直径，以 0.5 mm 为增量。
- 检查深度，再浅一点。
- 根据头发生长的角度重新调整环钻针的进针位置。
- 调整向上或向下的力度，但通常力度要小一些。
- 注射肿胀液，使毛发角度不那么小。
- 钻取时张紧皮肤，稳定钻取时的组织偏移。

可以通过以下方法避免移植物剥脱：

- 检查环钻针直径，以 0.5 mm 为增量。
- 调整深度，再深一点。
- 调整施力情况，向上或向下，但通常是向上。
- 调整提取时夹取移植物的高度。

移植时的出血量可通过以下方式进行调整：

- 用止痛药和更多的局部麻醉来控制疼痛。
- 减压治疗 / 抗焦虑药。
- 为患者提供更舒适的体位和枕头、毯子，让他休息几分钟。
- 安抚患者。

II. 基于钝头环钻针 SAFE 系统 FUE 仪器的应用

James A. Harris

概述

· 背景
· 技术

· 思考与建议

背景

对于毛囊弯曲或毛囊底部散开的患者而言，为了减少传统 FUE 术中毛囊损伤问题，我们开发出了一种基于钝头环钻针钻取毛囊的设备，并将其称为 SAFE 系统（图 10.21）。该设备不像传统锐头环钻针，提取毛囊时，其佩戴的钝头环钻针并非必须与目标毛囊的角度和方向保持绝对一致。

技术

术前注意事项

为了使患者和助手保持舒适，作者每天最多进行 2400 单位移植物的 FUE。移植量超过 2400

单位的手术将分两天进行。移植量可以平均分配在两天内完成，也可以根据其他手术大小进行安排。

在作者的临床实践中，患者可以选择剃除整个供区的毛发，也可以选择不剃发的 FUE。在此我要说明的是，无论手术大小或选择的供区提取方式如何，所有的毛囊提取都将均匀地分布在整个供区，以防止形成空缺或明显的低密度区。

供区剃发可获取的毛囊单位最多，是最有效的 FUE 方法。通常可以获得的移植物数量取决于供区毛囊单位密度和供区的面积。通常情况下，可获得的最大移植物数量为 2800 ~ 3800 株。如果患者选择这种方法，医生指定的整个供区毛发将被剃成大约 1.2 mm 的长度。

如果患者不愿意剃除整个供区的毛发，可以提供不剃发的 FUE 技术，即只修剪毛囊提取区的毛发，保留其他区域毛发正常长度。外科医生会在供区做标记，然后由手术技术人员修剪指定数量毛囊单位的头发，这些毛囊单位均匀分布在整个标记供区，之后用于提取（图 10.22）。实际上，修剪的移植物要比提取的移植物多 10% ~ 15%，以便外科医生在进行 FUE 时有更多选择。对于移植量少于 1500 单位的病例，可在手术当天上午进行修剪。对于移植量超过 1500 单位的病例，修剪将在手术的前一天进行。一般来说，采用不剃发技术获取的移植物的最大数量将比剃发技术少 10% ~ 15%。

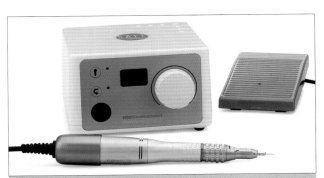

图 10.21　SAFE 系统组件，包括控制器、操作手柄和脚踏板

手术注意事项

首选提取姿势是患者侧卧位或俯卧位。一般是先从患者的右侧开始，然后是后枕部，接着是左侧（图 10.23）。外科医生坐在与毛发生长方向相反的位置，使器械移动的方向朝向外科医生的身体，而不是远离外科医生的身体，这样可以增加器械的稳定性，更好地观察目标，减轻外科医生的疲劳（图 10.24）。钻取流程一般是从左到右、从下到上，这样助手就可以随着医生的进展提取移植物（图 10.25）。这个位置并不能同时种植移植物，但在种植之前进行所有的毛囊提取和分离会更高效。

良好的放大镜至关重要。作者曾培训过许多医生进行 FUE，他们无法进行 FUE 的主要原因是不能准确地将环钻针套上毛干。如果医生不能完成这

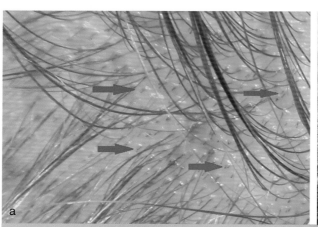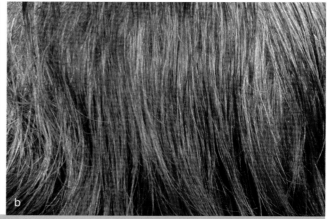

图 10.22　a. 不剃发的毛囊单位提取术（FUE）修剪后的头发；b. 梳理头发后看不到修剪的位置

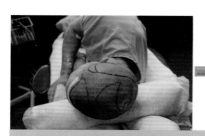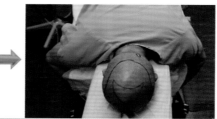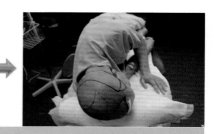

图 10.23　毛囊单位提取术（FUE）的患者体位

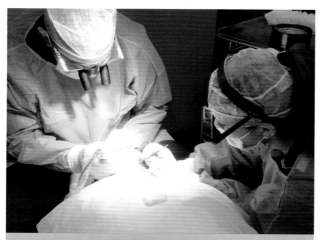

图 10.24　外科医生坐在靠近患者头部的位置

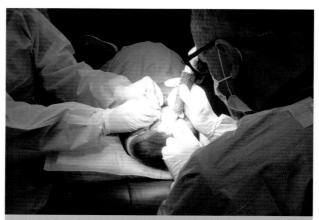

图 10.25　助手所处位置有利于在外科医生继续钻取毛囊时提取钻取后的毛囊

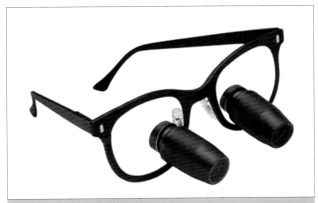

图 10.26 4.5 倍的 Designs for Vision 手术放大镜用于移植物提取

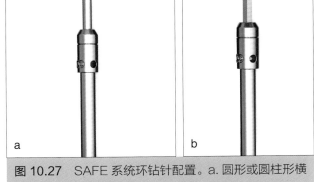

图 10.27 SAFE 系统环钻针配置。a. 圆形或圆柱形横截面；b. 六边形横截面

一步骤，就不可能完成 FUE。作者建议使用至少 4 倍的放大镜扩大手术视野。照明设备可以安装在放大镜上，也可以安装在头顶上。作者通常使用 4.5 倍的 Designs for Vision 放大镜扩大视野，并配备顶灯（图 10.26）。

作者几乎在所有的 FUE 手术中都使用钝头环钻针 SAFE 系统。该系统有 0.8 mm、0.9 mm 和 1 mm 内径的环钻针，刃口比规定尺寸大 0.2 mm 左右。可以选择使用圆形横截面或六边形横截面。基本的环钻针配置如图 10.27 所示。六边形环钻针会产生小幅度的皮肤振动，有助于皮肤与毛囊的分离。

是否使用特定尺寸的环钻针取决于操作医生的经验及患者毛囊单位的特点和直径。较紧的毛囊单位可使用 0.8 mm 和 0.9 mm 的环钻针，以钻取 3 个和 4 个毛囊的毛囊单位；否则，可使用 1 mm 的环钻针。大于 1 mm 的环钻针可能会造成瘢痕，而瘢痕的明显程度可能超出许多患者的接受范围。

在作者的绝大多数病例中，使用的是定制的 0.75 mm 的六边形环钻针，带有定制的扩口（用 21 G 针头制作），使切割边缘为 0.85 ~ 0.9 mm。在对超过 100 000 个移植物的评估中，毛囊离断率在 2.5% ~ 8% 之间。

该技术虽然简单，但有明确的步骤，这些步骤是成功进行移植物钻取剥离的关键。在钻取前，在 3 ~ 5 cm² 的有限区域内，在皮下脂肪层注射

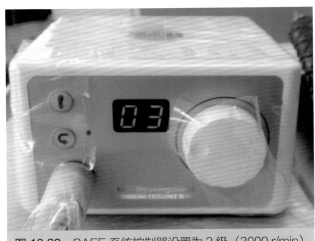

图 10.28 SAFE 系统控制器设置为 3 级（3000 r/min）

1 ~ 2 mL 稀释的肾上腺素溶液（1∶100 000）。目的是促进止血，而不是造成"肿胀"或皮肤僵硬。供区现在已做好毛囊提取的准备。

初始速度设置及其调整非常重要，尤其是对 FUE 新手医生而言。速度应快到足以轻松进入皮肤，而不会造成明显的皮肤凹陷。通常为 SAFE 系统控制器上的 1 ~ 3（图 10.28）。在头皮的不同位置、瘢痕区或以前进行过 FUE 毛囊提取的区域，可能需要调整速度。如果发现环钻针速度必须提高到 4 以上，则可以"磨尖"环钻针的钝头前缘。具体做法是将拔牙镊放在环钻针轴的基部，轻轻挤压，然后从基部到顶端移动数次。

一旦完成皮下注射并调整好速度设置，实际的

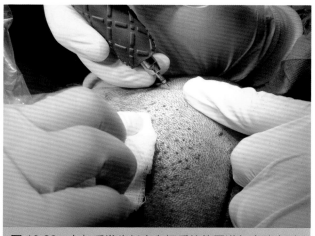

图 10.29 在与毛发生长方向相反的位置进行皮肤牵引，以稳定皮肤

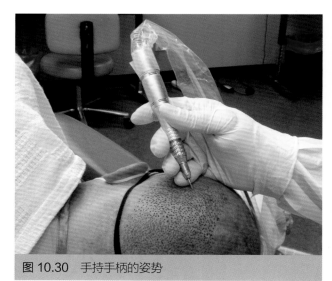

图 10.30 手持手柄的姿势

钻取和提取过程就包括以下步骤：

（1）使用非惯用手提供与目标供区毛发生长方向相反的皮肤牵引。进行足够的牵引来稳定皮肤，以便当环钻针与皮肤接触时，防止皮肤移位（图 10.29）。

（2）握住手柄，使小鱼际靠在头皮上，将手柄的重量分散到 4 个手指上（图 10.30），并用拇指稳定，然后通过直接观察，将环钻针尖端对准目标毛囊和皮肤夹角的大致方向。当外科医生将环钻针放在目标毛囊上时，毛干应位于环钻针的中心或剥离型环钻针的顶部（远离皮肤）边缘。这种放置策略可以略微增加误差。假设外科医生站在毛发生长方向的对面，而环钻针的运动方向朝向外科医生，那么环钻针啮合和插入过程的力学原理将导致环钻针朝向外科医生移动。

（3）随着剥离型环钻针的旋转，将其套在毛干上，如上所述进行正确对齐，然后轻轻按压皮肤表面，造成轻微凹陷，直到前缘进入皮肤（图 10.31），这就是所谓的"啮合"。一旦"啮合"完成，就可以轻柔地将环钻针插入所需的深度。可以是一般毛囊的长度，但通常要比一

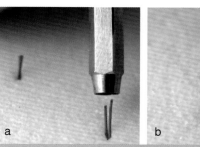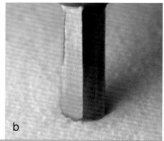

图 10.31 在该模式中，环钻针尖端与头发对齐（a）和尖端"啮合"（b）

般毛囊的长度短 2~3 mm。目标是将钻取深度限制在所需的最小范围内，以达到提取移植物的目的，而不需要用镊子施加过大的提取力。可以通过目测估算适当的深度，或者使用硅胶深度限制器做到这一点。

（4）移植物的提取是由助手在提取过程中使用小型、弯曲、带锯齿的 Forester 镊完成的。作者通常使用双镊法，双手提取移植物。注意避免夹取毛囊的隆突部，并仔细观察镊子的锯齿表面，确保锯齿没有相互咬合（图 10.32）。作者不使用无锯齿的镊子，因为需要依靠摩擦力而不是镊尖压力来帮助提取毛囊。

密切关注这一过程非常重要，尤其是对于毛囊离断率和移植物提取的难易程度来说。我观察到的

第一件事是，一旦钻取剥离完成，目标移植物就会高出皮肤表面 1～2 mm（图 10.33）。移植物被包埋意味着钻取过程仓促或进针角度不够小。移植物提取困难表明钻取深度不够，应增加钻取深度，应以小幅度递增的方式增加钻取深度。最后，应注意毛囊离断率（确保尽可能低）及其离断位置，以便进行适当的技术调整。这可能包括改变进针角度或居中位置，以抵消移植物的弯曲、调整进针深度、确保环钻针啮合，或以上任何一项的组合。

速度和效率取决于医生的经验，但有一些因素有助于加快这一过程。刚开始进行 FUE 时，将供区划分为若干网格，并计算每个网格中需要的移植物数量。这样做的目的是将移植物均匀分布在整个供区。最后，一旦形成了钻取过程的肌肉记忆，医生就能在钻取剥离过程中寻找下一个目标移植物，进而提高钻取剥离过程的速度和效率。

提取后的注意事项

毛囊提取后，在评估和移植毛囊前，将其保存在由低温热溶胶和脂质体 ATP 组成的保存液中。不修剪表皮，只移除小于平均毛囊长度 2/3 的毛囊碎片。理想的移植物应具有完整的毛囊和毛周的一些脂肪组织。脂肪的存在取决于皮肤特征，并非在所有情况下都能看到。

毛囊移植过程一般使用 Devroye 型种植器，将移植物种植到预先制作好的孔中。

当整个供区都剃除毛发后，在供区涂抹抗生素软膏，并用胶带将 Telfa 敷料固定在适当的位置，然后嘱患者维持一晚（图 10.34）。如果供区未剃发，则无须使用敷料。

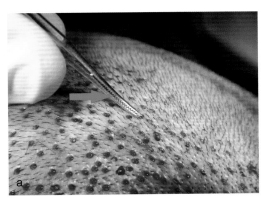
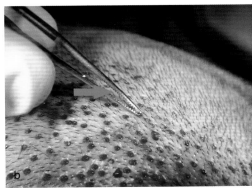

图 10.32　a. 应避免镊齿咬合；b. 仅尖端夹取移植物，镊齿未咬合

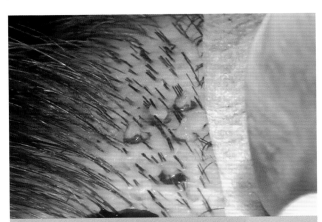

图 10.33　剥离的移植物略微高于皮肤表面

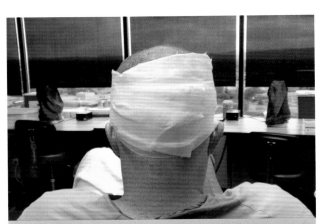

图 10.34　全剃发毛囊单位提取术（FUE）后将敷料固定在适当位置

思考与建议

在进行 FUE 时，作者建议有条不紊地从医生非惯用手的一侧开始，以高度不超过 1 cm 的小段为单位进行提取，然后向惯用手的一侧推进。右利手医生会从左到右进行操作，这样，提取移植物的技术人员就能跟随医生的节奏，并远离钻取区。更重要的原因是医生可以有序地进行钻取。因为毛囊的角度和方向会发生微妙的变化，有序钻取时这些变化没那么明显。如果医生在一个区域进行钻取，然后跳过几厘米到另一个区域，就很难预测可能需要的角度和方向变化。

最后一点建议是，应将每次毛囊单位提取视为一个"程序"。对于每次提取尝试，医生都应有意识地进行回顾，并执行适当的步骤，包括皮肤牵引、环钻针对准毛囊、有效的环钻针啮合、环钻针推进，以及检查移植物的膨出高度和旋转速度是否

减慢（如有需要可进行调整）。在每次提取中正确重复这些步骤将提高手术的效率和效果。在 SAFE 培训视频中，作者演示了其使用的各个方面（**视频 10.2**）。

> **初学者小贴士**
>
> A. 请遵循所使用的特定设备的基本说明。
>
> B. 将每次提取视为一个单独的手术，并确保正确遵循每个规定步骤：皮肤牵引、环钻针对准毛囊、环钻针啮合和环钻针插入。
>
> C. 跟踪并记录毛囊离断率，以提供技术反馈。
>
> D. 如果在手术过程中遇到困难，如离断率高、周围组织过多、空毛囊等，应采取以下措施：确保执行了正确的提取步骤，检查提取的毛囊是否有以下问题：中心不对齐、对齐不充分、提取过深或过浅等，确保达到适当的钻取深度，检查环钻针是否有损坏，并根据需要调整技术。

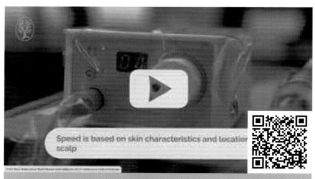

视频 10.2 安全培训（https://www.thieme.de/de/q.htm?p=opn/cs/21/1/13647450-c67ff178）

参考文献

[1] Harris JA. Follicular unit extraction：the SAFE system. Hair Transplant Forum Int 2004；14：157，163，164.

[2] Harris JA. New methodology and instrumentation for follicular unit extraction：lower follicle transection rates and expanded patient candidacy. Dermatol Surg 2006；32（1）：56–61，discussion 61–62.

[3] Harris JA. Follicular unit extraction（FUE）. In：Avram M，Rogers N，eds. Hair Transplantation. New York：Cambridge University Press；2010：23–34.

Ⅲ. 基于喇叭口环钻针 WAW-FUE 仪器的应用

James A. Harris

概述

· 前言
· 系统由哪些部分组成，如何设置？

前言

比利时布鲁塞尔的琼 – 德夫罗耶博士（Dr. Jean Devroye）开发的 WAW FUE 电动设备和混合环钻针在设备设计中独树一帜，它是当今最有效的设备和技术之一。它绝对是初学者的首选推荐设备。我认为没有其他设备能始终如一地提取出高质量的移植物，最大限度地减少伤口，并最大限度地减少离断率。

系统由哪些部分组成，如何设置？

目前的配置包括一个脚踏板、一个电机和一个通过电缆连接到脚踏板上的手柄（图 10.35）。

脚踏板

它控制手柄和环钻针的运动。对于大多数其他电动设备，踏板只是简单地打开和关闭环钻针，但对于 WAW，踏板不仅可以控制环钻针运动的启动和停止，还可以控制摆动的速度和角度。

手柄

手柄可以完全高压灭菌，易于拆卸清洗。手柄头部适用于各种直径和类型的环钻针。

应用软件

应用软件是一个手机应用程序，用于管理设备（图 10.36）。它可用于在旋转和摆动之间切换。摆动模式几乎总是移植物提取的首选模式。如果要更换环钻针类型，则可使用旋转模式。应用软件会计算环钻针插入的次数，并控制踏板的灵敏度以及摆动的角度和速度。

环钻针

这种环钻针是设计独特的混合环钻针（图 10.37）。混合型环钻针之所以独特且非常有效，是因为切削刃被移到了环钻针尖端的外壁，而环钻针尖端的外壁是平的。环钻针内壁没有切削刃。因此，这种设计可以将表皮与毛囊分开，然后进行剥离，当环钻针穿过真皮层和皮下层时不会进行切割，保护毛囊（图 10.38）。混合式设计几乎总是能比尖头环钻针更安全、更深入地穿透真皮层和皮下层。最新的环钻针设计被称为龙卷风。

如何使用

（1）您最常用的环钻针直径是多少？

作者更喜欢 0.9 mm 的环钻针直径。这种直径既能提取优质、厚实的移植物，又能提供可接受的离断率，瘢痕小，还能提高提取密度。

如果离断率超过 10%，可以将直径增加 0.05 ~ 0.95 mm。大直径的环钻针是在提取有瘢痕的旧环钻针移植物时使用。作者一般使用较小直径的环钻

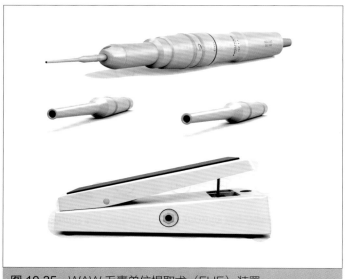

图 10.35　WAW 毛囊单位提取术（FUE）装置

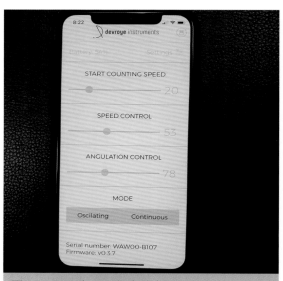

图 10.36　手机和平板电脑应用程序

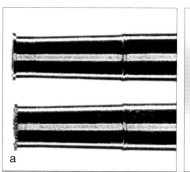

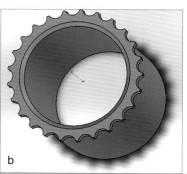

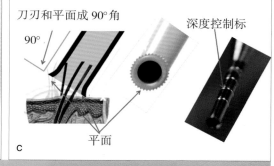

图 10.37　a ～ c. Devroye Tornado 混合型环钻针

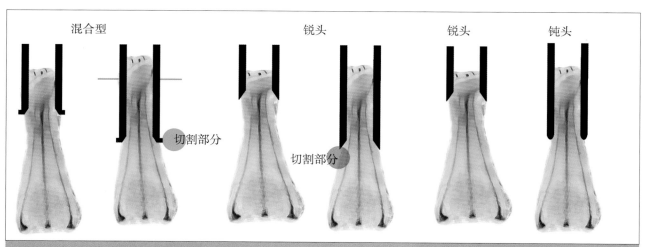

图 10.38　使用不同类型的环钻针进行移植物钻取

针（0.8 mm）直接获取单毛囊移植物。

（2）环钻针插入的角度是多少度？

环钻针垂直插入。一开始我以为必须要有角度，但事实上，可以与皮肤表面成 90° 插入，这也是作者操作时的主要做法。

（3）最常见的打孔深度是多少？

4 mm，很少会更浅。使用环钻针时，不需要非常精确地确定深度。环钻针轴上的小标记足以判断深度。这套系统最重要的优点之一是，几乎总是可以比锐利的环钻针钻得深 1 mm 或更多，而不会增加离断率。这有几个积极的影响：移植物整体上有大量的毛囊周围组织，移植物很容易被提取，通常只需一把镊子和施加轻微的力量，虽然钻取的速度可能比锋利的电动系统慢，但移植物的提取非常快，最终可以与电动系统平衡。

（4）您是将目标毛囊放在环钻针中间的位置，还是放在环钻针顶端的位置？

在中间位置。

（5）是将环钻针刺入皮肤，还是让运动来完成？

轻轻施力，但同时也做好了用力的准备，一旦表皮被切开，组织开始在环钻针周围上移，就需要适当用力。

（6）最常用的弧度和摆动设置是什么？

弧度越短越好。弧度随速度而变化，速度增加时弧度也会增加。速度是可变的，开始时相对较高，随着环钻针的加深而降低。踏板就像汽车的油门，你可以轻轻踩下踏板，逐渐加大压力以达到想要的速度，然后放松踏板以防止速度过快，当你想停下来的时候松开踏板。App 的初始设置为速度 50 ~ 60，弧度 70° ~ 80°（图 10.39）。

（7）您对初学者使用的系统有什么建议？他们最常犯的错误是什么？

1）不要试图发明或即兴创作技术。最好先模仿专家的动作。当你经验丰富时，就可以稍微改变一下基本技巧。

2）将环钻针完全对准中心。要做到这一点，您必须佩戴合适的放大镜。否则，您将看不到自己在做什么，精度也会受到影响。

3）特别是刚开始使用环钻针时，要保持低速摆动，不要用力过猛。你的主要目标应该是获得出色的移植效果，而不是速度。经验丰富后就可以提高速度。

4）提取不完美时要更换环钻针。如果你注意观察，就能感觉到这种情况的发生。你在用较大的力量打孔，提取毛囊的质量却在下降。一般情况下每提取 3000 单位移植物就更换一次环钻针。

（8）WAW 的下一步发展计划是什么？

该设备的下一代产品 WAW Wireless Platinum 即将投产。它具有无线控制，多阶段功能，可选的手动、半自动和全自动模式，而且拆卸和高压灭菌非常简单（图 10.40a）。

无线控制与更完整的计算系统相连，以提供质量控制，在手术过程中提供更灵活的指令，并为医生提供更大的运动自由度。多阶段功能最多可选择 2 个或 3 个连续运动，例如旋转、摆动和振动，并可修改这些运动的特性，如速度、角度和扭矩。

在手动模式下，无线手柄与 WAW 脚踏板连接，功能与之前的 WAW FUE 系统相同。半自动

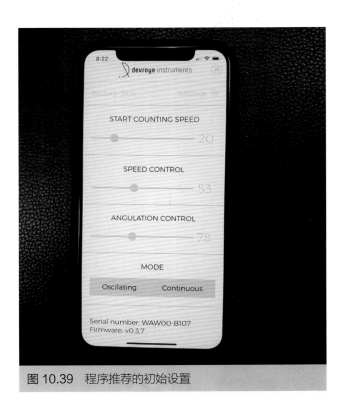

图 10.39　程序推荐的初始设置

模式在自动模式下，WAW Pedal 将与开关系统无线连接，并通过计算机应用程序选择速度和角度运动（旋转和摆动）设置。在全自动模式下，速度、角度、旋转和摆动设置通过计算机应用程序进行选择。在该模式下，将不连接 WAW 脚踏板。开关将由触摸启动的集成压力系统控制。

该设备有多种不同的一次性龙卷风环钻针可供选择，例如不同锋利程度的环钻针和长发环钻针。

将提供各种刀头装置，包括标准刀头、深度限制刀头、长发刀头和抽吸刀头。整套系统将配备一个块状电机，但医生也可以根据自己的需要订购更多的块状电机。这些备用电机的目的是在进行多台手术或使用中电机出现任何问题时为医生提供备用电源，以确保工作流程顺畅。电池站（**图 10.40b**）可同时为多个手术块充电。

Devroye 博士提供了几段视频，以演示如何使用 WAW 系统。视频 10.3 ~ 视频 10.5 演示了 WAW 的工作原理。视频 10.6 演示如何设置正确的速度和角度以获得最佳性能。视频 10.7 和视频 10.8 演示了如何组装和清洁 WAW。视频 10.9 演示了如何正确操作脚踏板。

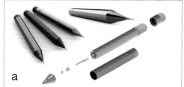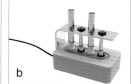

图 10.40　a、b. 新一代 WAW

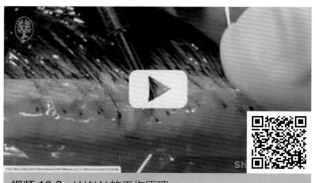

视频 10.3　WAW 的工作原理

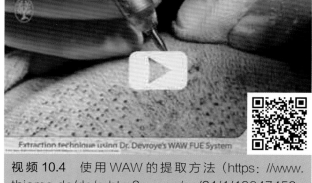

视频 10.4　使用 WAW 的提取方法（https://www.thieme.de/de/q.htm?p=opn/cs/21/1/13647452-f6275fa8）

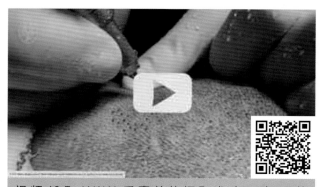

视频 10.5　WAW 毛囊单位切取术（FUE）系统（https://www.thieme.de/de/q.htm?p=opn/cs/21/1/13647453-102687db）

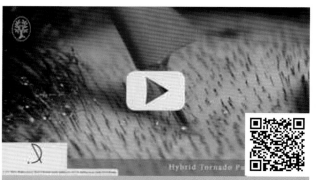

视频 10.6　正确的速度和角度（https://www.thieme.de/de/q.htm?p=opn/cs/21/1/13647454-759467b1）

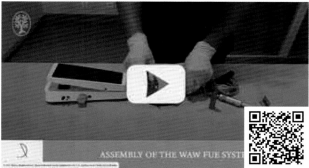

视频 10.7 WAW 的组装（https：//www.thieme.de/de/q. htm?p=opn/cs/21/1/13647455-50 c8b3b9）

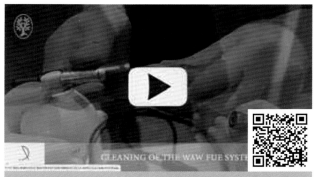

视频 10.8 WAW 的清洁（https：//www.thieme.de/de/q. htm?p=opn/cs/21/1/13647456-f7abf587）

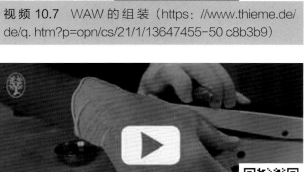

视频 10.9 操作 WAW 踏板（https：//www.thieme.de/de/q.htm?p=opn/cs/21/1/13647457-e66b6005）

参考文献

[1] Devroye J. Improving graft survival：extraction techniques and transection management. In：Lam SM，Williams KL，eds. Hair Transplant 360：Follicular Unit Extraction（FUE），Vol. 4，1st ed. New Delhi，India：Jaypee Brothers Medical Publishers；2016：140.

[2] Devroye J，Powered FU. Extraction with the Short–Arc–Oscillation Flat Punch FUE System（SFFS）. Hair Transpl Forum Int 2016；26（4）：134–136.

[3] Devroye J. External Serrated Tornado Punch. http：//products.devroyeinstruments.com/instruments/11–complete–starter–kit.html. Accessed August 2020.

Ⅳ. Nano-FUE 仪器的应用

Roberto Trivellini

前言

Roberto Trivellini 医生发明了迄今为止最先进的 FUE 设备。在过去的 19 年中，FUE 逐渐发展起来，但随着他的"曼巴"（现在称为纳米）电动设备和相关混合型环钻针的推出，FUE 在复杂性上有了较大的飞跃。作者将其称为下一代 FUE 设备之一。虽然它可能是作者向新手外科医生推荐的 4 种技术系统中最昂贵的一种，但决定购买它是一项非常好的投资。作者在这 4 种推荐系统中没有任何经济利益。

Nano 有哪些组件，如何设置？

图 10.41 显示了 Nano 的所有组件：触摸屏、手机、导管和环钻针；吸泵必须单独购买。

触摸屏

打开设备，触摸屏上会显示数据配置菜单（**图10.42**）。设备有 4 种可编程模式：旋转、振动、摆动和曼巴模式（**图 10.43**）。曼巴模式是在振动的同时进行弧形摆动。在每种模式下，都可以修改钻取运动的功率和持续时间。在振荡模式中，还可以对弧线的大小进行编程。这些模式的任何组合都可以进行编程，以便在环钻针穿透皮肤时按顺序自动激

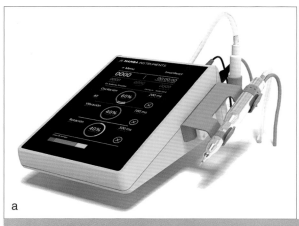
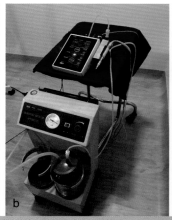
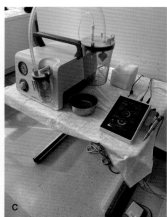

图 10.41　a ~ c. 纳米组件和抽吸装置的图片

活。2 种、3 种甚至 4 种模式都可以按顺序组合。

　　智能反应是另一种可编程功能，它允许环钻针运动在延迟一段时间后由触摸激活。通过时间延迟，医生可以在启动前调整环钻针角度（**图 10.44**）。延迟时间也是可编程的。初学者应从较长的延迟时间（300 ~ 400 ms）开始。随着医生技能的提高，延迟时间可以缩短。不使用智能反应功

能时，可通过脚踏板启动环钻针的运动。还可以将 Nano 编程为"长发模式"，该模式具有在不切断头发的情况下钻取移植物的设置。

　　可以根据外科医生的人数修改或定制这些参数。Nano 还能跟踪手术时间，并具有设定目标移植物数量的功能，在达到目标数量之前会一直进行倒计时（**视频 10.10**）。

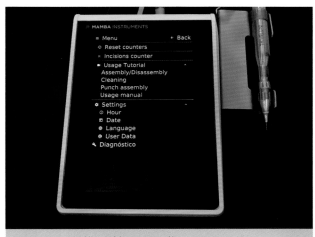

图 10.42　触摸屏数据配置屏幕

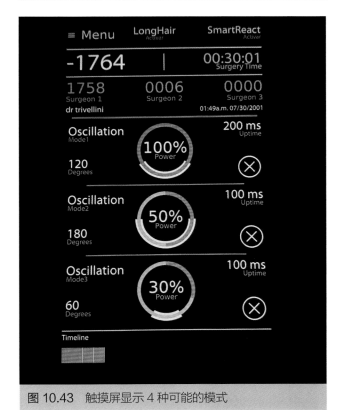

图 10.43　触摸屏显示 4 种可能的模式

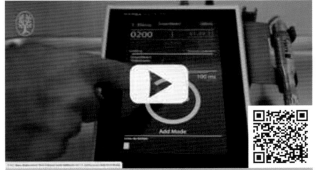

图 10.44　触摸屏显示可调节的启动延迟时间

视频 10.10　Nano 设置（https://www.thieme.de/de/q. htm?p=opn/cs/21/1/13647458-dbd9afda）

手柄

手机连接在线抽吸装置。必须单独购买抽吸装置（图 10.45）。有专用的管道套件可供选择（图 10.46）。抽吸的目的是将环钻针针尖牢固地固定在皮肤上，使其保持正确的中心位置，并将环钻针针尖与皮肤接触。

这样就不会跳来跳去，将移植物抬高并导入环钻针腔内，并激活 SmartReact。鼻锥可进行调整，以设置环钻针插入的深度控制（图 10.47）。

环钻针

一种环钻针是有刀刃的，由宽而深的内斜面和直的外刃组成。这种环钻针利用内部斜面将移植物轻轻导入环钻针腔内，同时使毛囊远离切割边缘（图 10.48a）；另一种环钻针是扩口环钻针，其切割面远离环钻针尖端的外壁，为毛囊提供保护（图 10.48b）。喇叭形环钻针特别适用于采集外翻或卷曲的毛囊单位。最后 Trivellini 设备能够使用独特的长发环钻针（图 10.48 c）获取含有全长毛干的移植物。

如何使用

设备的吸力是启动环钻针运动顺序的关键（多相 FUE 技术）。要提取毛囊，环钻针必须穿过皮肤的 3 个层次：表皮层、真皮层和皮下层。表皮层和真皮层是高密度组织，但真皮下层的密度很低。旋转是切割表皮的最佳运动。摆动和振动最适

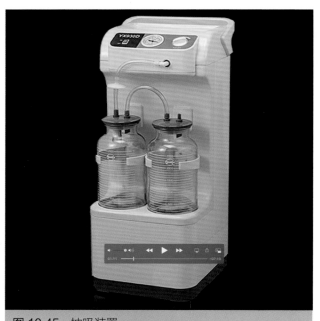

图 10.45　抽吸装置

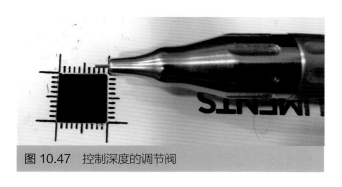

图 10.47　控制深度的调节阀

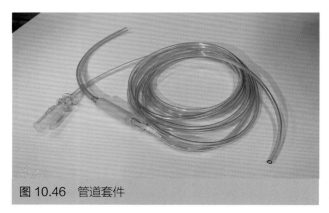

图 10.46　管道套件

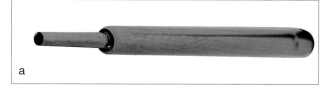

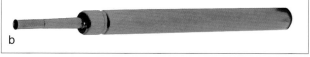

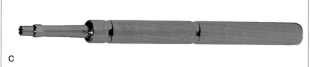

图 10.48　a. 外刃的环钻针；b. 喇叭形环钻针；c. 长发环钻针

合切割真皮层。当环钻针停止移动时，最好能穿透真皮下层。使用这种设备时，希望组织在环钻针插入时具有弹性和伸缩性。因此，使组织膨胀是不可取的。

多相 FUE 技术只是一系列动作，如**表 10.3**所示。

(1) 第一个动作是将环钻针稳稳地放在所选的毛囊单位上。

(2) 第二个动作是必须将组织压下 1.5 ～ 2 mm。

(3) 第三个动作是用脚踏板或 SmartReact 激活设备。

(4) 当环钻针移动时，环钻针会保持在原位，只有当环钻针移动停止后，才会被推入真皮下更深的位置。

精确放置环钻针至关重要。环钻针必须牢牢地放在皮肤表面，以便吸力将皮肤吸到环钻针内。保持将手柄靠近顶端（**图 10.49**），这会更精确。将目标放在前方，以便清楚地看到毛发的生长角度。将环钻针向下推是第二个动作。通过对环钻针施加较大的轴向压力，给毛囊充入势能。这将使移植物在被剥离时导入环钻针内腔。

在一连串的出钻取动作中，外科医生的手必须保持不动，在环钻针运动结束之前不要移动，让它完成动作。环钻针的旋转会切割表皮层和真皮层。毛囊中的潜在能量、吸力和振动将分离锚定毛囊的组织，移植物导入环钻针内腔时将受到保护。

当环钻针抽出时，移植物会弹出皮肤表面，这时只需用一把镊子就能将其取出。

Trivellini 博士更喜欢这些设置：100% 旋转 100 ms，然后是 200 ms 的曼巴模式（**视频 10.11**和**视频 10.12**）。

Sebastian Yrairt 博士在**视频 10.13**"多相提取"中展示了纳米提取方法。

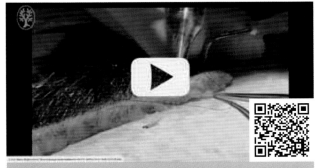

视频 10.11　SmartReact 演示（https：//www.thieme. de/de/q.htm?p=opn/cs/21/1/13647459-d06d699a）

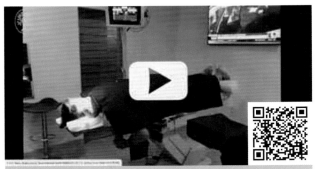

视频 10.12　FUE 个人经验（Trivellini 博士）（https：//www. thieme. de/de/q.htm?p=opn/cs/21/1/13647460-56d58ea5）

表 10.3　多相 FUE 技术

(1) 拴住拳头
(2) 推下皮肤
(3) 在不移动手柄的情况下启动电机
(4) 在环钻针停止时继续深入

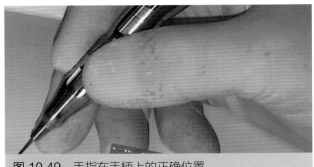

图 10.49　手指在手柄上的正确位置

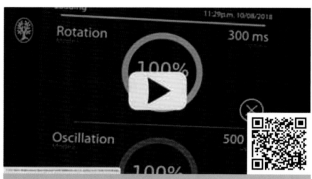

视频 10.13 多相毛囊单位提取术（FUE）（Sebastion Yrairl 博士）（https：//www.thieme.de/de/q.htm?p=opn/cs/21/1/13689669-8ea4f1d5）

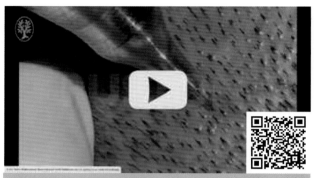

视频 10.14 FUE 个人经验（Ruston 博士）（https：//www.thieme.de/de/q.htm?p=opn/cs/21/1/13647461）

两位资深专家的补充建议

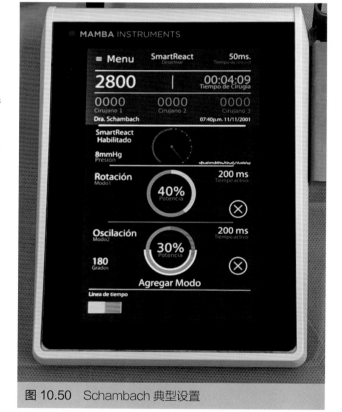

图 10.50 Schambach 典型设置

Marie Schambach，关于 Nano 技术

（1）最常见的 Mamba 设置是什么？

答：智能反应延迟：50 ms。

旋转：200 ms 40% 速度

摆动：200 ms 30% 速度，180° 弧度（图 10.50）。

（2）最常见的环钻针插入角度是多少？

答：50° ~ 60°

（3）环钻针顶端的目标毛囊中心在哪里？

答：将毛囊对准环钻针的上部。

（4）最常见的起始打孔深度是多少？

答：起始深度 4 mm。

（5）在插入过程中，环钻针会产生弧线吗？

答：不会。不画弧线，尽量保持笔直插入。

（6）您总是使用 SmartReact 吗？

答：我很少这样做……几乎每次都会调整延迟时间，使其足够完美……例如，对于长发，我的延迟时间是 200 ms。

（7）胡须或体毛提取怎样设置？

答：胡须和体毛通常是可变的，但我一开始使用的是 100 ms 旋转速度 50%，然后是曼巴或振荡 200 ms 弧度 180° 速度 40%。

（8）是否将环钻针推入皮肤？

答：刚开始时，我只进针不到 1 mm，然后皮肤和移植物就"弹"进了环钻针，最后卡盘的重量使环钻针深度增加。推压是在运动开始之前进行的，可以在皮肤上产生潜在的弹性能量。

Tony Ruston，巴西，关于 Nano 技术（视频 10.14）

（1）最常见的设置是什么？

答：见图 10.51。

（2）环钻针插入的角度是多少？

答：这取决于头发的生长角度，但我认为大多数情况下是 45°～60°。

（3）目标毛囊的中心在环钻针的哪个位置？

答：瞄准中心点。

（4）最常用的初始冲孔深度设置为多少？

答：3.2 mm。

（5）在插入环钻针时，是否会产生弧线？

答：不要拉弧线，除非是非常卷的毛发。

（6）比较简单的手术占比是多少？如何更改较难手术的设置？

答：简单的手术占 50% 以上；当手术较难时，我会将每个模式的延迟时间增加 100 ms。

（7）您总是使用 SmartReact 吗？

答：是的，始终使用 SmartReact。

但只是一点点。另一个需要注意的因素是环钻针的直径。较大直径的环钻针尖端表面较大，需要施加更大的压力。

（8）胡须或体毛的设置和深度是多少？

答：相同设置，但深度较浅，2～2.5 mm。

（9）你是否将环钻针推入皮肤？

答：取决于皮肤和环钻针，如果使用外刃环钻针，皮肤柔软，基本上不用施加推力；如果皮肤坚硬或环钻针多次插入后变钝，则可以施加推力，但只施加一点。另一个需要注意的因素是环钻针的直径。较大直径的环钻针尖端表面较大，需要施加更大的推力。

参考文献

[1] Trivellini R. An innovation in suction assisted FUE. Hair Transpl Forum Int 2016；26（2）：58–59.

[2] Trivellini R. The Trivellini system and technique. Hair Transpl Forum Int 2018；28（5）：188–190.

[3] Gupta AK, Love RP, Mohebi P, Trivellini R. Advances in hair transplantation technology：multiphasic device for follicular unit excision. Skinmed 2019；17（4）：241–246.

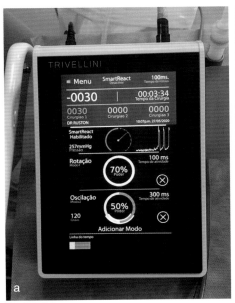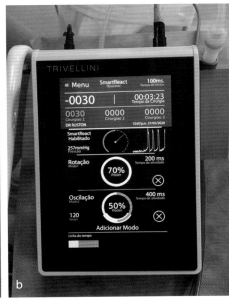

图 10.51　a. Ruston 典型设置；b. Ruston 疑难手术设置

第二章　毛囊获取

Robert H. True

概述

- 前言
- 受区创面护理
- 患者对受区的护理
- FUE 供区护理
- 疼痛的预防和处理
- 肿胀的预防和处理
- 感染的预防和管理
- 移植物脱落的预防和处理
- 患者教育和预期管理
- 结论

关键点

- 术后护理包括伤口护理、疼痛预防和处理、并发症预防和处理，以及患者教育。
- 术后可能出现的并发症有肿胀、感染和移植物脱落。
- 术后无须包扎。
- 经常保持受区湿润可加速愈合并防止结痂。
- 为防止面部肿胀，最好在受区注射 Abassi 溶液。
- 所有术后感染都应怀疑耐甲氧西林金黄色葡萄球菌 （MRSA）。
- 清创是治疗伤口感染最重要的首要措施。
- 移植物脱落并不常见，通常是由意外创伤导致的。
- 术后医嘱最好同时以书面和口头两种形式反复告知患者。
- 大多数患者在 FUE 后不会感到疼痛。

前言

正确的术后护理对确保愈合、最终效果和避免并发症至关重要。虽然无论采用何种毛囊单位移植（FUT）或毛囊单位提取（FUE）技术，受区的术后护理都是一样的，但供区的护理则因毛囊单位移植技术的不同而有所区别。

术后护理的 4 个基本组成部分是：①受区和供区的创面护理；②疼痛；③预防和处理肿胀、感染和移植物脱落等并发症；④患者教育和期望管理。

受区创面护理

受区无须包扎，可以保持开放，不会增加损伤风险。在术后 72 h 内，开放受区有利于对该区域进行频繁喷洒液体。频繁喷洒液体可最大限度地减少术后结痂，从而缩短愈合期；外观恢复正常所需的时间也更短。术后使用的喷剂溶液可以只含生理盐水或乳酸林格氏液。在喷剂溶液中加入脂质体三磷酸腺苷（ATP）可加快愈合并防止结痂。建议在术后72 h内每小时喷洒一次，尤其是喷洒脂质体ATP。实际上，这意味着患者要连续3天不睡觉，因此患者通常会在夜间减少喷洒次数。用透明保鲜膜遮盖患处可提高疗效。

最佳做法是让患者在术后第一天就回到医院，以便进行评估和提供初步的创面护理。首次回诊时，与患者见面并对其进行检查。确认患者舒适并确认患者理解了术后指导。然后，一名工作人员使用无菌生理盐水或乳酸林格氏喷雾剂清洗受区和供区。用纱布轻轻擦拭受区和移植物。任何积聚的血痂都可以用这种方法清除，或者用棉签清洁移植物附近，同时避免移植物隆起。供区的清洁方式相同——反复喷洒、擦拭，并用纱布轻轻擦拭。清洁完成后，可以用干纱布轻轻按压或用低温烘干机烘干供区。避免使用烘干机加热。然后检查所有移植物，对位置不正确的移植物进行重新调整。然后在供区涂上油膏。对于FUE，最好使用液体凡士林（Aquaphor）。出院前，将与患者再次讨论进一步的建议，并安排下一次回访时间。

患者对受区的护理

受区的护理分为3个阶段：第一阶段（术后第1~4天）、第二阶段（术后第5~7天）和第三阶段（术后第8~14天）。在第一阶段，患者每天清洗受区。我们建议将洗发水和温水混合，并为患者提供手术用的海绵/刷子，用于清洗。手术海绵的优点是它是无菌的，并且含有抗菌肥皂，是最初清洗的一部分。重要的是，患者要明白他们在清洗时必须非常轻柔，尤其是在术后的前4天：先用海绵上下轻轻擦拭，然后用杯子冲洗，最后再用清水冲洗。

用毛巾轻轻擦拭，然后晾干或用低温烘干机烘干。患者可以对着镜子轻柔、仔细地梳理头发，同时避免接触植发部位。在第二阶段（术后第5~7天），可直接用海绵或指尖轻柔地打圈涂抹洗发水，然后在轻柔的淋浴下冲洗，再用毛巾轻压擦干。梳理头发时仍需小心谨慎。

第三阶段，即术后第二周，可以恢复正常洗发，即用手指直接涂抹洗发水，然后在淋浴下冲洗，允许用毛巾轻轻擦干。如果患者已经完成了喷洒和冲洗，这个阶段应该很少结痂。但如果仍有结痂，晚上在移植物上涂抹药膏或婴儿油，早上洗发时使用手术海绵的刷子面，就可以安全地去除残留的痂皮。

FUE 供区护理

FUE无须敷料，术后第2天在医院清洗术区。然后，患者每天用洗发水和手指擦洗患处。在最初的4天里，我们会在供区涂上一层薄薄的油膏（防止结痂）。如果可能，嘱患者在术后3~4天用乳膏和剃须刀刮供区，从而促进再上皮化。

疼痛的预防和处理

- 微创手术。
- 手术后，口服布洛芬、萘普生或对乙酰氨基酚。
- 对于FUT，使用非甾体抗炎药（NSAIDs）或氢化可的松/APAPprn。
- 对于FUE，使用非甾体抗炎药或APAP。
- 仅3天的处方麻醉药。

实施微创、舒适、无痛的手术对减少术后疼痛至关重要。与接受FUE的患者相比，接受FUT的患者在术后更容易感到不适和疼痛。许多FUE患者术后没有疼痛感。如果手术过程中局部麻醉效果不佳，患者在手术过程中感到疼痛，很可能是由于以下情况导致：不必要的侵入，如切口过深、出血过多、大面积烧灼、毛囊过度提取等，都会使术后疼痛加剧。

在手术结束时，常规口服或注射非麻醉性止痛药，可最大限度地减少局部麻醉失效时的不适感。

植发手术的术后疼痛一般为轻度至中度，持续时间较短。一般来说，疼痛总是局限于供区。随着局部麻醉的消退，受区可能会有短暂的不适感，在最初的几天里，触摸受区时可能会比较敏感。

疼痛程度因人而异。大多数患者供区都不会有任何疼痛感，也不需要使用任何药物。许多患者会有轻微疼痛，只需口服非甾体抗炎药或对乙酰氨基酚、布洛芬等非处方药物即可缓解。少数患者的供区会有中度疼痛感，在最初的 24 ~ 72 h 内需要使用短期麻醉剂，如氢化可待因、羟考酮等。还有一些患者的疼痛感会更加严重，这部分患者所占比例很小（1% ~ 2%）。剧痛患者可能有疼痛耐受性低的病史。他们也可能习惯使用麻醉剂或抗焦虑药。在疼痛剧烈的特殊病例中，治疗方法包括在最初的 7 ~ 10 天内，每隔 4 ~ 6 h 定期口服处方药强度的非甾体抗炎药。此外，还可根据需要口服麻醉止痛药。必须在尽可能短的时间内使用麻醉剂，以避免阿片类药物成瘾。首次处方应限制在 3 天内。不应常规开具续药处方，而应在医生进行后续评估后再开具处方。大多数患者可以在 3 ~ 7 天内逐渐停用阿片类药物。极少数长期疼痛的患者应咨询疼痛科专家。

供区可能因神经损伤而发生神经炎。这种罕见的情况可能发生在 FUT 或 FUE 中，其特征是放射状的刺痛，范围从供区到头顶。患者通常可以将手指放在患处，通过触诊确定位置。最初的治疗方法是注射局部麻醉剂和类固醇。大多数患者的疼痛会立即缓解。持续性疼痛很可能与严重的神经损伤有关，可能需要服用加巴喷丁并进行手术。

无痛期过后出现的晚发性疼痛可能是感染或伤口愈合问题的征兆。

肿胀的预防和处理

- 这曾经是一个非常普遍的问题。
- 术后 24 ~ 48 h 发病，持续 3 ~ 5 天。
- 严重的眼睑水肿和淤青。
- 哪些措施效果不佳？
  - 术前和术后口服或注射类固醇。
  - 加压包扎。
  - 抬高头部。
  - 冰敷。
- 哪些措施有效？

在 150 ~ 200 mL 生理盐水中加入 40 mg 曲安奈德，再加上 0.8 mL 1 ∶ 1000 肾上腺素，这种改良的 Abassi 溶液需要在制作种植孔之前注入受区。

术后前额和面部肿胀在植发手术（HTS）中非常常见。它是由于注射局部麻醉剂和酊剂导致的，严重时会持续数天。眼睛可能会肿胀，甚至淤青。许多技术都试图预防和减少这一问题，这些方法包括口服或注射类固醇（术前或术后）、让患者在术后 3 ~ 4 个晚上保持头部高位睡眠、冰袋冰敷、加压包扎、前额胶带固定和按摩。这些方法都不太有效，因此肿胀一直是个问题。直到 Abassi 溶液的问世。

在移植前将这种溶液注入受区，99% 的术后肿胀会消失。

感染的预防和管理

预防
- 清洁（非无菌）手术过程。
- 没有证据表明在没有特定适应证的情况下需要预防性使用抗生素。
- HTS 感染风险极低。
- 可能发生 MRSA 感染（**图 11.1**）。
- 术前用消毒液消毒皮肤。
- 术后清洁双手和帽子。

- 术后每天洗头 1 ~ 2 次。
- 对感染迹象进行患者教育。

处理

- 细菌培养。
- 清创。
- 怀疑 MRSA 感染但是细菌培养结果未出：
  - 使用甲氧苄胺啶 / 磺胺甲噁唑或多西环素。
  - 待细菌培养结果出来后调整抗生素使用。

由于头皮血供丰富，毛发移植术后很少发生感染（图 11.1）。毛发移植是一种清洁手术，且没有证据支持在毛发移植中常规预防性使用抗生素，通常在手术前使用消毒液消毒。需要对患者进行有关感染迹象的指导，并告知患者保持双手清洁，只戴干净的帽子，每天清洗术区 1 ~ 2 次。

毛发移植术后可能发生 MRSA 感染并且主要是社区获得的。如果确实发生感染，首先应进行清创并进行细菌培养，培养结果出来前应怀疑 MRSA 感染的可能性。初期使用的抗生素应能抑制 MRSA 活性，例如甲氧苄啶 / 磺胺甲噁唑或多西环素。

移植物脱落的预防和处理

- 应该很少发生。
- 由过度用力或意外导致。

预防

- 到医院进行第一次清洗。
- 清洗的 3 个阶段。
- 限制活动。
- 不要撞到头部。
- 小心使用帽子。
- 不要拉拽。

处理

- 用手指轻压局部止血。
- 将脱出的毛囊存放在冰箱中的盐水纱布中。
- 尽快返回医院进行伤口护理，如有可能的话将毛囊重新移植。
- 嘱患者放轻松。

必须告知患者：在移植后的前 5 天，移植物很容易因意外事故而脱落，例如头部受到撞击、睡觉时受区受到摩擦、戴上或脱下帽子，或清洗时用力过猛。手术后第二天在医院进行第一次清洗，并向患者展示如何安全清洗，可以防止移植物脱落。同时教育患者如何戴上和脱下帽子，并嘱患者不要频繁活动，要小心。

如果移植物脱落，会伴随出血。移植物在头皮上会因干燥而死亡。为了使移植物在重新移植后能够存活，必须将移植物放在密封塑料袋中湿润的盐水纱布中，并且患者应尽快返回医院。应该让患者放心，一两个移植物脱落不会对移植结果产生重大影响，并且毛囊脱出的位置不会留下瘢痕。

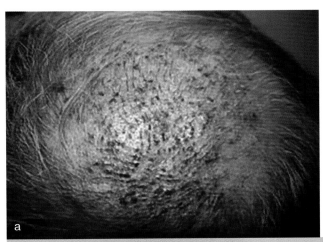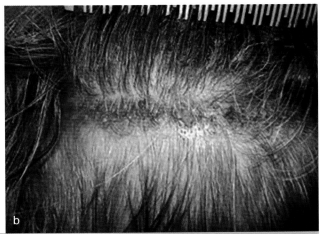

图 11.1 a、b. 毛发移植手术中 MRSA 感染的典型表现

患者教育和预期管理

- 书面和口头指导。
- 视频指导非常有帮助。
- 提供即时随访。
- 后续电话随访。
- 提供未来几个月的注意要点。
- 约定后续复查时间。

如果能花时间和精力向患者讲解术后须知和注意事项，就能减少术后问题和患者焦虑。应始终提供详细的书面说明，护士或医生应口头复述这些说明并确保患者理解。让患者能够随时联系到医院是至关重要的。医生可以给每个患者私人手机号码，告诉他们有问题可以随时打电话沟通。很少有患者滥用这种权利。绝大多数患者只有在有重要事情时才会打电话。接听服务的问题在于会拖延联系时间，并可能提供或收集不正确的信息。我可以让患者在术后第二天来就诊。在这次检查和清洁过程中，再次嘱患者术后注意事项，重复一遍会有帮助。手术当天出院时，安排第二天的复诊，以便拆线，然后在术后一年内每 4 个月复诊一次。如果不安排这些时间，就会有更大的失约风险。通常在术后 10 天内进行两次常规复查。患者会对医院的这种关注感到非常感激和放心。医院为患者提供的其中一种患者教育表格的标题是"移植后明年会发生什么"。这阐述了后续一些重要的情况和共同关注的问题。

结论

作者附上了他在实践中使用的术后指导的副本，自由使用这些内容来制定自己的术后相关指导。良好的术后护理取决于患者对详细的术后指导遵循和理解的程度，而指导内容不仅是书面形式而且应口头解释清楚。绝大多数患者都能顺利度过术后阶段。对于外科医生和团队来说，了解如何预防和处理可能发生的问题非常重要。

推荐阅读

- Abassi G, Pojhan S, Emami S. Hair transplantation: preventing post-operative oedema. J Cutan Aesthet Surg 2010；3（2）：87-89.
- Boden SA. Prophylactic antibiotics in hair transplantation surgery: recommendations to avoid use except in limited circumstances. Hair Transplant Forum Int 2017；27（5）：185-186. Q1. Which.

思考问题

Q1. 以下内容哪些是对的？

A. 由于感染风险高，毛发移植手术是一种无菌手术

B. 毛发移植术后的水肿通常影响耳朵和后颈

C. 所有接受毛发移植手术的患者都必须预防性使用抗生素治疗

D. 以上都不是

E. 上述所有都是

Q2. 哪种类型的细菌被认为是导致术后感染的原因？

A. 链球菌

B. MRSA

C. 艰难梭菌

D. 大肠埃希菌

E. 金黄色葡萄球菌

Q3. 以下哪项是预防毛发移植术后水肿最有效的方法？

A. 术前注射皮质类固醇

B. 大剂量口服泼尼松 5 天

C. Abassi 溶液

D. 让患者睡觉时抬高头部 5 天

E. 在额头缠一条微孔胶带

Q4. 在术后出现移植物脱落是 （ ）

A. 常见且无法预防

B. 通常由术后水肿引起

C. 可导致感染

D. 不会留下明显的瘢痕

E. 大多数情况下是自发的，没有明确的原因

Q5. 以下哪些是受区术后护理的组成部分？

A. 早晚在移植物上涂抹液体凡士林

B. 手术后第二天开始每天清洗

C. 洗完后用毛巾和热吹风机吹干头发

D. 上述所有都是

E. 只有 A 和 B

参考文献

[1] Cooley JE. Bio-enhanced hair restoration. Hair Transplant Forum Int 2014；24（4）：121-130.

[2] Cooley JE.Commentary on "The Effect of ATPv". Hair Transplant Forum Int 2016；26（2）：63.

[3] Abassi G. Hair transplantation without post-operative edema. Hair Transplant Forum Int 2005；15（5）：149-158.

答案

Q1	D
Q2	B
Q3	D
Q4	D
Q5	B

病例研究

TRUE & DORIN 医疗集团有限公司

FUE 植发后说明

术后前 3 晚（包括术后当晚）以 30°～45°仰卧位睡觉。术后 24 h 内不要洗头。

药物：所有药物都在饭后服用，以避免恶心／胃部不适。服用止痛药或安眠药时不要开车或饮酒。

- 维柯丁（氢可酮）：止痛片，可在术后 4～5 h 开始服用，每 3～4 h 可服用 1 次。如果感到持续疼痛，也可在术后 24～36 h 服用强效的对乙酰氨基酚、布洛芬等缓解疼痛。
- 安必恩（唑吡坦）：安眠药。如果需要，请索取处方。
- 洗发水：普通洗发水，如：海飞丝或婴儿洗发水。
- 脂质体 ATP 喷雾促进快速愈合。
- 凡士林（OTC，非处方药）可预防供区结痂。

供受区的护理与清洁

术后第 1～4 天

- 前 4 天的白天，受区每 4 h 用脂质体 ATP 喷雾喷洒 1 次，在前 2 晚也可尝试用脂质体 ATP 喷雾喷洒 2～4 次。注意：脂质体 ATP 喷雾应置于冰箱冷藏。
- 用水流缓慢的淋浴轻轻地洗头。将洗发水与水混匀后直接涂抹在头上，或者用海绵蘸洗发水再涂抹在头皮上，并使用海绵上下擦拭，轻轻清洁移植物。不要来回摩擦，同时可以轻轻擦拭供区，再用清水或水流缓慢的淋浴轻轻冲洗。
- 用毛巾将头发上的水分轻轻吸掉后，可以等待头发自然风干或用冷风挡吹风机将头发吹干。操作过程应轻轻梳理头发而避免接触头皮。
- 可以日常散步，但请勿做剧烈及可能会大量出汗的运动、请勿摩擦受区。
- 供区每天涂抹凡士林 2～3 次。前 3 晚每天以 30°角仰卧位睡觉。
- 可以使用少量含有酒精成分的发胶。

术后第 5～7 天

- 继续用水流较快的淋浴洗头，冲洗约 10 min 以软化痂皮，涂抹洗发水并用指腹或者海绵以打圈运动方式进行清洗。
- 恢复正常的锻炼，但是举重需减少 25% 的重量，不进行接触性运动。
- 在第 7 天可以开始尝试使用一些功效性化妆品。

术后第 8～14 天

- 移植物已经生长牢固，现在应该清理剩余的痂皮。ATP 喷雾可减少痂皮形成。
- 隔夜涂抹婴儿油，在淋浴时使用海绵的刷子面轻轻清理痂皮。
- 请勿强行清理痂皮，它们通常会在 7～10 天内脱落。
- 睡前可以在移植区域涂抹一层薄薄的婴儿油或保湿霜，这有助于在沐浴前软化痂皮。
- 低过敏性且与肤色相同的化妆品可用于掩盖术区的粉红色，1%～2% 氢化可的松、维生素 E 或芦荟、面霜／乳液有助于改善术区发红。如果您之前使用过落健（Rogaine），应该在手术后第 7 天开始恢复使用。

随访（复查）

您的第一次复查是在手术后的第二天。在您手术后的一年中，医生希望每 4 个月与您见一次面。

活动

避免任何可能撞到头部的活动，例如接触性运动、儿童背负式骑行等。进出汽车时要小心。

- **举重**：5 天后，可以恢复举重，但是需要减少 25% 的重量，拆线以后再恢复正常重量。
- **锻炼**：5 天后即可进行慢跑、跑步、打高尔夫球、打网球等运动。
- **游泳**：7 天后可在游泳池游泳，10 天后可在海洋或者湖泊中游泳。
- **避免晒伤**：前 30 天，在户外时需戴帽子或涂抹防晒霜。

与手术相关的正常现象

- **肿胀**：肿胀不再是术后常见的现象。你需要做的就是前 3 晚睡觉时仰卧，抬高头部。冰敷不是必需的。
- **发红**：皮肤白皙的患者在移植后的几周内可能会持续出现受区皮肤发红的现象，这是暂时性的，使用脂质体 ATP 喷雾可以减少这种情况发生。您也可以在 10 天后临时涂抹与您的肤色相匹配的粉底或遮瑕化妆品。这些都可以在当地的药房购买，不需要处方。
- **瘙痒**：术后几天内将出现瘙痒，睡前口服 25 mg 苯海拉明可缓解。大多数药店都可以买到该药物。
- **麻木或刺痛是暂时的**：几个月后会消失，这与手术过程中损伤小神经末梢有关。
- **新的头发在术后 3~4 个月出现**：移植物的毛干将在手术后 2~3 周脱落，毛囊仍然存在。您必须要有耐心，因为头发需要几个月的时间才能再次开始生长并达到可以做造型的长度。经历多次手术的患者，其移植物将需要更长的时间才能开始生长。

与手术相关的少见并发症

- **出血**：用指尖直接按压 5 min 以止血。如果出血继续，请再次施加相同的压力并致电医院。
- **移植物脱出**：如果移植物是清洁的，放入生理盐水中（药房有售）并打电话预约（必须在 1~3 天内）重新移植。如果移植物被污染或丢失，局部涂抹软膏等其自然愈合。我们将在下次复查时更换。
- **凸起或红色区域**：如果在手术后 3~5 天出现丘疹样外观，请致电医院进行后续预约。在该区域涂抹百多邦软膏并保持清洁。

如有任何问题，请随时致电 212-826-2525 或 866-424-7637 办公室。如果您有紧急情况，请直接致电我们

第二章 毛囊获取

第 12 节 FUE 的并发症

Robert H. True

概述

- 前言
- 常见并发症
- 供区损伤
- 移植物损伤
- 结论

关键点

- 手术方法得当的时候，FUE 的并发症较少见。
- 常见的并发症有皮肤坏死、生长期脱发、神经损伤和感染。
- 供区最常见的并发症是提取过量导致供区毛发过于稀疏。
- 移植物的损伤可能发生在提取、储存和种植的所有阶段。
- FUE 手术应由有执照、受过培训且技术熟练的医生操作，而不应委托给无执照的技术人员。
- 吸烟是皮肤坏死和移植物生长不良的危险因素。

前言

最常见和最重要的并发症是由手术技术不佳导致的，包括供区毛囊提取过量、毛囊离断率过高和毛囊提取过程中的损伤，以及处理和种植过程中对移植物的损伤。并发症分为 3 类：常见的、对供区的损害和对移植物的损伤。

常见并发症

常见并发症有皮肤坏死、应激性脱发、神经损伤和感染。

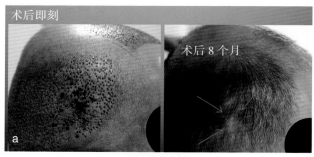

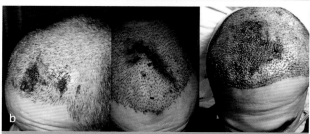

图 12.1 a. FUE 术后供区的皮肤坏死；b. 受区皮肤坏死

174

皮肤坏死

图 12.1 展示了 FUE 术后即刻供区的皮肤坏死和术后 8 个月恢复情况。导致皮肤坏死的原因有提取过量、提取深度过深、过度使用肾上腺素，以及注射局麻药物的针头或钻取毛囊的环钻针直接损伤血管。吸烟、长期患有糖尿病或者头皮和皮下组织过薄是发生皮肤坏死的高危因素。通过适当技术可以避免皮肤坏死。如果在手术过程中出现皮肤变黑，则该区域应停止手术。使用硝酸甘油凝胶改善血运可能会有所帮助。大面积的血运障碍可以尝试高压氧治疗。术后必须密切观察受累部位，严重者需要连续清创，最终可能需要创面修复。

应激性脱发

应激性脱发是描述手术后生长期脱发的常用术语。供区和受区都可能发生原生发的脱落。图 12.2 显示 FUE 后 10 天严重的应激性脱发，然后在 6 个月后完全恢复。这在正确进行手术的情况下应该是不常见的。过量提取和过量使用肾上腺素会导致应激性脱发，但部分患者可能在没有明确原因的情况下发生应激性脱发。治疗包括安抚患者使其放轻松、每天局部应用米诺地尔、使用化妆品遮盖和观察，需要几个月才能完全恢复。

神经损伤

FUE 在真皮层和皮下脂肪层进行操作，因此，在 FUE 中对下层的神经和血管造成永久性损伤的可能性很小。神经损伤只发生在注射局麻药物或者肿胀液时注射器针头直接损伤神经，或者毛囊提取过程中环钻针插入过深切断神经。供区的永久性感觉丧失非常罕见。伴有感觉迟钝和过敏的暂时性感觉丧失相对常见，是由于广泛分布于头皮的神经末梢受损所致。暂时性的感觉丧失可自愈，通常需要 3~4 个月，但有时可能需要 6 个月或更长时间。

感染

感染也应该是一个非常罕见的并发症，可能由于手术过程中没有进行无菌操作或术后护理不当引起，但也可能由社区获得性耐甲氧西林金黄色葡萄球菌（MRSA）引起。免疫功能低下的患者发生感染的风险较高。如果出现感染，则应猜测为 MRSA 感染（图 12.3）。应该先进行细菌培养，然后对局部进行清创，清创可能是最重要的初始步骤。医生应经验性地开始使用对 MRSA 有效的抗生素进行治疗，例如甲氧苄啶/磺胺甲噁唑或多西环素，直到获得培养结果。如果医院经常发生感染病例，则必须对所有员工、政策和手术过程进行彻底审查。

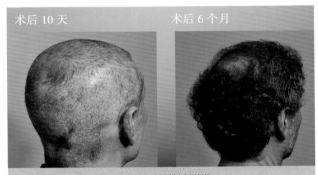

图 12.2　FUE 术后的供区应激性脱发

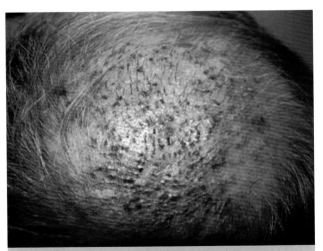

图 12.3　典型的耐甲氧西林金黄色葡萄球菌（MRSA）感染与黄色痂皮

供区损伤

供区损伤包括下列并发症：

过量提取

过量提取可能导致供区出现明显的低密度区域或虫蛀样外观（**图 12.4**）。

供区毛囊耗竭

图 12.5 展示了一个病例，其供区已被单次提取4000 个毛囊单位，移植的毛囊生长情况非常差。**图12.6** 显示了另一个病例，其供区单次被提取 4500 个毛囊单位。**图 12.7** 显示使用大直径环钻针过量提取供区毛囊的病例。这 3 个病例表明，错误使用 FUE技术可能会毁坏患者的容貌，并且对他们的供区造成不可挽回的破坏。未经培训、粗心或经验不足的医生可能会进行不适当的手术操作。

囊肿

这些囊肿是由 FUE 过程中移植物被埋在皮下引起的（**图 12.8**）。使用钝头环钻针或混合型环钻针时该并发症的发生率高于使用锐头环钻针时，这是由于环钻针完全接触并切割表皮之前将环钻针推得太深导致。掩埋的移植物应立即通过探查和压迫邻近组织来识别和去除，否则将形成囊肿且可能需手术切除。

瘢痕疙瘩 / 增生性瘢痕

FUE 手术虽然很少发生瘢痕疙瘩 / 增生性瘢痕，但还是有发生的概率（**图 12.9**）。手术前应筛查患者的瘢痕愈合史。可以通过磨削和连续注射皮质类固醇来治疗。如果确实发生过该并发症，则不应对患者进行 FUE。

色素减退 / 色素沉着

色素减退 / 色素沉着可能成为 FUE 后一个重要的外观问题（**图 12.10**），环钻针直径过大或者提取过于密集发生该并发症的可能性更大，但也可

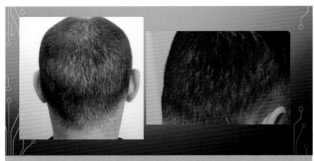

图 12.4　a. 低密度可见区；b. 虫蛀样外观

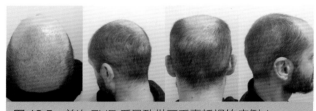

图 12.5　单次 FUE 后导致供区毛囊耗竭的病例 1

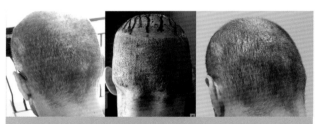

图 12.6　单次 FUE 后导致供区毛囊耗竭的病例 2

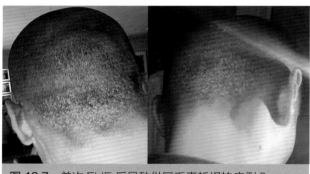

图 12.7　单次 FUE 后导致供区毛囊耗竭的病例 3

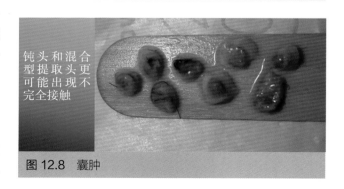

钝头和混合型提取头更可能出现不完全接触

图 12.8　囊肿

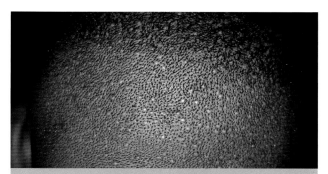

图 12.9　FUE 后出现增生性瘢痕

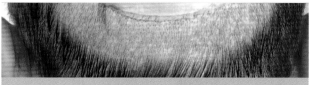

图 12.10　FUE 提取部位的色素减退

能是由于患者的皮肤特征导致。大多数色素减退 /
色素沉着可以通过文发来解决。

移植物损伤

　　提取、分离、储存和种植过程操作不当都可能
导致移植物生长不良和外观不佳。移植物质量差的
特点是由于提取过程中离断率高（**图 12.11**），分
离过程中被切割（**图 12.12**）导致的。而想要获
得高质量移植物（**图 12.13**）则须采用正确提取
技术。

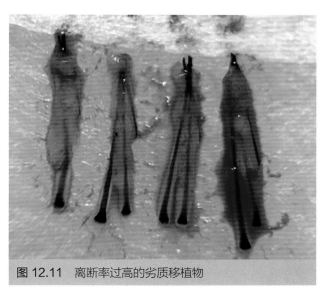

图 12.11　离断率过高的劣质移植物

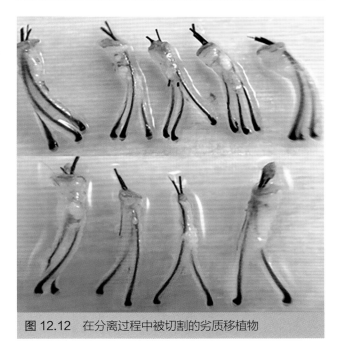

图 12.12　在分离过程中被切割的劣质移植物

结论

　　FUE 的并发症应该很少见，并且可以通过使用
正确的手术技术来预防。FUE 应由有执照的经验丰富
的医生进行操作，而不是委托给无执照的技术人员。

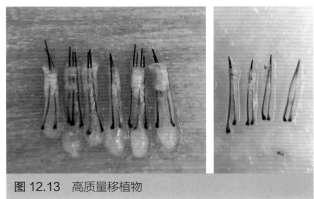

图 12.13　高质量移植物

推荐阅读

• Lorenzo J. FUE complications and difficult

situations.In：Lam SM，Williams KL，eds. Hair Transplant 360 Vol 4—Follicular Unit Extraction. New Delhi，India：Jaypee Brothers；2016：331–342.

- Dua K，Dua A，Charhar M. Complications of follicular unit extraction. In：Mysore V，ed. Hair Transplantation. New Delhi，India：Jaypee Brothers；2016：288–292.

思考问题

Q1.FUE 术后囊肿是由以下哪个原因引起的?

A. 供区横切的毛囊

B. 供区被掩埋的毛囊

C. 皮肤愈合形成增生性瘢痕

D. 对局部麻醉剂的反应

Q2. 以下哪项会增加 FUE 中皮肤坏死的风险?

A. 注射高浓度肾上腺素溶液

B. 注射或钻取毛囊时造成的直接血管损伤

C. 过度集中的提取

D. 环钻针插入太深

E. 以上都不是

F. 上述所有都是

Q3.FUE 最常见的并发症是 （　　　）

A. 增生性瘢痕

B. 提取和种植过程中损伤移植物

C. 供区毛囊耗竭

D. 提取部位色素减退

Q4.FUE 的最佳特征是 （　　　）

A. 可由技术人员执行的非手术美容手术

B. 可由无证人员进行的小型皮肤手术

C. 所有医生都可以操作的手术

D. 由获得执业证书和经验丰富的医生操作的外科手术

参考文献

[1] Wasserbauer S. MRSA and hair：then and now. Hair Transplant Forum Int 2018；28（3）：105.

[2] Wasserbauer S. Hair transplant in the age of MRSA. Hair Transplant Forum Int 2017；27（5）：177–184.

[3] True RH. Hair restoration in the age of MRSA. Hair Transplant Forum Int 2008；18（4）：121–130.

[4] Williams G. Medical and professional ethics：spotlight on surgery by unlicensed practitioners. Hair Transplant Forum Int 2018；28（5）：192–193.

[5] True RH.Graft Quality Index：a morphologic classification of follicular unit excision（FUE）grafts. Hair Transplant Forum Int 2018；28（2）：45–53.

答案

Q1	B
Q2	F
Q3	B
Q4	D

第二章　毛囊获取

第 13 节 FUE 临床实践指南

Robert H. True

概述

· 前言

前言

2019 年，国际毛发修复外科学会（ISHRS）毛囊单位提取术发展委员会发布了毛囊单位提取术（FUE）临床实践指南。该实践指南代表了该领域顶级专家的共识，并为 ISHRS 成员和 FUE 的所有从业者提供了宝贵的参考。

FUE 临床实践指南

由国际毛发修复外科学会毛囊单位提取术发展委员会（FUEAC）、Márcio Crisóstomo、Kapil Dua、Aditya K.Gupta、Parsa Mohebi、Robert H. True、Ken L. Williams、James A. Harris、Conradin von Albertini、Christian N. Islands、Jean Devroye、O. Typhoon Oguzoglu 和 Arthur Tykocinski 共同起草。

要查看该指南，请访问 ISHRS 网站 www.ISHRS.org 并使用搜索功能查看指南。

ISHRS 是领先的国际医师组织，致力于促进毛发修复手术的发展。有关会员资格和活动的更多信息，请访问 ishrs.org。

参考文献

[1] Hair Transplant Forum Int July 2019；29（4）：139-150. https：//doi.org/10.33589/29.4.139.
[2] https：//ishrs.org/wp-content/upload/2019/08/July-15-2019-FUE Guidelines.pdf.

第二章 毛囊获取

第 14 节
FUE 标准术语

Robert H. True and ISHRS FUE Advancement Committee

概述

- 前言
- 修订版的 FUE 标准术语：第一部分
- 修订版的 FUE 标准术语：第二部分
- 修订版的 FUE 标准术语：第三部分
- 移植物种植：第四部分

前言

以下内容经国际毛发修复外科学会许可转载。它发表在 ISHRS 论坛期刊上。

当前接受的 FUE 和植入器术语的 2019 年指南。该术语已成为我们整个领域的标准，用于描述 FUE 的各个方面。

2013 年，ISHRS FUE 术语委员会为毛囊单位提取术（FUE）的实践制定了标准术语。自发布以来，该术语已成为全球毛发修复外科医生的标准。该术语为各种技术、FUE 步骤、移植物质量和移植物损伤模式提供了明确定义，并提供了衡量 FUE 手术质量的方法。2018 年，国际毛发修复外科学会正式将 FUE 术语从毛囊单位"Extraction"更改为毛囊单位"Excision"，以便更准确地将 FUE 定义为一种手术流程。钻取是"钻出毛囊"后"提取"的组合。在编写标准 FUE 术语的本修订版时，我们在整个定义中完全采用了"切取"的使用。通过使用这一术语，从业者可以更高效地在日常实践、学术报道和调查中与他人沟通，并向公众传达手术过程的真实性质。

ISHRS 感谢 FUE 研究委员会（FUERC）成员和创建初始术语文件的术语小组委员会成员，以及 FUE 发展委员会（FUEAC）成员为这个修订的版本所做的工作。Robert H. True, MD, MPH, FISHRS 是在原始术语出版物之后添加内容的主要作者和编辑。以下医生参与了最初和当前术语文件的创建和编辑：Flavia Barsali, MD, Christian N. Bisanga, MD, John P. Cole, MD, Márcio Crisóstomo, MD, FISHRS, Jean Devroye, MD, FISHRS , Kapil Dua, MD, FISHRS, Koray Erdogan, MD, Bijan Feriduni, MD, FISHRS, Alex Ginzburg, MD, FISHRS, Aditya Gupta, MD, PhD, FISHRS, James A. Harris, MD, FISHRS（主 席, FUEAC）, Chiara Insalaco, MD, PhD, Ali Emre Karadeniz, MD, Melike Kuelahci, MD, Jose Lorenzo, MD, Jennifer H. Martinick, MBBS, FISHRS, Parsa Mohebi, MD, FISHRS, Maria Angelica Muricy, MD, Osman T. Oguzoglu, MD, FISHRS, Jae Pak, MD, Paul T. Rose, MD, JD, FISHRS, Ronald L. Shapiro, MD, FISHRS, Mauro Speranzini, MD, FISHRS, Robert H. True, MD, MPH, FISHRS, Arthur Tykocinski, MD, FISHRS, Sanusi Umar, MD, FISHRS, Conradin von Albertini, MD, FISHRS, Ken Williams, DO, FISHRS 和 Bradley R. Wolf, MD, FISHRS.

修订版的 FUE 标准术语：第一部分

解剖学

根据海丁顿的说法，毛囊单位的定义是：

成人头皮的毛囊单位（FU）通常由 2～4 个终毛毛囊和 1 个或 2 个毳毛毛囊、相关的皮脂腺小叶和终毛毛囊的立毛肌附着点组成。尽管在漏斗部水平的单个管道内通常会发现 2 个或 3 个毛干，但是在真皮浅层，毛囊管可能并不连接。毛囊单位中的毳毛毛囊可能保持独立，也可能与终毛毛囊在漏斗部汇合相连。

毛囊群、毛囊家族、毛囊簇或毛囊束： 这些被定义为头皮中的头发簇，它们彼此非常接近地长出皮肤，并与其他头发簇之间有一个间隙。毛囊群可以由多个毛囊单位组成，这些毛囊单位紧密分布在皮肤表面。在由多个大束或紧密排列的束组成的复杂供区中，单独束的数量影响个人的理解并导致个体评估的差异（**图 14.1**）。

分叉： 这描述了毛囊彼此之间分叉的地方，通常发生在毛囊单位的下 1/3 处（**图 14.2a**）。分叉的程度从无分叉到明显分叉有很大的不同。分叉可能涉及一个毛囊群内的一个或所有毛囊。Robert H. True 博士最近介绍了结构性分叉和医源性分叉的概念。结构性分叉存在于正常解剖学结构中，医源性分叉（**图 14.2b**）是由 FUE 导致的。FUE 中环钻针插入的层次较表浅，在提取过程中剥离了毛囊周围组织，可能会导致毛球部极度分叉。

毛囊群次级移植物： 毛囊提取以后供区毛囊群中剩余的部分毛囊。

CTS： 结缔组织鞘；**ORS：** 外根鞘；**IRS：** 内根鞘；**DP：** 真皮乳头。

束缚： 这是描述结缔组织鞘和外根鞘附着在毛囊周围脂肪上的术语。在大多数人中，这种附着力很弱，所以一旦我们切断了立毛肌，就可以提取移植物，但是部分人毛囊的附着力非常强，在提取过程中需要更用力。

色素减退： 这是因黑色素损失、单个毛囊的色素损失，以及愈合过程中皮肤表面的血管循环中断而引起的皮肤颜色缺失。毛囊提取过后，钻取部位通常经历Ⅱ期愈合。色素减退（通常称为白点）的表面积可能会因皮肤或头发颜色，以及用于钻取的工具等不同因素而变化很大。根据经验，色素减退在头皮、胸部和腹部等供区靠下的部位更常见，在头顶秃发区、腿和胡须等传统受区不太常见。

毛囊单位的锚定系统： 这定义了阻碍从周围组织中钻取毛囊的结构。毛囊黏附包括皮脂腺、立毛肌的附着、真皮的附着，以及结缔组织鞘与周围脂肪组织之间的连接。

组织帽（图 14.3）： 当我们钻出目标移植物并尝试用镊子提取后，只获得一个没有毛囊的包含表皮和真皮的组织块，而毛囊还在原位。在大多数情况下，是由于提取的深度

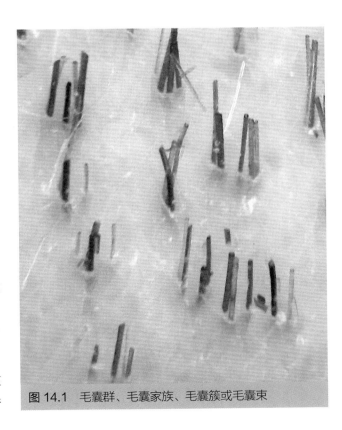

图 14.1　毛囊群、毛囊家族、毛囊簇或毛囊束

不够、力度不够或者镊子夹持的位置不对。有时，休止期的毛囊或毳毛可能会随组织块一起被拔出。

拔毛（图 14.4）：这是通过镊子将一根或多根终毛发拔出，目的是从供区获得有活力的可以移植的毛囊。拔出的毛囊可能有一个或多个没有结缔组织鞘（CTS）、外根鞘（ORS）、内根鞘（IRS）和真皮乳头（DP）等所有成分的裸毛囊，或只有结缔组织鞘、外根鞘和内根鞘的一部分。在某些情况下，只有内毛根鞘。通常，当 ORS 的远端部分由于拔毛而留在供区时，真皮乳头也保留在供区。

破裂或断裂的毛囊（图 14.5）：破裂或断裂的毛囊是破裂成两片或更多片的毛囊。这种破损通常是由于在 FUE 的提取阶段使用镊子用力过大。

削边或脱鞘（图 14.6）：毛囊的 CTS、ORS 和 IRS 被锋利环钻针纵向切割导致。

分裂（图 14.7）：这是用环钻针在体内（或原位）分离一部分来自一组（毛囊家族或毛囊单位）的毛囊。钻取的移植物比原来毛囊单位所包含的毛囊数量少。分裂可能有意或无意地产生。

毛囊单位提取（现在已经过时的术语）：FUE 的概念最初是在 1995 年由 Drs.Woods 和 Campbell 在澳大利亚的报纸广告中观察到的（图 14.8）。该广告将 FUE 采集技术描述为"毛囊单位提取术"。FUE 于 2002 年由 Drs. Bill 正式在医学文献中引

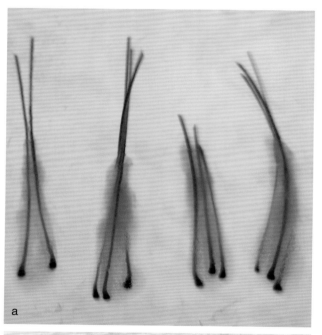

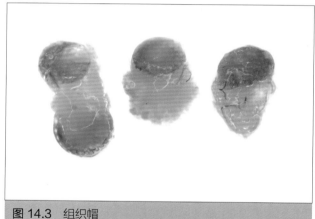

图 14.3 组织帽

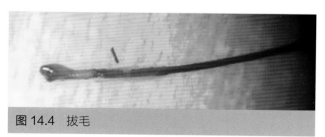

图 14.4 拔毛

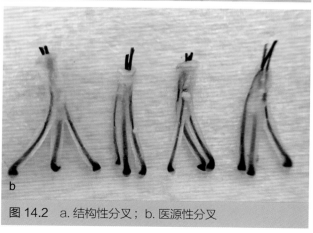

图 14.2 a. 结构性分叉；b. 医源性分叉

图 14.5 断裂的毛囊

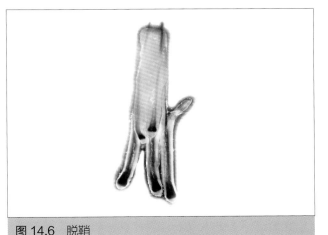

图 14.6　脱鞘

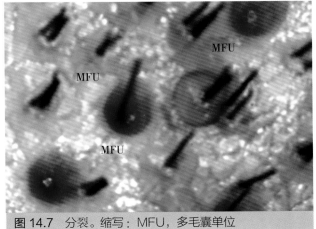

图 14.7　分裂。缩写：MFU，多毛囊单位

入。比尔·拉斯曼和鲍勃·伯恩斯坦于 2002 年首次将 FUE 一词描述为"使用锋利的环钻针从供区提取单个毛囊簇"。在原始文章中，移植物是使用 1.0 mm 锋利的环钻针获取的。

在严格的术语中，术语"毛囊单位提取术"是不恰当且具有误导性的，因为它是一个组织学术语，而不是一个准确的解剖学外科术语。更合适的是术语 FIT（毛囊分离技术）。

毛囊单位钻取术：在此修订版的标准 FUE 术语中，2018 年国际毛发修复外科学会批准的 FUE 新术语是毛囊单位钻取术，而不是以前常用的"毛囊单位提取术"。FUE 中的"E"被重新定义为钻出，因为钻取被定义为"通过切割钻取的行为"。这种文化和名称更改的目的是使我们的手术过程和术语在科学、临床和学术上更加正确。

定义：毛囊单位钻取术是指在毛囊单位束或毛囊簇周围进行皮肤圆周切口的外科技术，目的是提取含有毛囊、脂肪、真皮和表皮的全层皮肤移植物。

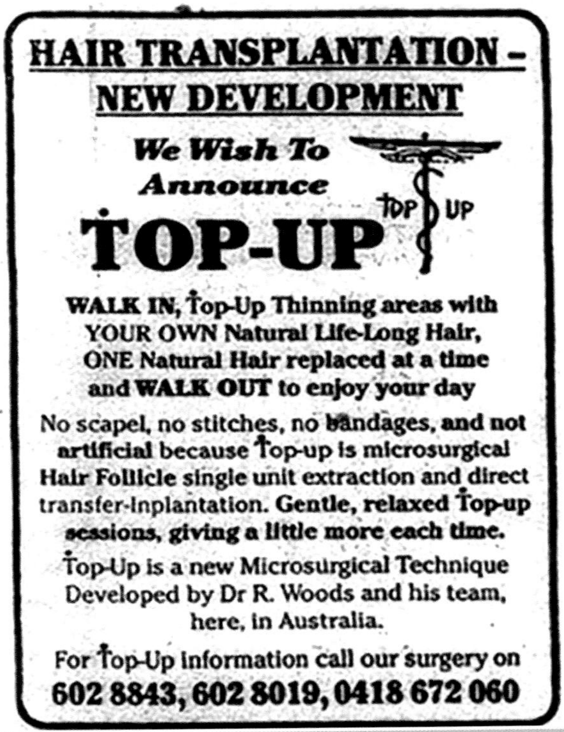

自 21 世纪初引入以来，FUE 一直被称为提取，"提取"一词在我们的领域中已经牢固确立。然而，通常使用的"提取"具有非手术含义。不幸的是，这导致了一种印象，即 FUE 不是手术，可以由非专业人士进行操作。

ISHRS 理事会审查了这一新术语，并同意上述定义更准确地反映了手术过程。它还可以防止

图 14.8　Wood 的技术

可能向公众传达的任何类型的误导性或欺诈性信息。

修剪：是指在显微镜下去除 FUE 移植物的真皮和其他不需要的毛囊周围组织，目的是使移植物更纤细。修剪的优点是使移植物适合较小的种植孔或减少插入受区的组织体积，从而最大限度地减少受区的体积膨胀或隆起（图 14.9）。

部分毛囊单位钻取（图 14.10）：钻取供区的一部分毛囊单位，而另一部分毛囊单位保留在供区。它也被称为"垂直分割提取""垂直切割提取"或"部分毛囊家族提取"。

单个毛囊群钻取（图 14.11）：钻取完整的根据毛囊长出皮肤接近度和位置而划定的由一个或多个毛囊单位组成的毛囊群。

横断（图 14.12）：该术语用于描述显微镜下可见的毛囊沿其长轴任何位置的破损。当所有的毛囊都被横向切割时，称为完全横断的移植物，或者当一个或多个毛囊被切断留下一个或多个完整的毛囊时，称为部分横断的移植物。

体外分离（图 14.13）：此操作详细说明了如何在显微镜下将移植物分成单个或包含比原始完整组更少的毛囊群，从而适用于发际线及附近位置的毛囊种植。

移植物修理：这是指在显微镜下从 FUE 移植物中去除横切的毛囊。

毛囊分离技术：也称为 FIT，Paul Rose 博士在 2002 年推导出这个术语来更恰当地描述通常称为 FUE 的手术过程。术语 FIT 体现了移植物并不总是一个毛囊单位的所有毛囊，它还可能包括多个毛囊单位中的毛囊。在提取过程中，外科医生可能会有意或无意地提取一个或几个毛囊，在供区留下有活力的毛囊。或者，外科医生可能会切取多个完整的毛囊单位。因此，FUE 的早期先驱者更喜欢的术语是"毛囊分离"而不是"毛囊单位提取"。

科尔分离技术（CIT）：由约翰·科尔博士开发，是毛囊钻取技术的一种，结合了各种高度锋利的薄壁环钻针以及精确的深度控制机制。CIT 的目标是通过改变环钻针直径、限制深度、修改环钻针几何形状，和改变切向力来最小化毛囊离断率。CIT 的目标是将供区的提取方法与每位患者的个体特征集合，并考虑患者的短期和长期手术计划。CIT 可能涉及提取部分毛囊群或完整的毛囊群。

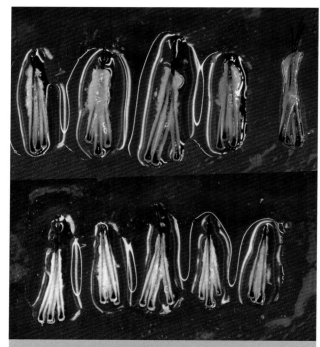

图 14.9　修剪前和修剪后

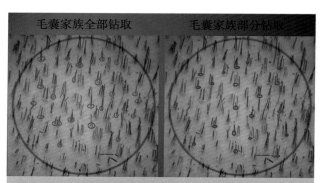

毛囊家族全部钻取　　　　毛囊家族部分钻取

图 14.10　部分毛囊单位钻取

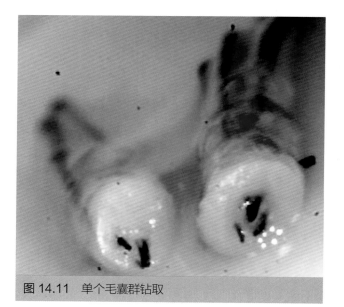

图 14.11　单个毛囊群钻取

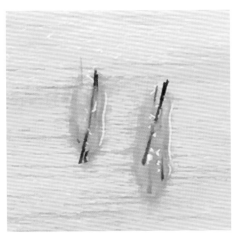 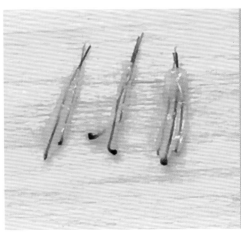

图 14.12 a、b. 横断

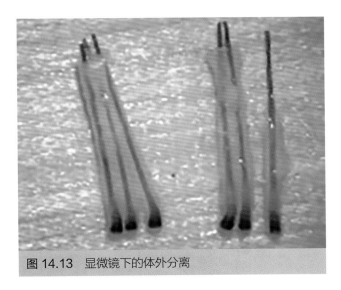

图 14.13 显微镜下的体外分离

且比其他体毛来源的生长速度更快。

Woods 技术：这是 Ray Woods 和 Angela Campbell 给予毛囊单位钻取术的原始术语。尽管他们从未发表过他们的结果或与其他医生分享他们的经验，但他们的互联网出版物促进了 FUE 技术的开发。

福克斯测试：这是指医生在确认患者是否适合进行 FUE 时进行的一种测试程序。比尔·拉斯曼（Bill Rassman）和鲍勃·伯恩斯坦（Bob Bernstein）博士在他们 2002 年发表的一篇描述 FUE 的论文中创造了这个术语。

机动和机器人设备

Powered Cole Isolation Device（PCID）（图 14.14）：由 John Cole 博士开发的这种可编程设备可以更精确地控制旋转、振荡（以及两者的持续时间）、速度、速率和振荡弧。

Harris SAFE 系统（图 14.15）：这种毛囊钻取装置由 James Harris 博士开发，采用钝头环钻针（0.8 ~ 1.2 mm），以可变速度完全旋转，并在固定深度停止。

NeoGraft（图 14.16）：这是一种带有负压和正压的锐头环钻针的电动旋转钻取装置。医生可以通过负压将移植物吸入收集室并保持手术区没有血液。需要钻取较深以充分松动移植物，以便通过微弱的吸力将移植物从供区移除，移植物也可以通过镊子收集。可以使用正压将移植物插入受区。

Harris SAFE 技术：James Harris 博士在 2004 年介绍的方法是手动和机械获取移植物的方法。最初，该方法包括使用锋利的环钻针突破真皮层，然后用 Harris 博士开发的钝头环钻针进行更深层的分离，他称之为两步法。在第二步之后，用一把镊子取出移植物。随后，Harris 博士将钝头环钻针连接到一个旋转的钻头上，可以一步完成手术。

体毛提取：除了传统的头皮供区，从身体的其他部位提取毛囊，体毛具有不可预测性和可变的产量。

胡须提取：从患者面颈部的胡须区提取毛囊。胡须毛发移植比其他体毛来源的平均产量更高，并

NeoGraft 类似于最初由 Pascal Boudjema 博士构思的 Calvitron，该设备在亚洲被称为"Omnigraft"。

一些较新的类似设备包括 SmartGraft、Atera 和 FUETOR。

True 设备（图 14.17）：Aseptico Porta-Tip-AEU-03SS 和 Osada SH28S 手柄。这是 Robert H. True 博士使用的可充电旋转手动电机，可调速和高压灭菌。它使用直径为 0.8 ~ 1.25 mm 的 Cole Instruments Serrounded 环钻针。将硅胶套环安装在环钻针上并进行调整，以精确控制钻取深度。

Alphagraft（图 14.18）：这是另一种 FUE 设备，它使用旋转的锐头环钻针从供区提取毛囊。

Devroye 设备（图 14.19）：这款 FUE 电池供电设备由 Jean Devroye 博士开发，其环钻针可摆动，由非常灵敏的脚踏板控制，允许非常短的电弧冲头振荡。

Trivellini 设备（图 14.20）：由 Roberto Trivellini 博士开发的 Mamba FUE 装置是一种多功能可编程电机，它结合了在线抽吸、全旋转、振荡和振动。该设备还采用了一种独特的扁平环钻针设计，称为"Edge-Out"环钻针。

Shiao 4-D 设备（图 14.21）：由 TK Shiao 博士开发，与 Mamba 一样，该设备采用可编程多功能控制装置，提取操作由触屏控制。该系统使用锐头环钻针，手柄为一次性，可使用 3D 打印机低成本打印。

ARTAS 系统（图 14.22）：该机器人 FUE 设

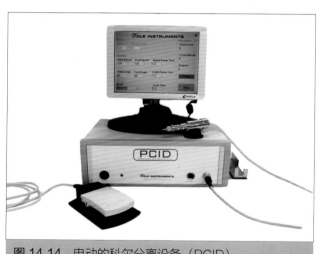

图 14.14 电动的科尔分离设备（PCID）

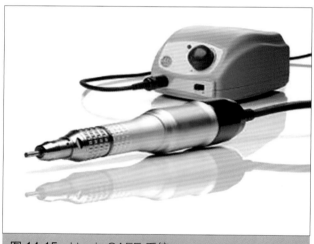

图 14.15 Harris SAFE 系统

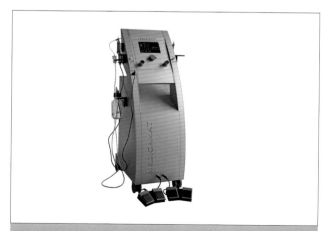

图 14.16 NeoGraft

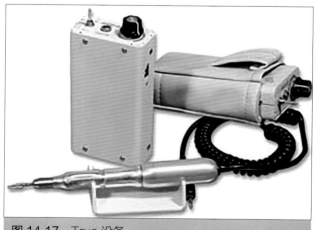

图 14.17 True 设备

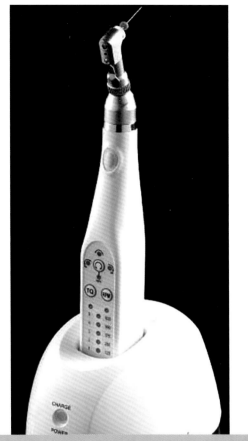

图 14.18　AlphaGraft

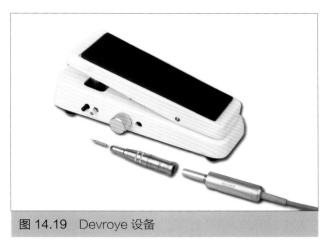

图 14.19　Devroye 设备

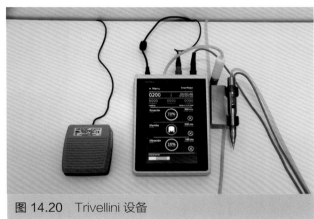

图 14.20　Trivellini 设备

备由 Restoration Robotics 开发，采用两步工艺，首先使用叉形锐头环钻针（图 14.23）破皮，然后用钝头环钻针深入组织以释放移植物。这是一个"自动化"系统，可根据医生输入的数据评估毛囊单位密度、角度，以及锐头和钝头环钻针插入的合适的钻取深度。有了这些信息，该设备就有能力选取目标单位并将系统与正确的解剖方向对齐。使用由 Restoration Robotics 开发的张力装置收获移植物。然后用镊子取出移植物。

参考文献

[1] Headington JT. Transverse microscopic anatomy of the human scalp: a basis for a morphometric approach to disorders of the hair follicle. Arch Dermatol 1984；120（4）：449–456.

[2] Rassman WR, Bernstein RM, McClellan R, Jones R, Worton E, Uyttendaele H. Follicular unit extraction: minimally invasive surgery for hair transplantation. Dermatol Surg 2002；28（8）：720–728.

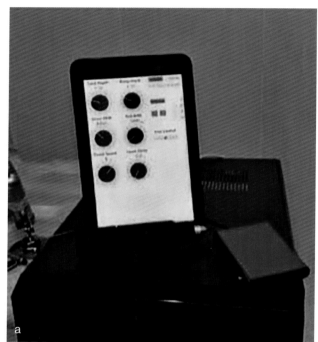

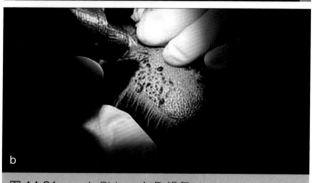

图 14.21　a、b.Shiao-4-D 设备

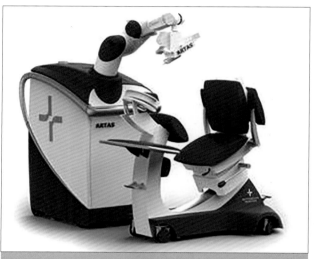

图 14.22　ARTAS 系统

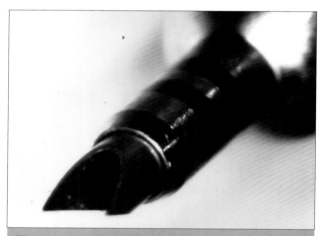

图 14.23　ARTAS 的尖端

修订版的 FUE 标准术语：第二部分

技术特点

旋转钻取：在穿透皮肤期间，环钻针由电机控制重复进行 360° 旋转。

摆动钻取：环钻针在穿透过程中由手或者电机控制通过不同的弧线和每分钟重复数次（RPM）来回旋转。

旋转和摆动钻取：环钻针穿透过程中先旋转后摆动，旋转速度、旋转弧度、斜坡（幅度可以控制从起始位置到结束位置）的旋转、弧的斜坡和每个单独循环的持续时间都可以调控。

分步法：这些方法涉及需要使用环钻针或其他切割工具以松动移植物，所有方法最后都要用镊子或吸力收集毛囊：

- 一步法通过环钻针使用旋转力、摆动力、轴向力，或旋转力和摆动力的组合在单个切口中插入所需深度。
- 两步法使用锐头环钻针通过旋转、摆动或轴向动作对皮肤进行分割。然后要么是同样锋利的环钻针，要么是不同的环钻针使用旋转或摆动动作，通过相同的切口将环钻针穿过表皮插入所需的深度。第二个环钻针可以是不同的锐头环钻针或钝头环钻针。

- 三步法就像两步法一样先用锐头环钻针破皮，然后用锐头或钝头环钻针进一步分离毛囊，再使用针头或其他锋利的装置在基底部钻取移植物，同时用镊子进行牵引以提取移植物。

顺序法：医生双手同时握住环钻针和镊子，一只手用环钻针分离移植物，用另一只手拿着镊子取出移植物，每次取出一个移植物，并迅速进行。

取芯法：以单个轴向力将环钻针沿毛发生长轴插入皮肤，不旋转或摆动。在初始轴向力之后，可施加切向力以帮助分离移植物。

开放式法：也称为提拉观察。使用环钻针切割移植物周围的皮肤。然后将毛囊簇从皮肤表面拉出，以便医生可以看到毛发生长和张开的方向。然后可以使用一系列操作沿毛囊单位向下解剖，可以使用负压来辅助该过程以保持视野清晰。

锐性分离：这是沿着毛囊的生长方向插入锐头环钻针以促进其钻取。

钝性分离：这是沿着毛囊的生长方向插入钝头环钻针以促进其钻取。钝性解剖使用没有锋利边缘的环钻针，该环钻针具有宽壁的楔形结构，目的是将毛囊与周围组织分离。

混合分离：使用扁平环钻针的锋利外缘解剖皮肤，沿毛囊生长方向使用钝边以促进其解剖。

拉动：环钻针破皮后用于移除移植物的前牵引。移植物可以用单镊子单手拉动、用两个镊子双手拉动、ATOE（提取辅助）或吸力拉动。

破皮：这是用环钻针对表皮层和真皮层进行表面切割，以在毛囊周围产生表面圆形或半圆形切口。

深度控制：利用环钻针及其附件精确控制钻入的深度。

有限深度钻取：环钻针仅插入 2~3 mm 的深度，以便在镊子或吸力的帮助下从周围组织中释放毛囊进行提取。使用锐头环钻针时，有限深度钻取可最大限度地减少毛囊离断。

全层钻取：环钻针插入深度达毛囊全长（从 4 mm 到略超过 6 mm，具体取决于患者），以达到或超过毛球部的深度并完全释放毛囊。

毛囊变形：这是毛囊对由毛囊单位钻取的物理过程产生的轴向力和切向力做出反应的物理运动。

轴向力：这是在移植物切取过程中沿毛囊中心线平行施加的力。当受力均匀分布时，受力是同心的。当受力分布不均匀时，这种力称为"偏心"。由于毛发生长的角度，环钻针的下缘首先接触皮肤，因此在移植物钻取过程中，对组织下侧的力通常更大。这种不均匀的力经常导致毛囊移位。

切向力：这是环钻针的旋转或振荡对毛囊或毛囊单位施加的力。

供区张力或牵引力：可以将张力施加到供区以稳定组织的流动性。可以通过多种方式施加张力，包括：肿胀、夹子或通过其他方式施加的手动或拉伸力，例如张紧器或将乳胶材料从头皮的一侧缝合到另一侧。

靶心：这是指在一个毛囊簇内被钻取的毛囊完全位于环钻针的中心。

ATOE（提取辅助）：这是一种为帮助先前分离的移植物快速提取而专门设计的镊子（图 14.24）。

延迟提取：这是单步和多步过程中环钻针分离移植物与从供区物理提取移植物之间的时间差。延迟之后，可以将移植物放入保存溶液中或立即种植到头皮。

毛囊深度：由皮肤表面到毛球下方毛囊全长的距离决定。

离体时间（TOB）：从供区取出移植物到重新种植到受区之间的时间。移植物可以放入保存溶液中，也可以立即种植到受区。

供区

供区：确定安全供区的范围，从中钻取移植物。

安全供区（SDA）：含有永久毛发的头皮区域。"安全供区"的概念是基于 Walter Unger 博士的一项研究和经验。在临床上很难完全准确地定义该区域。一些人的 SDA 较大，而在一些人的 SDA 较小。此外，不能保证"安全供区"内的所有毛囊都是永久性的。这是一个非常难以定义的区域，尤其是在年轻患者中（图 14.25）。

供区模板（图 14.26）：这是一个可以标记假定的安全供区和钻取区边缘的模板。主要供区位于枕骨和颞区的假定安全供区内。次要供区是二次使用区域，包括颈背和位于主要供区下方的区域。在没有极度脱发的患者中，次要供区的头发不太可靠，随着年龄的增长，脱发程度较高的患者次要供区通常会发生脱发。通常这些区域的毛囊处于休止期的比例较高。其他供区包括耳前颞区、耳上区和侧隆突部。

手柄：用来握住、携带和控制环钻针的工具。手动 FUE 技术有一些不同的手柄，最流行的是 Versi 手柄和 CIT 手动打孔手柄（图 14.27）。

环钻针分类

已经开发了多种类型的 FUE 环钻针，新的设计也不断涌现。环钻针设计分为 4 个主要类别：尖端类型、形状、切缘的位置和切缘的直径。每个类别都有子类型。

- T 按切缘或尖端（尖端）类型分类：
  - T.1 锐头环钻针。
    - T.1.1 常规——管形环钻针。
    - T.1.2 锯齿状环钻针。
    - T.1.3 分叉环钻针。
    - T.1.4 棱角环钻针。
    - T.1.5 涂层环钻针。
  - T.2 钝头环钻针。
  - T.3 扁平（混合型）环钻针。
- S 按形状（形状）分类：
  - S.1 直筒环钻针。
  - S.2 凹面（倒置沙漏）环钻针。
  - S.3 唇形环钻针。

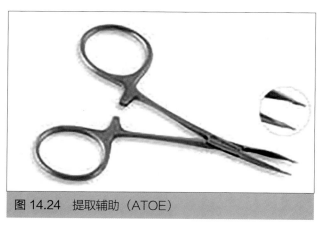

图 14.24 提取辅助（ATOE）

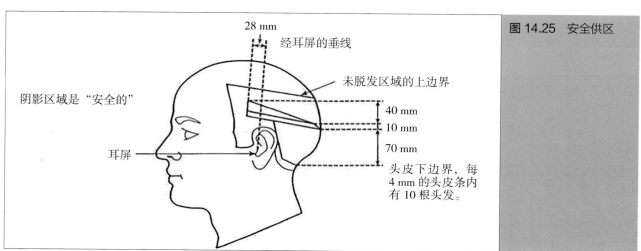

图 14.25 安全供区

28 mm
经耳屏的垂线
阴影区域是"安全的"
未脱发区域的上边界
40 mm
10 mm
70 mm
耳屏
头皮下边界，每 4 mm 的头皮条内有 10 根头发。

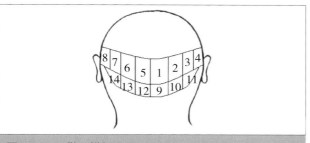

图 14.26 供区模板

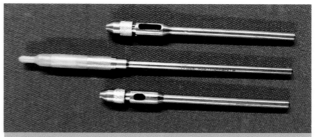

图 14.27 Versi 手柄和科尔分离技术（CIT）手柄

- S.3.1 常规环钻针。
  - S.3.2 锯齿状环钻针。
- S.4 六边形环钻针。
- S.5 开放式（槽）环钻针。
- S.6 开窗型环钻针。
- S.7 组织端口环钻针。
- P 按切缘位置分类（位置）：
  - P.1 内斜面环钻针。
  - P.2 中间斜面环钻针。
  - P.3 外斜面环钻针。
- D 按环钻针冲头直径（直径）分类：
  - D.1 小直径＜ 0.8 mm。
  - D.2 中直径 0.8 ~ 1.0 mm。
  - D.3 大直径＞ 1.0 mm。

在描述环钻针时，类别的顺序是：①尖端；②形状；③切缘的位置；④切缘的直径。因此，这就是"TSPD"环钻针分类系统。

按尖端类型定义：

- 锐头环钻针具有锋利的切缘（**图 14.28**）。
- Blunt 或 Dull 环钻针的边缘未锐化（**图 14.29**）。
- 平面或混合型环钻针有一个钝的内部边缘和一个外部锋利的边缘（**图 14.30**）。
- 锯齿状环钻针具有波浪状轮廓，可减少切缘与皮肤的接触（**图 14.31**）。
- 双分叉尖端有两个切割装置（**图 14.32**）。
- 棱形尖端有两个更细长的突起（**图 14.33**）。
- 有涂层的尖端在钢制环钻针的表面有涂层（**图 14.34**）。

按形状定义：

- 直筒环钻针具有整体一致的外径（**图 14.35**）。
- 组织端口是沿环钻针轴的开口，可通过该开口将吸入环钻针中的组织去除。环钻针的底部必须是实心的（**图 14.36**）。
- 凹面环钻针在环钻针的正上方有一个凹形反转的外表面（**图 14.37**）。
- 有沿的环钻针从环钻针的外表面向外突出，尖端是规则的或锯齿状的（**图 14.38**）。
- 六边形环钻针在尖端上方有六边形的针头（**图 14.39**）。
- 开槽环钻针在孔壁上有一个或多个槽，可以在移植物钻取期间保护长发（**图 14.40**）。
- 开窗环钻针在环钻针的尖端上方有一个开口，当移植物在钻取过程中进入环钻针时，可以看到移植物（**图 14.41**）。

根据切缘位置定义（图 14.42）：

外斜面环钻针的锋利切缘位于环钻针的内表面或内壁处。

中间斜面环钻针的锋利切缘位于环钻针壁的中间，但并不总是刚好位于环钻针中间壁上。

内斜面环钻针的切缘位于环钻针壁的外表面上。环钻针的外径是从一侧外表面到另一侧外表面的距离。

环钻针的内径是从一侧内表面到另一侧内表面的距离。一些钻取针的内径在切缘位置较大，在其他部位较小。

环钻针切缘的直径是从一侧切缘（斜面末端）到另一侧切缘的距离。对于相同外径的环钻针，切

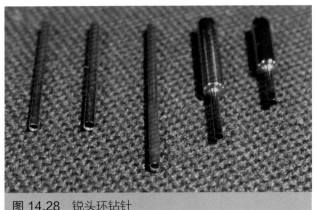

图 14.28　锐头环钻针

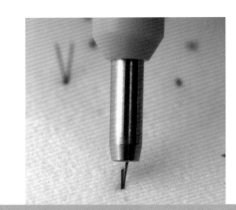

图 14.29　钝头环钻针

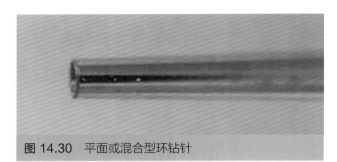

图 14.30　平面或混合型环钻针

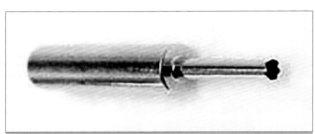

图 14.31　锯齿状环钻针

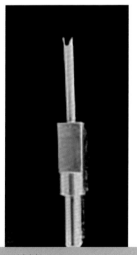

图 14.32　分叉环钻针

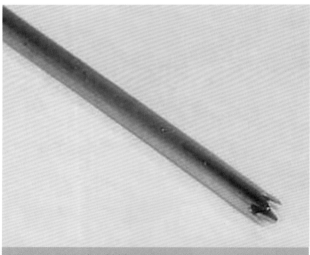

图 14.33　叉式环钻针

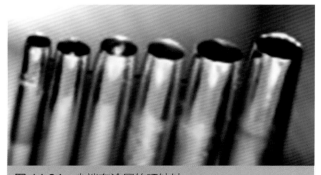

图 14.34　尖端有涂层的环钻针

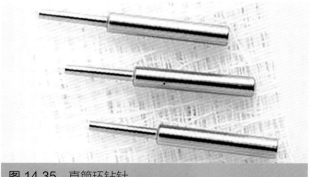

图 14.35　直筒环钻针

缘直径可能会因斜面的位置而异。切缘直径是环钻针的主要测量值，应作为所有环钻针制造公司的主要参考点。目前，最广泛使用的参考值是内径，但不正确。切缘直径等于内斜面环钻针的外径，等于外斜面环钻针头的内径，并且介于中心斜面环钻针的内径和外径之间。应注意环钻针尺寸的具体情况，因为不同制造商的生产标准不同。

切缘直径的定义（图 14.43）：

- 小型环钻针的切缘直径 ≤ 0.8 mm。
- 中型环钻针具有 > 0.8 mm 且 < 1 mm 的切缘直径。
- 大型环钻针具有 ≥ 1.0 mm 的切缘直径。

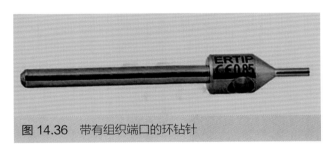

图 14.36　带有组织端口的环钻针

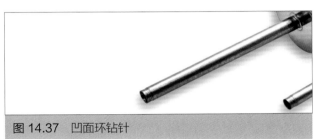

图 14.37　凹面环钻针

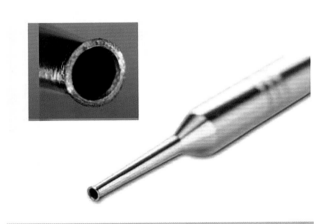

图 14.38　有沿的环钻针

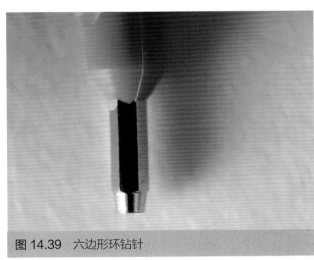

图 14.39　六边形环钻针

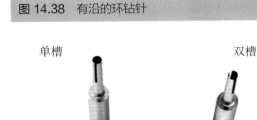

单槽　　　　双槽

图 14.40　开槽环钻针

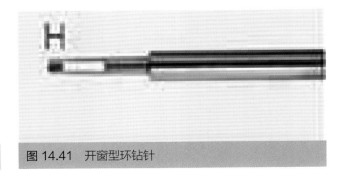

图 14.41　开窗型环钻针

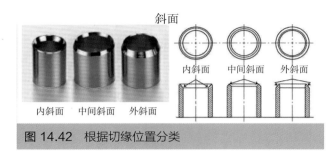

图 14.42　根据切缘位置分类

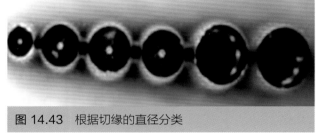

图 14.43　根据切缘的直径分类

修订版的 FUE 标准术语：第三部分

前言

这一部分中的术语侧重于钻取质量的测量。在日常实践中使用这些测量值可以让从业者全面评估其技术水平。为了执行这些计算，必须在所有手术中观察、计算和记录以下内容：

①插入次数；②无论外观如何，所有组织碎片都被去除；③部分和完全横断的毛囊数量；④完整毛囊和横断毛囊的数量；⑤术前测量密度。

环钻针插入（或尝试打孔）次数：

所有环钻针插入的总次数，无论插入是否钻取移植物。

可用于移植的移植物总数：可用于移植的完整移植物或部分横断移植物的总数。

不可用于毛发移植的移植物总数：这是提取的移植物总数与可用于移植的移植物总数之间的差值。不可用的移植物包括组织帽、完全横断的和空的移植物。

钻取的移植物总数：可用于移植的移植物数量加上不可用的移植物数量。

移植物缺失率（MGR）：缺失移植物的数量除以环钻针插入的次数。

移植物缺失率 = 缺失移植物的数量 / 环钻针插入次数 × 100%

移植物横断率（GTR）：包含一个或多个横断

毛囊的移植物数量除以钻取的移植物总数时获得的结果。

GTR = 横断的移植物总数（部分 + 完全）/ 钻取移植物总数 × 100%

移植物完全横断率（Total Transection Rate，TTR）：完全横断的移植物总数除以钻取的移植物总数的结果。

TTR = 完全横断的移植物总数 / 钻取的移植物总数 × 100%

结果

完整移植物：该移植物由健康的终毛毛囊单位的完整结构组成，包括漏斗部、峡部和球部的完整结构，并且在钻取过程中没有遭受任何创伤（图 14.44）。

部分横断移植物：指包含一个或多个已被横向切割的毛囊但仍包含完整毛囊的移植物（图14.45）。

完全横断移植物：指移植物中的所有毛囊均被切断，使钻取的组织中没有完整的毛囊（图14.46）。

埋藏的移植物：钻取过程中被推入并留在皮下的移植物。

空移植物：由于将环钻针插入秃发区皮肤而形成的缺少毛囊的皮肤移植物。

移植物缺失（MG）：因为在手术过程中操作失误而没有钻取到任何移植物。它是环钻针插入总次数减去因操作失误损失的可用于移植的移植物数量和不可移植的移植物数量之和。

MG = 环钻针插入总次数 −（因操作失误损失的可用于移植的移植物 + 不可用于移植的移植物）

部分横断移植物率（Partial Transection Rate，PTR）：部分横断的移植物数量除以钻取的移植物总数得到的结果。

PTR = 部分横断的移植物总数 / 钻取的移植物总数 ×100%

毛囊横断率（FTR 或 TR）：将横断的毛囊数量除以已钻取的毛囊总数所得的结果。

FTR = 被横断的毛囊总数 / 钻取的毛囊总数 ×100%

每个预期获得移植物的毛囊数（CFGE）：钻取的完整毛囊数量加上横断的毛囊数量除以可用于移植的移植物数量加上完全横断的移植物总数。

CFGE =（完整的毛囊 + 横断的毛囊）/（可移植的移植物总数 + 完全横断的移植物）

每个移植物实际获得的毛囊数（CFGA）：钻取的完整毛囊数除以可用于移植的移植物加上完全横断的移植物。

CFGA = 完整的毛囊 /（可移植的移植物总数 + 完全横断的移植物）

毛囊脱鞘率（PFR）：脱鞘的毛囊数除以已钻取的毛囊（完整和横断）总数。

PFR = 脱鞘的毛囊总数 / 钻取的毛囊总数（完整 + 横断）

毛囊单位中的毛囊密度（每个毛囊单位中的毛囊数）：供区的毛囊数量除以同一供区中毛囊单位或毛囊簇的数量（通常使用皮肤镜或毛发镜进行计算）。

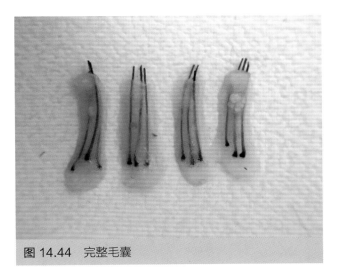

图 14.44　完整毛囊

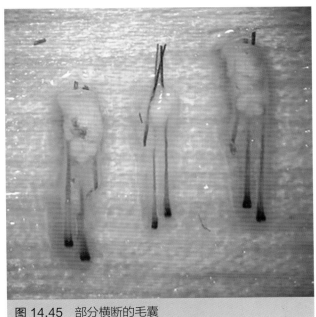

图 14.45　部分横断的毛囊

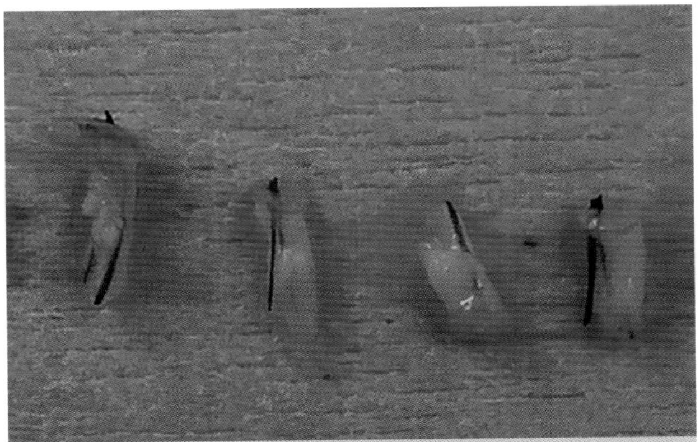

图 14.46　完全横断的毛囊

移植物种植：第四部分

前言

尽管使用种植笔种植移植物是 FUT/ 头皮条切取和 FUE/ 环钻针钻取的常见做法，但 FUEAC 已决定此版本的标准 FUE 术语应包括移植物植入装置的标准术语。大多数种植笔，无论是锐头的还是钝头的，都有一个柱塞，当按下该柱塞时，该柱塞会将移植物从装置中推到皮肤中。

锐头种植笔（图 14.47）：1992 年，Choi 首次描述了锐头种植笔，可同时进行种植孔制作和移植物植入。许多制造商（大多数来自亚洲）提供各种设计的锐头种植笔。

钝头种植笔：钝头种植笔用于将移植物放入预制的受区。TK Shiao 博士于 2012 年首次制造此类工具，Mauro Speranzini 博士于 2016 年首次发表了关于钝头种植笔的发明和使用的文章（图 14.48）。第一个钝头种植笔是通过修改锐头种植笔制成的，现在有几家制造商的钝头种植笔可用。

放置器和插入器：诸如 Erdogan 博士的 KEEP 种植笔（图 14.49）和 Devroye 博士的 WAW 种植笔（图 14.50）等装置可以一次容纳 7 个移植物，虽然是钝头的，但与大多数钝头植入器不同，因为没有柱塞。因此，对于这些移植物植入装置，必须使用镊子将移植物从针中推入受区。埃尔多安更喜欢将他的移植物植入装置归类为"移植物放置器"，而不是种植笔。使用 KEEP 和 WAW 种植笔时，只有种植笔的尖端插入受区。

另一种移植物植入装置是 Mohebi 博士的"移植物插入器"（图 14.51）。它以类似 KEEP 种植笔的方式装移植物，即通过将针尖的开口槽滚动到移植物上。针尖整体插入受区，通过柱塞将移植物植入。除 KEEP 和 Mohebi 种植笔外，所有种植笔均装有镊子。

版权所有 © 2019 国际毛发修复外科学会。

参考文献

[1] Hair Transplant Forum Int May 2019；29（3）：98–106；https：//doi.org/10.33589/29.3.98.

[2] Headington JT. Transverse microscopic anatomy of the human scalp: a basis for a morphometric approach to disorders of the hair follicle. Arch Dermatol 1984；120（4）：449–456.

[3] Rassman WR，Bernstein RM，McClellan R，Jones R，Worton E，Uyttendaele H. Follicular unit extraction：minimally invasive surgery for hair transplantation. Dermatol Surg 2002；28（8）：720–728.

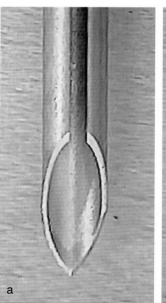
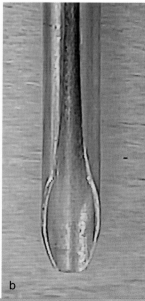

图 14.48　a. 修改前的锐头种植笔尖端；b. 修改后的钝头种植笔尖端

![图14.47]

图 14.47　从左到右：Hwang、KNU、Lion、OKT、Rainbow、Smart、Keep、Siao 种植笔

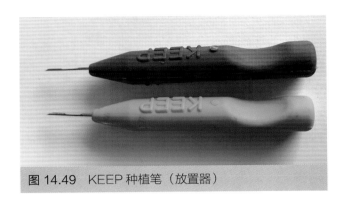

图 14.49 KEEP 种植笔（放置器）

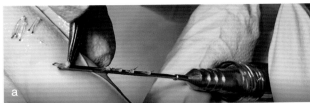

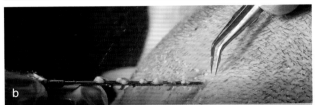

图 14.50 a. WAW 种植笔的装载；b. 利用 WAW 种植笔植入移植物

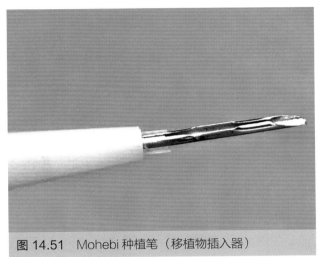

图 14.51 Mohebi 种植笔（移植物插入器）

第三章 受区和毛囊移植

第 15 节
男性植发的设计要点

Anil K. Garg

关键点

- 植发是艺术与科学的融合，旨在重塑人的外观形象。
- 重建的前发际线位置和形状都要自然。
- 在制定植发计划时，应考虑到未来的脱发发展。
- 尤其是在秃发级别较高的情况下，供区所提供的毛囊数量与受区所需的毛囊数量之间存在巨大差距。
- 医生必须精准计算可用的供区毛囊数量，以及制定受区种植规划，患者也必须得到详细的咨询解答。其中包括了解移植后的密度、今后再次植发的可能性，以及后续医疗的必要性。
- 前额部是植发的重中之重，其次是头皮中部，然后是头顶发旋，但这可能会根据患者的需求优先顺序而有所不同。
- 前发际线最好设计在前额相对较高的位置，而不是较低的位置。为了制造发际线较低的假象，可以在发际线中央设计一个"美人尖"，这样可以减少毛囊的种植数量。通常，前发际线位于前额垂直部分和头皮水平表面的交界处。
- 前发际线不是一条线，而是一个区域，其中有几个分区：过渡区、定型区、额簇区和前排小细毛区。
- 为塑造自然的前发际线，应使用单根毛囊种植，在过渡区形成微观和宏观的不规则形状。
- 额颞点应位于外眦垂线上方，与颞发际交界处水平一致，并应与前额中点处于同一水平或略高于前额中点（但绝不能低于前额中点）。
- 晚期脱发的患者中，侧顶部向下退缩的需要重建侧顶部。

- 在脱发晚期，颞点和额颞边缘已明显后退，恢复脸部的侧面轮廓是很有必要的。
- 梅尔的指南有助于确定颞点的位置。
- 重建的颞点应比前额中点低 3 cm。

前言

正确规划现有秃发区的覆盖范围和前发际线（AHL）的设计是毛发移植的关键环节。众所周知，受区毛囊需求与供区毛囊供应之间的差距是植发手术的一个重大挑战。此外，外科医生面临的另一个挑战是，脱发是一个动态过程，患者可能需要更多的毛囊来覆盖未来的秃发区。并非每位患者都适合植发，因此外科医生需要评估患者是否适合植发，以确保植发手术取得成功。框 15.1 列出了选择毛发移植候选人时需要考虑的几个因素。

秃发区

男性雄激素性脱发通常遵循 Hamilton-Norwood 分级，但也可能遵循 Ludwig 分级——前额脱发，头顶脱发，弥漫性脱发。

头皮的秃发区可从 AHL 延伸至枕部边缘的上缘，可分为 3 个区域：前额区、头顶中部区和后顶部的秃发区，即顶点或头顶，包括发旋（图 15.1）。

前额区

大多数前额秃发区起自前发际线，往后延伸至双侧额颞角顶点（额颞点）相接的一条假想线，通常这条后缘线是弯曲的。

头顶中部区

头顶中部区是头皮最上方的水平区域。前缘是连接两个额颞点的一条弧线，后缘是头顶的前缘（包括头顶过渡区），两侧的外侧边界位于颞骨和顶骨交界处。

框 15.1　植发前的注意事项
A. 患者年龄和秃发家族史
B. 有过敏史、服药史、吸烟史和吸毒史
C. 记录患者优先选择的种植区
D. 排除体象障碍的可能性
E. 计算植发受区的目前秃发面积和未来秃发面积
F. 逆行性脱发
G. 是否有另外的毛囊供区，并征得患者同意提取该区域的毛囊
H. 前额区移植是重中之重
I. 移植初期避开头顶，将其作为最后移植的区域
J. 与患者讨论整个计划，解释移植的局限性和后续治疗的重要性
K. 与患者讨论手术技术（FUT、FUE、BHT）
L. 告知患者所有非手术治疗方案
M. 外科医生及其团队对特定技术的掌握能力
N. 患者的经济条件
O. 移植的毛发应呈现自然的外观（不应看起来像移植的），并与头皮的其他部位衔接自然

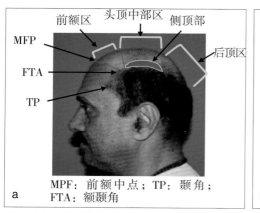

前额区　头顶中部区　侧顶部

MFP

FTA

TP

后顶区

MPF：前额中点；TP：颞角；
FTA：额颞角

a

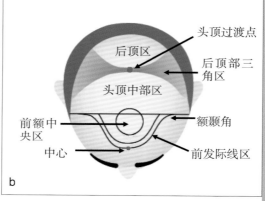

后顶区

头顶过渡点

后顶部三角区

头顶中部区

前额中央区

额颞角

中心

前发际线区

b

图 15.1　a、b. 头皮主要秃发区；c、d. 头皮边缘和头皮区标记点

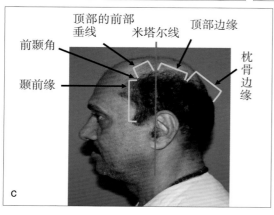

顶部的前部垂线

前颞角

米塔尔线　顶部边缘

枕骨边缘

颞前缘

c

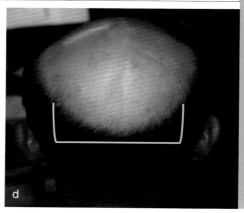

d

顶点（后顶）区

顶点区是男性型脱发患者秃发头皮的最后区域。通常呈椭圆形、圆形或长圆形，头顶的发旋也包含在其中。它从头顶的过渡区开始，到后部弯曲的顶枕部头发边缘。通常，该区域会向头皮的后表面垂直倾斜。

侧缘（侧顶部）

从头皮中部的外侧边界（通常是"原生发际线"）开始，向两侧倾斜。两侧的位置与外眦垂线一致。头发的生长方向也逐渐从向前变为向下。在男性型脱发中，这些侧顶部也会发生脱发，需要进行修复，以弥补头顶中部和顶枕部边缘之间的差异性。

前发际线区

前发际线区是额部的前缘，通常宽 2 cm，称为 AHL。这一区域还可细分为不规则过渡区（包括宏观和微观不规则）、定型区和前额中央区。

前额中央区

前额中央区是一个椭圆形到圆形的区域，位于前额区的中央，在 AHL 的后面。这是一个重要的美学区域，因为它在脸部轮廓中起着重要作用。因此需要进行高密度移植。

后顶部三角区

它们呈三角形，位于顶骨的后外侧部。这些三角形的边界是前－顶骨、后－顶点和外侧－枕骨边缘。这个区域的毛发的生长方向是向侧面倾斜的。

头顶过渡区

头顶过渡区位于头顶中部区最后缘和枕骨上缘之间。在这个区域，头发的生长方向从一开始的水平方向，逐渐开始向下倾斜并变成垂直方向的。

颞骨前点（颞点）

颞骨前点（颞点）位于耳前的颞叶边缘最前

端的尖角。它们在脸部轮廓中起着重要作用。

额颞三角区

男性秃发患者的额颞三角区通常会变得更深、更后退。这个脱发区位于额部外侧（发际线区）和颞叶边缘之间的前侧。三角区的后顶点与眼外侧眦角垂线对齐。

颞前缘

颞前缘是颞叶边缘最前端的垂直部分，通常也称为颞三角，对脸部轮廓的塑造有重要作用。

颞后缘

颞后缘是颞叶边缘的靠后的一小段上缘，是从额颞三角区的顶点到与耳郭对齐垂线的假想线。

顶叶边缘

顶叶边缘是顶叶上缘从颞叶上缘的后缘（与耳郭对齐垂线的一条图像线）到枕叶上缘的起点。

枕骨边缘

枕骨边缘是枕部毛发的上缘，也就是顶部区的下外侧缘。

前额中点

前额中点是发际线最前方的中心点。这是一个重要的美学点和标记点，在设计 AHL 时起着重要作用。

种植密度

种植密度取决于以下因素：秃发区的面积、达到目标密度所需的移植数量，以及供区毛囊的储备量。在确定当前秃发区的目标密度时，外科医生必须衡量移植毛囊的利用率和未来秃发进展所需的毛囊数量。

密度有两种定义方式：

（1）种植密度：毛发或毛囊以及毛囊单位（FU 或移植物）的种植数量。

    1）毛囊密度或毛发密度：指每平方厘米内的毛囊或毛发数量。由于每根头发来自一个毛囊，因此毛囊和头发的数量是相同的。

    2）毛囊单位 / 移植物密度：指每平方厘米内的毛囊单位（FU）/ 移植物数量。

（2）视觉密度（美观密度）：是指头发覆盖头皮时的视觉效果。美观密度取决于头发的粗细、卷曲度和颜色，以及移植的角度和方式。较粗的头发、有卷曲度的头发，以及与头皮颜色相似的头发都具有更高的覆盖价值和视觉效果。与成排移植的毛发相比，交错移植的毛发对视觉密度的影响更好。头发生长的角度越大，头皮的覆盖效果就越好（表 15.1）。

移植头发的发量

发量是指头发在头皮上方所占的三维空间的体积。发量取决于头皮上头发的数量、直径和长度。计算头发发量的公式是：

$$头发发量 = ln\pi r^2$$

其中，l 是头发的长度，n 是头发的数量，r 是头发的直径。

示例：假设头发的平均长度为 $l = 50$ mm；头发的数量 $n = 15\ 000$；$r = 60\ \mu m$（0.06 mm）：

头发发量 $= 50 \times 15\ 000 \times 3.14 \times 0.06 \times 2 = 2700$ mm^3

头发直径增加 1 倍，发量就能增加 4 倍。在保持毛发数量和直径不变的情况下，增加发量的方法还包括增加毛发的长度。

影响高密度种植的因素

较高的移植密度会让患者和外科医生感到满意，但并非每个人都能进行高密度移植。更高的密度需要经验丰富的手术团队、外科医生惯用的优质移植器械，以及良好的供区质量。医生需要根据移植物的尺寸和患者皮肤的内在因素来确定受区切口的大小，以保证移植物的存活率。缺乏经验的手术团队在尝试高密度移植时，极有可能损伤移植物和头皮的血供，造成效果不佳。

受区评估

在毛发移植咨询过程中，患者最常提出的问题如下：

- 我需要移植多少头发才能覆盖我的秃发区？
- 移植后的密度是多少？
- 最后，效果怎么样？

要回答上述问题，外科医生需要对以下几个方面进行分析，并为患者提供知情同意书：

- 秃发等级。
- 秃发区和秃发总面积（cm^2）。
- 安全供区（SDA）可提供多少毛囊单位，以及从安全供区可安全提取多少毛囊单位。
- 头发的粗细、颜色、卷曲度和头皮颜色。
- 患者的经济条件。
- 患者的身体状况。
- 患者所需的治疗次数，以及患者能承受或愿意接受的治疗次数。
- 体毛用来移植的可能性以及患者接受体毛移植的意愿。

- 外科医生和手术团队的医疗资质。

植发规划

根据秃发区进行植发规划。如前所述，前额区、头顶中部区和后顶部是 3 个主要区域，每个区域都有子区域。

1. 正面区域

    前发际线区。

    前额中央区和其余前额区。

    颞三角区。

2. 头顶中部区，侧顶部

3. 顶点区（发旋）

正面区域

前发际线（AHL）设计

AHL 的设计不仅要满足当下需求，还要适合患者未来的外观。重建后的发际线应具有自然的外观和足够的密度。患者最常见的要求是发际线与青少年时期一样。在这种情况下，外科医生应尽量向患者解释以下几个方面：

- 第一，发际线应与年龄相符。随着年龄的增长，面部特征会发生变化，发际线也会向后移。发际线的高度最好设计在偏高位置，才能符合当下年龄（表 15.1）。
- 第二，如果将 AHL 的位置设计得较低，剩余的前额区和头皮中部区域可能会逐渐脱发，这可能会使 AHL 看起来不自然。

表 15.1　移植物移植密度

高密度：移植物的移植密度达到或超过 50 株 /cm^2 称为最大密度
较高的移植物移植密度：移植物的移植密度超过 30 株 /cm^2
最常见的单次移植密度为 25 ~ 40 株 /cm^2 的移植物
梯度密度：梯度密度是指从前发际线向后移植时，密度相对减小。前部密度高，后部密度低，就能达到最佳的美容效果
美观密度：通常是 30 ~ 45 株 /cm^2 的移植物

- 第三，在前额垂直部位的低位移植 AHL，通常需要移植更多的毛囊单位，才能使发际线看起来更自然。这可能会降低毛囊在其他秃发区的利用率。

AHL 设计应考虑的因素：

- 患者的年龄：患者的年龄至关重要，在雄激素性脱发中，发际线会随着年龄的增长而后移。在为年轻患者制定计划时，应牢记这一因素。对要求较高的年轻患者需要详细的交流。

- 头发特征：在重建 AHL 时，需要考虑每个毛囊单位中毛囊的个数、发干直径、头发的颜色和卷曲度。自然的发际线看起来更柔和，与局部皮肤颜色相匹配，且过渡自然。毛发密度从界限不清的区域到界限清晰的区域逐渐变密。在 AHL 区域种植较粗的毛发会给人一种生硬的感觉；同样，在 AHL 上种植多毛囊的毛囊单位也会不自然。头皮与毛发的对比度越低，视觉密度越高。对比度越高，头皮越明显，视觉密度越低。此外，自然弯曲或卷曲的毛发能达到增强密度的视觉效果。

- 面部特征：自然的 AHL 符合面部美学特征。宽平的前额需要更平坦的发际线，而窄前额则需要非平坦型或椭圆形的发际线。因此，所有的面部美学特征（包括面部美学曲线）都应应用到发际线的重建中，以提供量身定制的发际线。

- 性别：男性型脱发患者的 AHL 自然后退，而女性型脱发患者的 AHL 则保持不变。女性前额较窄，发际线更靠前，额颞角呈圆形。但男性的额颞角轮廓分明。额颞三角区后移是因为该区域脱发，这也是男性型脱发的一个特征。

- 种族：AHL 在种族方面有所不同。黑人、亚洲人和西班牙裔人的发际线更平整。因此，在重建 AHL 时，患者的种族也是一个重要的考虑因素。

前发际线设计

- 发际线的形状。
- 发际线位置，包括前额中点（MFP）。
- 额颞三角区。
- AHL 分区。

发际线的形状

发际线的形状可以改变前额的美学弧度，最常见的发际线形状是三角形、椭圆形、平直形和新月形。对于男性来说，三角形和椭圆形是常见的设计，新月形或平直形发际线则不常见（图 15.2）。

发际线位置，包括前额中点（MFP）

从现在和未来的美学角度来看，AHL 的位置都很重要。最好将其设计在较高的位置，而不是较低的位置。较高的发际线可以向下移动，但反之则不行（图 15.3）。

决定 MFP 位置的小技巧：

- 眉心上方四指宽。
- 眉心上方 7 ~ 10 cm 处。
- 额头垂直面和头皮水平面的交汇点。

AHL 的最终位置要取决于患者头部的大小和形状、脱发程度，有时还取决于患者的意愿。适当的"美人尖"设计可以降低发际线的高度。

额颞角

额颞角由额线和颞线形成，是男性型脱发的

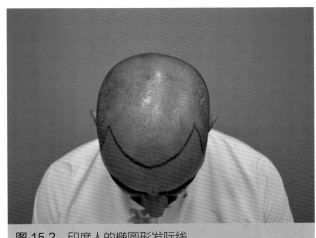

图 15.2 印度人的椭圆形发际线

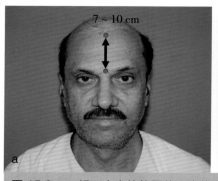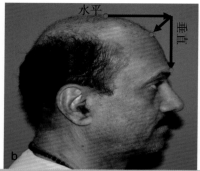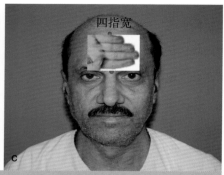

图 15.3　a. 额正中点的位置位于中线上距眉心 7~10 cm 处的一点；b. 垂直面和水平面交界处的一点；c. 距眉心约四指的一点为额正中点

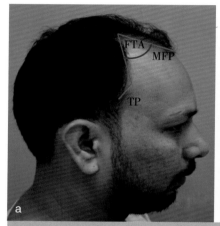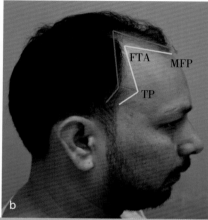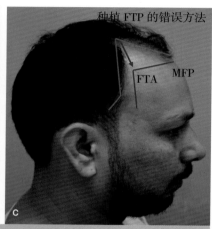

图 15.4　a. 额颞角由额发际线和颞发际线交界处形成；b. 男性型脱发患者的前发际线后退，额颞角加深。所有的点［前额中点（MFP）、额颞点（FTP）和颞峰点］都按比例后退。黄线表示重建后的额颞线，其中为了美观，额颞点设计得比前额中点高；c. 紫色线显示的 FTP 水平稍低于 MPF，看起来不美观（图 a、b、c 的 FTA 代表额颞角，TP 代表颞点，MTP 代表前额中点。图 c 为 TP 错误的设计方式）

特征之一（图 15.4a）。正确定位这一点并重建柔和的额颞角是发际线整形中最困难也是最重要的一个方面。重建的最终效果是按照发际线后移的比例来恢复发际线的（图 15.4b）。钝化这个角度或将其放得太低都会造成图 15.4 c 中不自然的外观。

预设计额颞点（FTP）的要点如下：

- 从外眦点垂直向上画一条线，与剩余的颞部毛发相交（图 15.5）。
- 确保由该点组成的发际线不会向耳朵下方倾斜，而是看起来平齐或向上倾斜，如图 15.6 所示。
- 如图 15.7 所示，额颞点应与外眦垂直线对齐。

- 在轻中度脱发的患者中，颞部毛发只有少量脱落，可以将现有的颞部毛发作为额颞三角区的下边界，而未来的 AHL 则成为额颞三角区的上边界（图 15.8）。如图 15.7 所示，额颞三角区的顶点位于从外眦垂直向上方画出的直线上。
- 脱发较严重时，头发会逐渐后退，外侧边缘也会下降，这时就需要重建外侧。侧顶部是位于耳朵上部的一个半圆形的毛发区域，是连接外侧边缘头发到头顶中部区头发的桥梁，同时这也是颞顶部的边缘。在图 15.9a ~ c 中新的侧顶部显示为一条

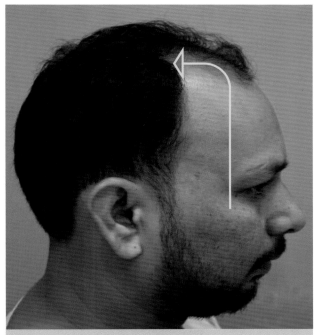

图 15.5 从外眦向上画的黄线与现有颞部毛发的交汇处

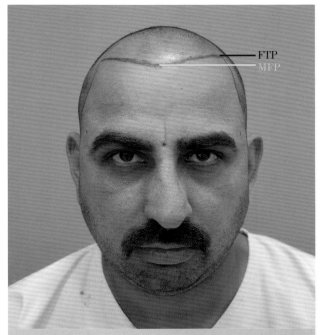

图 15.6 额颞点（FTP）应与前额中点（MFP）处于同一水平或略高于前额中点（MFP）的水平

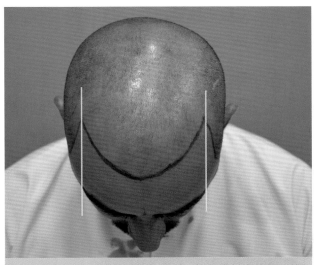

图 15.7 额颞点应与外眦点成一直线，黄线为外眦垂线

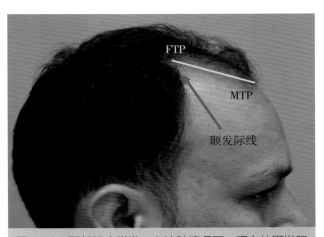

图 15.8 颞部轻度脱发。在这种情况下，现有的颞发际线是额颞三角区的下边界

黄线。新重建的侧顶部为外眦垂线提供一个相交的目标（图 15.9d、e），沿着外眦垂直绘制一条线，在外耳道（EAM）前约 1 cm 处垂直绘制另一条线，而这两条线通常在侧顶部附近或在顶点相交（图 15.9d、e）。

发际线区域

AHL 不是一条线，而是一个区域。仔细观察年轻男性的发际线，我们会发现前排毛发不规则，

密度较低，发际线后方的区域毛发密度逐渐增高。AHL 包括以下 3 个亚区（图 15.10）：

（1）最前端的部分是过渡区（TZ）。

（2）后部称为定型区（DZ）。

（3）在确定区域的中央部分有一小块椭圆形区域，称为前簇区。

这 3 个区域共同构成了发际线区域的整体外观。

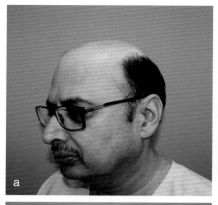
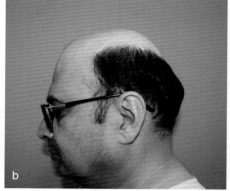
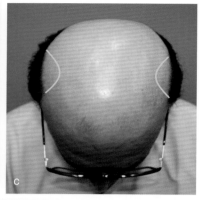
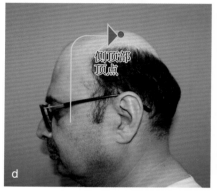
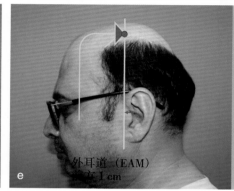

图 15.9　a ~ c.顶叶边缘下降严重脱发患者的侧顶部重建；d.红点位于重建的侧顶部的顶点，即外眦垂线的交叉点（方法一）；e.红点位于两条线的交界处，其中一条线垂直绘制，约在外耳道（EAM）前方 1 cm 处，从外侧上眦向现有颞部毛方向与另一条线相交（方法二）

过渡区

它是发际线最前端的区域，宽为 0.5 ~ 1 cm。它是一个毛发不规则区，并与定型区相连接。它的不规则性包括微观和宏观的不规则。

微观不规则

过渡区的阶梯密度非常重要。当我们观察正常的发际线时，会发现有一些"间断性"的三角形高密度小区域，这在很大程度上造成了不规则的外观。这时我们只能近距离观察到"微观不规则"。帕斯利将这些"间断性"的密度区域称为"簇"，而位于各个"簇"之间的缝隙，我们称它们为"间隙"。没有"间隙"和"簇"的发际线就会变成一条直线，看起来很不自然（**图 15.11** 和**图 15.12**）。

宏观不规则

从远处观察，发际线呈蛇形或曲线状。这种不规则被称为"宏观不规则"。马蒂尼曾用"蜗牛轨迹"一词来描述它。帕斯利将这种宏观不规则性归因于发际线上存在 1 ~ 3 个"丘"或"突起"。他描述了一个中心丘（美人尖）和这个中心丘两侧的两个侧丘（**图 15.13a**）。微观和宏观的不规则在过渡区共同创造出自然的发际线。

在移植 AHL 时，使用单根毛囊单位移植过渡区，其余位置使用双根毛囊单位进行移植。偶尔也会在过渡区最前面移植一些散在的、非常细的单根毛发，称为"哨兵"毛发。

过渡区的宽度和密度应根据脱发的严重程度进行调整。脱发程度越严重，过渡区就越宽、越分散。

定型区

定型区一般宽 2 ~ 3 cm，位于过渡区的正后方。在这一区域集中种植 2 ~ 3 根毛囊的毛囊单位，以达到更高的密度，同时保证自然度，即使在近距离观察时也不易察觉。该区域的密度可以减少毛发之间的空隙，从而使发际线看起来更加饱满。发际线区域的宽度和所需的单发数量因发干粗细而异。头发粗的患者比头发细的患者需要更多的单根毛发和更宽的区域来保持自然外观。

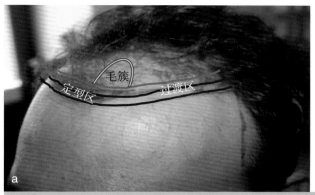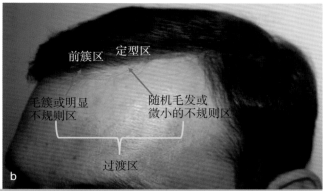

图 15.10　前发际线的 3 个区域：过渡区、定型区和前簇区。a. 额部脱发；b. 前额区毛发移植后，显示前发际线的区域，毛簇 / 宏观不规则区和随机毛发 / 微观不规则区共同构成了过渡区

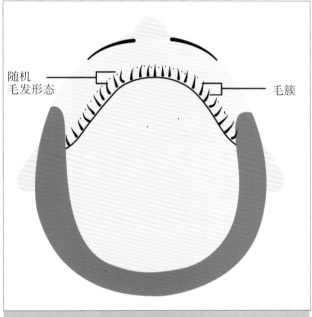

图 15.11　前发际线区的簇状和随机毛发形态

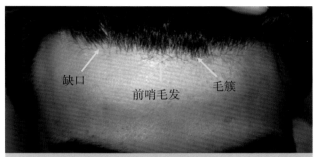

图 15.12　显示簇状毛发和随机毛发（"前哨"毛发）的照片

前簇区

前簇区是一个很小但具有美学意义的椭圆形区域，位于过渡区中线正后方，覆盖在定型区的中央部分。该区域的密度甚至高于定型区的其他部位（图 15.10）。

发际线处植发的指导原则

- 在过渡区使用单根毛囊的毛囊单位，可实现前排的小绒毛感和形成宏观上的不规则，

在最前方移植较细的单根的毛囊单位，在后方移植较粗的单根毛囊的毛囊单位。

- 在定型区和前簇区使用 2 根毛囊和 3 根毛囊的毛囊单位。

- 在没有足够的 2 根毛囊和 3 根毛囊的毛囊单位的情况下，我们可以将 2 根和 3 单根毛囊的毛囊单位组合到一个部位。这就是所谓的"毛囊配对"。哈里斯将这种技术称为重组毛囊单位移植。

- 如果毛囊单位的形状和大小不一致（因为在 FUT 手术中由不同的助手切割），最好对其进行修剪，使其大小一致。这样可以获得均匀美观的自然发际线。通过修剪，还可以增加种植密度。在 FUE 中，移植物的大小几乎保持一致。

- 建议第一次治疗时在发际线延伸区种植足够的毛囊，以获得自然的外观。25～30 FU/cm²

的密度足以获得自然外观。随着外科医生经验的增加，可以将密度提高到 40 FU/cm²，而不会影响受区的血供和毛囊存活率。毛发移植的视觉效果取决于我们如何巧妙地分配毛囊，以较少的移植物获得最佳的视觉效果。前发际线延伸区的特定区域是前簇区，在这些区域中最佳的移植密度是 25～35 FU/cm²。相比之下，在其他区域，20～25 FU/cm² 的密度就能达到很好的效果。

发际线的美学变化

非洲人的发际线非常平直（或额颞部后移很少），没有任何微小的不规则。

（额前翘起的）刘海

种植出（额前翘起的）刘海是一项巨大的挑战。

如果患者前额翘起的刘海正在消退（微饱

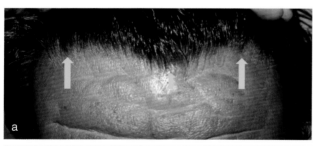

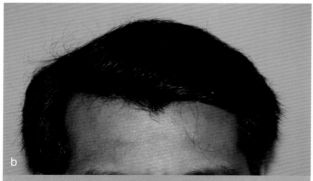

图 15.13　a. 中央丘（美人尖）和中央丘两侧的 2 个侧丘；b. 前发际线中央的额前翘起的刘海

和），最好不要再造（前额翘起的）刘海。

如果存在部分突出的（前额翘起的）刘海，则应按照它现有的角度和方向进行修复移植。图 15.13 显示的是一个年轻男性的（前额翘起的）刘海。

降低前发际线的技巧

患者通常要求发际线略低于外科医生的建议（框 15.2）。有两种方法可以实现他们的愿望。

（1）如图 15.14a 所示，在额中线上制作一个小的美人尖是一种相对经济的方法。

（2）有些患者要求填补后移的颞部，并将发际线外侧向下移（使额颞角变钝）。为了达到这种效果，建议前置颞三角区的前垂直边界（图 15.14b）。这样既能保持美观，又能减少移植物的消耗。

前额和其他额头区域

前额和额头的其他区域从定型区开始到头顶中部的前缘，即一条连接两侧外耳道的假想弯曲水平线，其侧面与颞顶边缘相连。前额区是额部头皮的核心区域，也是重要的美学区域。通常这个区域种植 2 根毛囊单位和 3 根毛囊单位。中央区域的毛发生长方向朝前，而外侧区域的毛发生长方向朝前和外侧。对于供区面积有限的前额秃发晚期病例，可

框 15.2　前发际线小贴士
A. 建议前发际线的位置应稍高些，尤其是有秃顶家族史的年轻人。较低的发际线将来无法抬高
B. 使用单个 FU 创建微观和宏观不规则
C. 发际线的形状应模仿前额的弧度
D. 在定型区和前额中央区使用 2～3 根毛囊的 FU
E. 侧面轮廓中前额中点与颞点之间的距离应 < 3 cm
F. 两个额颞点应对齐外眦
G. 额颞点应与前额中点在同一水平线上或高于前额中点，这样才美观
H. 如果侧顶部脱发到发际线外侧端无法与颞顶边缘相接的程度，则需要重建侧顶部（颞顶边缘）

使用高密度毛发覆盖前额区，自行选择是否使用低密度毛发覆盖前额和头顶中部交界区。

颞三角区

颞部脱发会导致颞前发际线后移，使前额变大，前额过大严重影响面部美观。2000 年左右，人们还不太愿意进行颞线和颞点的重建，是因为毛发移植角度不佳，会导致效果不自然，移植物欠缺，以及将来颞部毛发脱落。现在，由于颞部对面部美观的重要性，并且还能解决降低发际线的问题，为此重建颞线和颞点已成为必要操作了。

颞区脱发分型——"Mayer 分型法"

根据颞部脱发的分型，梅尔将其分为 4 种分型：

N 级：该分型中的颞区毛发没有变稀疏和（或）后退（图 15.15a）。

T 级：颞区毛发轻度变稀疏，颞点后退（图 15.15b）。

P 级：颞区毛发后移，颞点与鬓角位置一致（图 15.15 c）。

R 级：颞点和颞区进一步后移，形成与正常形态相反的形态［正常形态为凸形，但这种形态变为凹形（图 15.15d）］。

Mayer 的颞点设计指南

根据 Mayer 的指南，颞点是以下两条假想线的交点——第一条线是从耳垂尖到额中点，第二条线是从鼻根到瞳孔中心。颞点是这两条假想线

的交点（图 15.16），位于眉尾外上方。该区的头发角度应尽可能保持平整。现有的头发有助于确定植发的方向。颞部头发的生长方向通常是向下和向后朝向耳朵，移植角度为 0°～5°。单根毛囊或双根毛囊移植物用于颞部的移植。通常的密度为 20～25 FU/cm²。

在侧面轮廓中，前额中点和颞点之间的距离应 < 3 cm。在脱发患者中，前额中点和颞点的后移也成一定比例，因此为保持面部美观，新的颞点和前额中点应保持相同的距离比例（图 15.17）。

作者设计前发际线和颞点的方法

原则

有证据表明，我们对形体美的感知是基于一个人面部特征的比例是否符合黄金比例。也就是说，所有被认为是美的脸庞，尽管各不相同，但都符合黄金比例。由此推论，使用数学参数来设计所有面孔的 AHL 肯定是可行的。同时，将面部的三维图像转换为二维图像后，成人面部的 AHL 的 M/W 形状就会转换为矩形，然后再将矩形分成右半部和左半部两个相等的正方形（图 15.18）。我们都知道达·芬奇的面部比例概念，即 1/3 规则。所谓的面部美学，其实就是一种结构与另一种结构之间的均衡比例，而美学背后往往隐藏着数学的学问。

方法

所需工具有：①软卷尺；②皮肤标志点。

步骤（图 15.19）

（1）眉心标志为 A 点。

（2）在水平面上，距离 A 点 8 cm 处标志为 E 和 E'点，叫作眉弓外侧点。

（3）在中垂直面上，前额中点 B 点距眉心 A 点 8 cm（或 ±1 cm，视秃顶等级而定）。

（4）额颞点标志为 C、C'点，它位于距 B 点水平方向上 ±8 cm 和距 E 点垂直方向

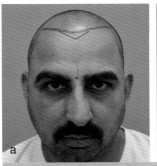
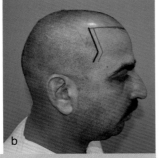

图 15.14　a.如红线所示，设计了一个"美人尖"；b.前置（红线）颞三角区前垂直边界

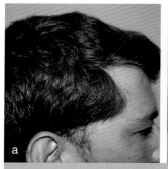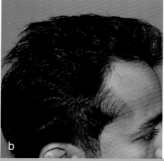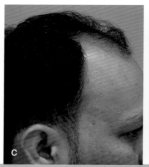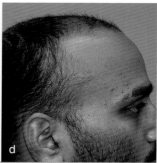

图 15.15　a. N 级：颞叶边缘正常；b. T 级：颞叶边缘变稀疏；c. P 级：颞叶边缘中度后退；d. R 级：颞叶边缘严重后退，呈杯形

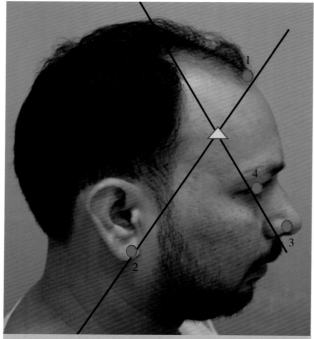

图 15.16　Mayer 的颞点法——红点为标记点：1 点为前额中点，2 点为耳垂，3 点为鼻根部，4 点为瞳孔中点，TP 为颞峰点

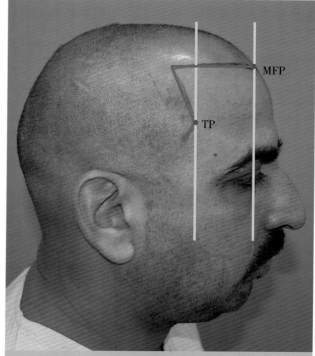

图 15.17　颞点（TP）与前额中点（MFP）之间的距离应 < 3 cm

上 ±8 cm 的两条直线的交点。

（5）颞点（D、D'）位于额颞点（C、C'）与眉弓外侧点（E 和 E'）连线上，这条连线同时也是额颞角的边缘线。颞点（D、D'）距离额颞点（C、C'）约 5 cm，CD 线的长度比 CE 线的一半稍长点。

如果现有的颞点和（或）颞边缘位于额颞点与外眦点的连线，则无须重建颞点。

将上述所有点连接起来如下：

（1）重建前发际线——连接 B 点和 C 点。

（2）重建颞三角——连接 C 点和 D 点。现在从 D 点向后下方画一条线，连接鬓角剩余的颞部毛发。颞角的角度为 100°±10°。这样就完成了颞三角区，详见图 15.2。用软尺可以测量出前额表面各点距离。

距离如下：AB 8 cm、AE 8 cm、BC 8 cm、CE 8 cm、CD 5 cm。

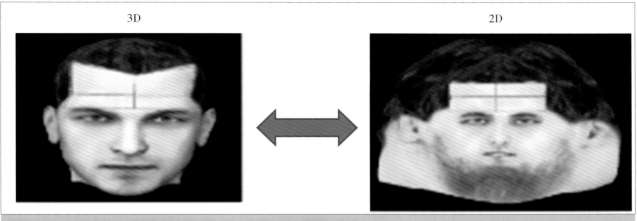

图 15.18 将三维的成年男性发际线转换为二维图像中的矩形

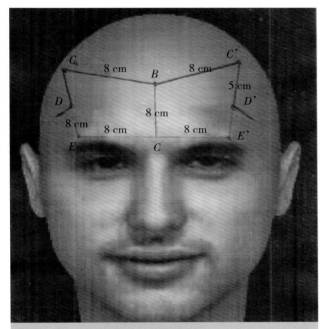

图 15.19 颞点（TP）与前额中点（MFP）之间的距离应 < 3 cm

结论

基于对各种发际线的研究，将三维面部的 AHL 转换为二维的动画模型、黄金比例，以及达·芬奇概念，7 ~ 9 cm 可以作为男性型脱发患者的 AHL 和颞点基本的美学参数。外科医生也可根据自己和患者的喜好进行调整。

头顶中部区

这是头皮上一个水平、略微弯曲的区域。头发在中央区域朝前，随后转向两侧。种植时应遵循原生发的角度和方向。头发角度为 25° ~ 35°，通常建议密度为 20 ~ 30 FU/cm²，具体取决于可用的供区面积。头顶中部区应使用多根毛囊的毛囊单位移植。

侧顶部或边缘的形成

在秃发的晚期，顶叶外侧发际线会下降到与额部发际线外侧端断开的程度。在这种情况下，需要上提或恢复侧顶部（颞顶边缘）。如图 15.20d 所示，顶叶外侧发际线的头发生长方向会发生变化。在上部区域，毛发朝向前方生长，然后接近顶部时转向下方生长。侧顶部的前部与颞线上部融为一体。原生发的生长方向有助于决定毛囊的种植角度。图 15.20a ~ c 显示了一例头顶中部区的毛发，侧顶部下降，颞区后退。因此这 3 个区域都进行了重建。

顶点（后顶）区

顶点区是位于头顶中部和枕部永久毛发区之间的后部区域。顶点区脱发对人的外貌影响较小，但会影响人的心情。在供区毛囊有限的情况下，考虑到进展性脱发，是否进行顶点毛发移植一直存在争议。然而，目前还没有明确的指导原则来直接修复头顶区脱发。患者的脱发类型、年龄、家族史和供区的可用范围对这一部位的修复有重大影响。一般来说，顶点区就像一个"黑洞"一样，数以百计的毛囊被移植，但美观效果微乎其微。尤其是对于年轻人来说，移植头皮的前部区域来恢复面部轮廓才是首要的，顶点区最好通过口服和外用药物进行治疗。在完成额头和头顶中部等重点区域移植后，可以另外对顶点区进行散在种植。

虽然顶点区对患者的外观影响不大，但如果不对头顶区进行修复，那头皮的毛发修复工作就不完整。随着提取和移植技术的改进，可以利用非头皮供区提供毛囊，从而提高顶点区的毛发覆盖率。

在考虑上述任何一种方案之前，都有必要与患者进行详细讨论。在进行植发手术之前，预估顶点区的未来脱发情况是非常重要的。评估的简单方法是打湿患者的头发，这个简单的步骤可以提供有关未来脱发的有用信息；在头发湿润的情况下，观察和划分稀疏区变得更加容易。可以对这些区域进行标记，并在这些头发稀疏的部位进行毛发移植，从而减少因头发稀疏而出现不自然的秃发圈的概率。有关顶点区移植的各种选择，请参见框15.3。

顶点区的毛发结构

顶点区的毛发分布和形态独特而复杂，恢复其正常的结构形态意味着保持现有的正常发型。这

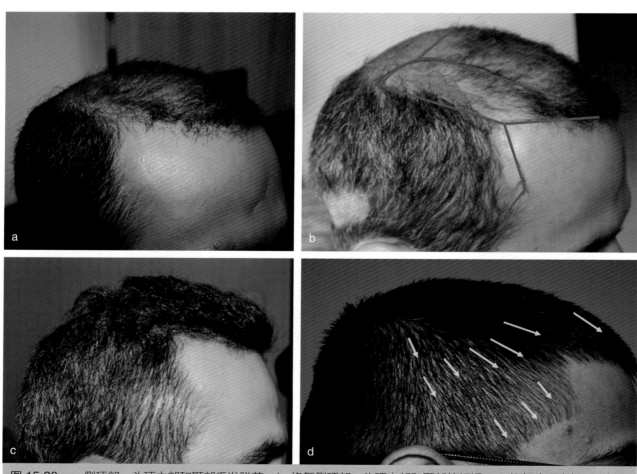

图15.20　a.侧顶部、头顶中部和颞部毛发脱落；b.修复侧顶部、头顶中部和颞部的标记；c.修复头顶中部、顶部和颞边缘后的术后照片；d.枕部、顶叶和头顶中部的毛发生长方向

需要仔细观察现有的发型和当下的脱发类型。根据齐林的研究，顶点区的毛发排列有不同的模式。其中有一种叫作"S"型（图 15.21a），描述的是顺时针方向的发旋。另一种是"Z"型，即逆时针方向的发旋，也可以是两者组合成相邻的两个发旋，即"SS"型（图 15.21b），或"SZ"型（图 15.21 c），此外还可以是扩散型。图 15.21d 显示了头顶区毛发的复杂走向；图 15.21e 显示了枕叶边缘区毛发的走向。

顶点区移植的规划

最好的参照物是现有的绒毛。大多数情况下，患者会留下一些稀疏的毛发，这有助于确定顶点区的原生毛发形态。如果发旋区没有毛囊，最好是在偏离中心且与弧度相匹配的一侧重建新的发旋。如果患者的头发是从左向右分的，则应在头部左侧按顺时针方向设计发旋，使顶点弧线的上边缘与头发部位相匹配。此外，头发的方向一致也有利于发型设计。示例见图 15.22 ~ 图 15.24。

顶点区种植孔的制作

制作种植孔时，患者最好采取俯卧位或坐位，倾斜度约 45°，术者则采用站立位。如图 15.25 所示，在泰式按摩椅上可以很好地保持这种姿势。另一种体位就是侧卧体位。

顶点区可分为 3 个分区（图 15.21 和框 15.4）：

①上区。②中区。③下区。
发旋是中区和下区的一部分。

顶点区移植角度

头发的自然生长角度，一边是从颈后到顶点上区的最前部逐渐增加，另一边是从头顶中部、前额区到 AHL 区逐渐减小。从侧面看，这样的毛发形态保持了头部的光滑圆润。在移植过程中需要保持角度的逐渐过渡，以获得良好的美观效果（图 15.26）。在下部区，过渡角度为 10° ~ 20°，在顶点区附近过渡角度为 35° ~ 45°（图 15.27）。

建议从发旋中心向外围开始种植。大部分较小的毛囊单位（1 根或 2 根毛囊的毛囊单位）种植到发旋中心和头皮的下半部分（图 15.22）。较大的毛囊单位种植到顶点区的上弧，而 2 根毛囊的毛囊单位则移植到发旋的外周，以形成从上向下自然过渡的毛发密度。如果需要在顶点过渡区进行重建，则使用 2 根毛囊的毛囊单位以增加密度，并与头顶中部的毛发自然融合。此外，将 1 根或 2 根毛囊的毛囊单位混合种植在外周边缘。最后，顶点的上弧段需要种植更高的密度，因为这将为顶点下缘区域和后中部头皮区域增加更高的视觉密度。

框 15.3 顶点区移植的各种选择

A. 根本不用移植

B. 以均匀的密度移植整个顶点区

C. 以分级密度移植整个顶点区，中心移植量较少，周边移植量较多

D. 只在外围进行移植

E. 移植顶点区最上方的区域头发朝向后方

F. 仅创建顶点区的前外侧边界

G. 通过头皮持久化妆增加视觉密度

H. 利用体毛供区毛囊和头皮供区毛囊进行"组合移植"

框 15.4 顶点区的毛发使用规划

A. 顶点过渡区：2 FU/3 FU

B. 中区：较大的移植物 3 FU 和 4 FU

C. 下区：较小的移植物，如 1 FU 和 2 FU

D. "发旋"较小的移植物 1 FU/2 FU

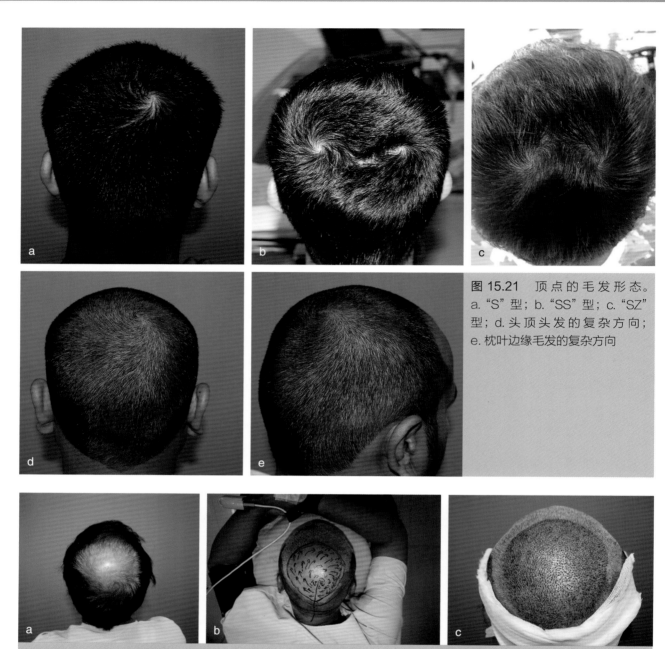

图 15.21　顶点的毛发形态。a. "S" 型；b. "SS" 型；c. "SZ" 型；d. 头顶头发的复杂方向；e. 枕叶边缘毛发的复杂方向

图 15.22　a. 头顶区脱发；b. 头发种植的方向，以形成一个发旋，在本例中发旋几乎位于中心；c. 移植后的即时效果

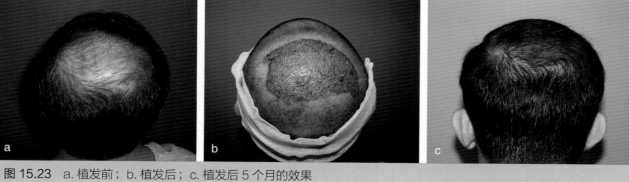

图 15.23　a. 植发前；b. 植发后；c. 植发后 5 个月的效果

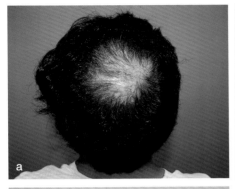
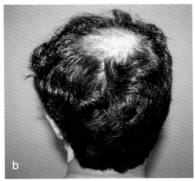
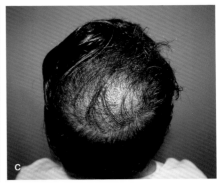

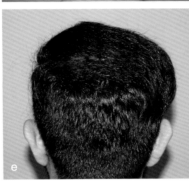

图 15.24　a、b. 术前照片；c. 植发后；d、e. 植发后 6 个月

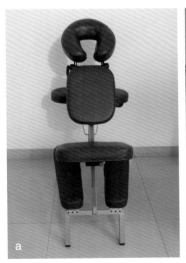
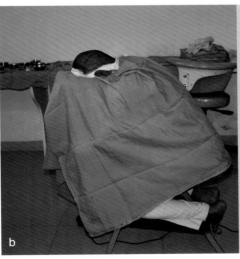

图 15.25　a. 泰式按摩椅；b. 在泰式按摩椅上制作种植孔和种植顶点区的体位

临床病例

病例 1

一名 37 岁的男子因头顶大面积脱发前来就诊，希望覆盖这一区域。他接受了包括非那雄胺、米诺地尔在内的药物治疗，并采用 FUE 的方式移植了 2306 FU 毛发覆盖头顶部（图 15.23）。

病例 2

一名 35 岁的男子 3 年前接受了额部毛发移植手术，但他没有接受后续治疗，后来又出现了顶点区脱发。采用 FUE 的方式移植了 2023 FU 毛发覆盖了头顶部（图 15.24）。

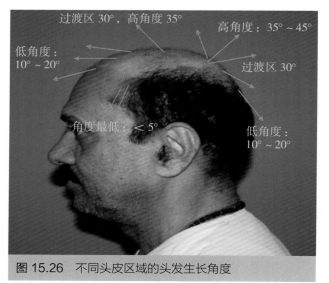

图 15.26　不同头皮区域的头发生长角度

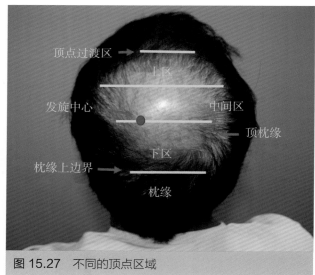

图 15.27　不同的顶点区域

推荐阅读

- Shapiro R. Chapter 12 in Unger, Shapiro, ed. Hair Transplantation. 5th ed. New York, NY: Informa Health Care；2011：374.
- Rose PT, Parsely WM. Chapter 8 in Haber RS, Stough DB, ed. Hair Transplantation. Elsevier Saunders；2006：55–71.

思考问题

Q1. 在设计前发际线时起重要作用的主要标志是（　　　　）

A. 顶点过渡区

B. 发际线中点

C. 颞点

D. 顶叶边缘

Q2. 以下哪种选项对发量的影响最大？

A. 头发长度

B. 头发直径

C. 毛发数量

D. 头发的生长角度

Q3. 什么是高密度移植？

A. > 20 FU/cm^2

B. > 30 FU/cm^2

C. > 40 FU/cm^2

D. > 50 FU/cm^2

Q4. 如何定位额颞点？

A. 低于前额中点

B. 与前额中点的高度相同

C. 高于前额中点

D. B 和 C

Q5. 下列哪项不属于前发际线？

A. 过渡区

B. 定型区

C. 正面簇区

D. 侧顶部

Q6. 在以下哪个区域可以观察到哨兵毛？

A. 颞部

B. 头顶中部

C. 顶点区

D. 前发际线

Q7. 在侧面轮廓中，颞点（TP）和前额中点（MFP）之间的理想距离是多少？

A. 5 cm

B. 6 cm

C. 4 cm

D. 3 cm

Q8. 顶点区上的发旋属于下列哪个区域？

A. 上区和中区

B. 中区和下区

C. 中区

D. 上区和下区

Q9. 在顶点区的以下区域进行移植时，首选多毛囊单位移植的是（　　　　）

A. 上区

B. 中区

C. 低区

D. A 和 B

Q10. 按覆盖头皮秃发的优先顺序排列为（　　　　）

A. 前发际线与前额头皮

B. 顶点中心

C. 侧顶部

D. 头顶外围

Q11. 一名 20 岁的学生，脱发属于 Norwood II 级，希望进行头发移植。按优先顺序，您会怎么做？请选择两个选项

A. 进行毛发移植手术，并要求他在再次出现脱发时再来进行毛发移植

B. 就脱发的性质和医疗需求提供咨询

C. 前发际线保守位置植发

D. 根本不需要治疗

哪些陈述为正确，哪些陈述为错误？

Q12. 前发际线应按照患者的意愿设计，无论是否偏低

Q13. 顶点区可以在任何年龄移植，即使是 25 岁

Q14. 要获得良好外观的前发际线，应在最前方使用多毛囊移植，在后方使用单毛囊移植

Q15. 即使是侧顶部后退的重度秃发，也不需要进行毛发移植

Q16. 额中点的位置比额颞点高

Q17. 额颞点位于垂直外眦线

Q18. 颞点的创建与前额中点有关

Q19. 先用多毛囊单位移植物种植顶点区的最中心部分，然后在下一阶段覆盖顶点区的周边部位

Q20. 颞点和颞区前缘对面部美观没有影响，因此不需要修复

Q21. 可以通过前置颞三角区前垂直边界来弥补额颞点下移的需求

参考文献

[1] Shapiro R. Principles of creating a natural hairline. In：Unger W，Shapiro R，eds. Hair Transplantation. 5th ed. Informa Healthcare；2011：374.

[2] Shapiro R. Principles and techniques used to create a natural hairline in surgical hair restoration. Facial Plast Surg Clin North Am 2004；12（2）：201-217.

[3] Rose PT，Parsley WM. Science of hairline design. In：Haber RS，Stough DB，eds. Procedures in Dermatology：Hair Transplanting. 1st ed. Elsevier；2006：55.

[4] Simmons C. Five old lines and three new lines that can help when designing a male temporal hairline or when transplanting the frontotemporal apex. Hair Transplant Forum Int 2004；14（6）：201.

[5] Mayer ML，Perez-Meza D.Temporal points：classification and surgical techniques for aesthetic results. Hair Transplant Forum Int 2002；12：147-158.

[6] Ziering C，Krenitsky G.The Ziering whorl classification of scalp hair. Dermatol Surg 2003；29（8）：817-821, discussion 821.

[7] Rose PT. Consideration in establishing the hairline. Int J Aesthetic Restorative Surg 1998；1：24-26.

答案

Q1	B
Q2	B
Q3	D
Q4	D
Q5	D
Q6	D
Q7	D
Q8	B
Q9	D
Q10	A、C、D、B
Q11	B，C

Q12	错
Q13	错
Q14	错
Q15	错
Q16	错
Q17	对
Q18	对
Q19	错
Q20	错
Q21	对

第三章 受区和毛囊移植

第 16 节
女性植发的设计要点

Robert H. True

> **概述**
>
> · 引言
> · 女性发际线重建
> · 女性发际线的设计步骤
>
> · 女性毛发移植病例研究
> · 针对女性型脱发（FPHL）的毛发移植
> · 结论

> **关键点**
>
> - 女性发际线与男性发际线截然不同。
> - 在移植或降低女性发际线时，标志点、位置和轮廓必须自然。
> - 毛囊必须与皮肤形成非常锐利的角度。
> - 移植时要避免的最常见错误是将毛囊种植得过于垂直。
> - （前额翘起的）刘海、颞丘、美人尖和头发方向的变化是女性发际线的常见特征，在种植女性发际线时应重新塑造这些特征。
> - 女性的额颞交界处不像大多数男性那样呈凹陷形。相反，它们的轮廓是凸的。
> - 发际线下移术（使用扩张器或不使用扩张器）是植发手术的一种替代方法。

引言

寻求发际线修复的女性是植发手术中增长最迅速的群体之一。她们选择发际线修复的原因可能是与男性相似的遗传性脱发，即两侧颞角脱发，又或是因为多囊卵巢综合征等雄激素分泌过多导致的发际线后移。在非洲裔美国妇女中，发际线和颞部的牵引性脱发也相当常见。此外，面部和眉毛提升术也经常会改变发际线。在生活中，天生"男性型"发际线较高的女性可能希望通过植发使得自己的外观更女性化，同时，女性也经常选择植发来治疗不涉及发际线的

脱发。最典型的女性脱发分型——Ludwig 分型一般不涉及发际线，而是涉及整个头顶的毛发稀疏密度。

女性发际线重建

在女性发际线的重建手术中，医生最容易犯的错误就是将女性发际线设计成男性发际线。女性的发际线与男性的截然不同。

在治疗前，我们必须了解女性发际线的独特特征，其中包括（额前翘起的）刘海，美人尖、波浪形的轮廓线、颞角（**图 16.1**）。需要注

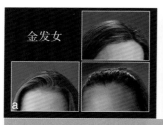
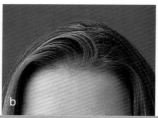
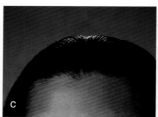
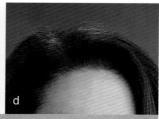

图 16.1　a. 女性发际线；b.（前额翘起的）刘海；c. 美人尖；d 颞角

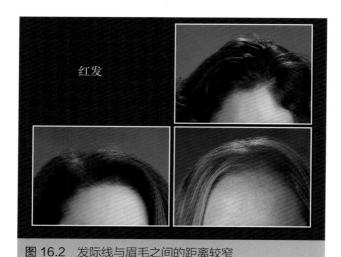

图 16.2　发际线与眉毛之间的距离较窄

意的是，女性的眉与发际线距离和两侧太阳穴距离一般较短（**图 16.2**），且侧颞丘起自眉毛上方外 1/3 处（**图 16.3**）。这些特征在所有种族群体中都是一致的。**图 16.4** 显示的是具有非洲血统的女性，**图 16.5** 显示的是具有亚洲女性典型特征的女性，其中包括（额前翘起的）刘海、美人尖、波浪形的轮廓线、颞丘，还有偏低的发际线位置。Bernard Nusbaum 博士发表了一篇关于女性自然发际线的优秀论文——针对 360 名女性的测量，他发现了 81% 的女性有美人尖，98% 的女性有颞丘，64% 的女性有（额前翘起的）刘海，26% 的女性有与男性相似的凹圆颞轮廓。此外，他还总结了以下数据：①从眉心到发际线正中最低点的平均距离为 5.5 cm；②从发际线正中点到颞丘起点的平均距离为 4 cm；③颞点一般位于外眦上方和后方各 1 cm 处。女性发际线的成功美学修复取决于是否准确地体现以上这些

特征（**表 16.1**）。**图 16.6a** 显示了女性发际线的设计标志点。

女性发际线的设计步骤

（1）在眉心上方 5 ~ 6 cm 处标记前额正中点。

（2）在 MFP 外侧 4 cm 处（眉峰或眉毛外侧 1/3 处）标记侧颞丘的内侧起源。

（3）在外眦上 1 cm 和外 1 cm 处做标记，为颞点。

（4）用一条相对平坦或稍稍向上弯曲的线将 MFP 与颞丘的内侧起源点连接起来。

（5）绘制颞区的凸轮廓——用一条线将颞丘的内侧起源点和靠近颞点的颞前发际线连接起来。

（6）在前额发际线处添加（前额翘起的）刘海、美人尖、波浪形的轮廓线。

（7）和患者沟通设计方案，并征得患者知情同意。

（8）拍照并签名。

（9）准备手术（**图 16.6b**）。

在设计女性发际线时，最容易犯的错误就是采用男性发际线的设计方式。如：额颞交界处的凹圆轮廓。

- 额颞交界处的起始位置过于偏外。
- 发际线过高。
- 颞点位置过高、过于靠后。
- 形状过于平直，缺乏细节和不规则性。

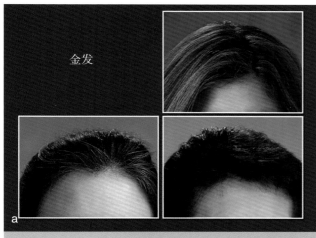
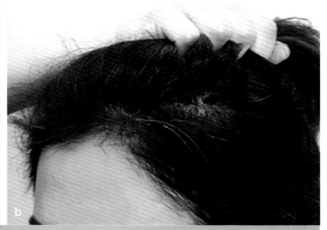

图 16.3　a. 颞丘始于眉毛上方的后 1/3 处；b. 颞丘（垂线）

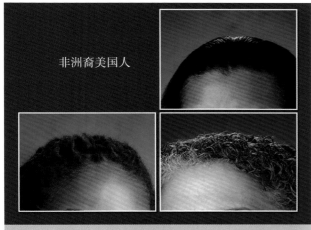

图 16.4　非洲女性

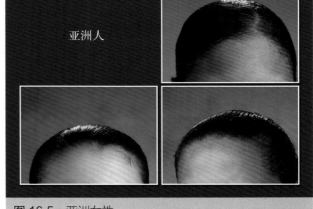

图 16.5　亚洲女性

表 16.1　女性发际线特征

特征	（前额翘起的）刘海	64%
	美人尖	81%
	颞丘	98%
	凹圆颞轮廓	26%
标志点	发际线与眉心距离	平均 5.5 cm
	发际线中点至颞丘起点	平均 4 cm
	颞角	外眦上方，后方各 1 cm

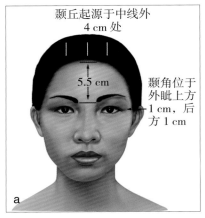

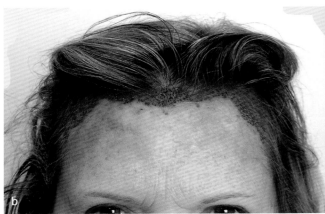

图 16.6 a.女性发际线设计的标志点；b.女性发际线修复中所有细节——（前额翘起的）刘海、美人尖、波浪形的轮廓线、颞丘

发际线下移术（使用扩张器或不使用扩张器）

发际线下移术是女性和变性患者进行发际线重塑的另一种植发方法，这些手术由专门从事头皮外科手术的整形外科医生实施。谢尔顿－卡贝克医生被公认为是这项技术的大师，在征得的他同意后，作者与大家分享他的一些病例（图 16.7）。

正如卡贝克医生的这些病例所表现的，通过在前额边缘切除多余皮肤，可以塑造不规则的女性发际线。再通过毛发移植术增加更多细节，如（前额翘起的）刘海、颞丘和波浪形的轮廓线。

需要注意一点，在向患者提供咨询时，即使您不实施这项手术，也必须将这项选择纳入知情同意书中。学习这项技术的细节超出了本书的范围，需要由经验丰富、能力出众的外科医生进行指导。

女性毛发移植病例研究

病例 1

这位患者一直不喜欢自己的"男性化发际线"，所以她从来都不喜欢把头发挽起来。医生在对额颞区进行了 1174 个毛囊单位移植后，她觉得自己的头发有生以来第一次变得女性化（图 16.8）。我们见到越来越多这种发际线情况的女性。

病例 2

发际线变稀疏和颞部脱发是绝经后女性较常见的脱发类型。从术前图片来看，我们可以观察到她稀疏的美人尖、波浪形的发际线、颞丘和后退的颞点（图 16.9）。

通过移植 880 个毛囊单位，她的发际线恢复了女性特征——效果显著的美人尖和（前额翘起的）刘海、颞丘以及颞点的前移（图 16.10）。

病例 3

许多女性在面部和眉毛提升术后会出现发际线改变（图 16.11）。

通过相对较少毛囊——550 个毛囊单位的移植后，她的颞丘得到了修复，她认为自己变得更有魅力、更年轻了（图 16.12）。

病例 4

Ludwig 脱发分型是最常见的女性型脱发分型，有很多女性的遗传性脱发类型和与男性型脱发类型相同。

这名女性患者的颞区和发际线边缘的大部分头发已经脱落，而且其他亲属也出现了这种情况（图 16.13）。

我想通过这个病例来指出女性发际线修复的一个重要细节——颞部的头发与皮肤的贴合非常平整，并且呈弧形，起自眉毛的中 1/3 和外 1/3 连接

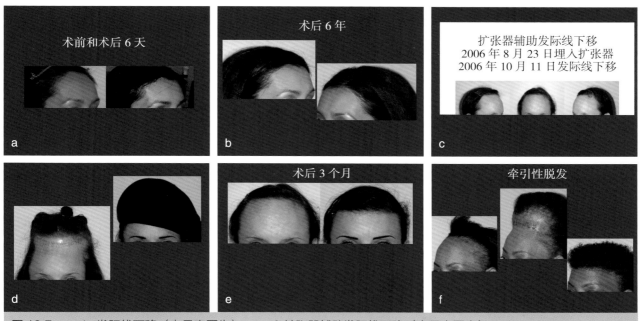

图 16.7　a、b.发际线下移（卡见克医生）；c ~ f.扩张器辅助发际线下移（卡见克医生）

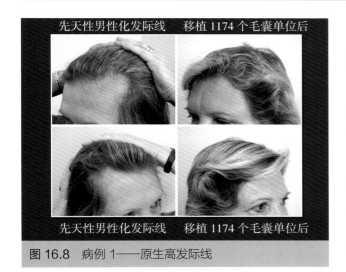

图 16.8　病例 1——原生高发际线

病例 5

牵引性脱发在非洲裔美国妇女中非常常见。通常只有颞区部位受到影响，但在极端情况下，整个前额发际线都会受影响。

我们可以看到她原来发际线只剩下少量的残存毛囊（图 16.15），移植 1405 个毛囊单位后，她的发际线得到了恢复。发际线正中有一个美人尖，位于眉心上方 5.75 cm 处，颞丘的凸起已经重建，颞部毛发向眉毛方向推进（图 16.16）。

最后，需要提醒的一点是前额纤维性脱发（FFA）是一种瘢痕性脱发，这类脱发常常被误诊为由其他原因引起的脱发。这种情况通常无法移植成功，所以如果女性脱发影响到发际线和颞区毛发，一定要留意是否有这种迹象。

针对女性型脱发（FPHL）的毛发移植

在最常见的女性型脱发（FPHL）中，发际线不会受到影响，前额、头顶中部和顶部的毛发密度

处的垂线，向后下方生长，而这个点是最重要的。成功的修复取决于受术者的种植孔或者毛囊的种植方向是否能体现这一个细节。种植时还需要避免一个常见的错误：在这一区域的头发种植得过于垂直。

该女性患者移植了 1789 个毛囊单位，一年后，她的发际线已经完全恢复，非常漂亮（图 16.14）。

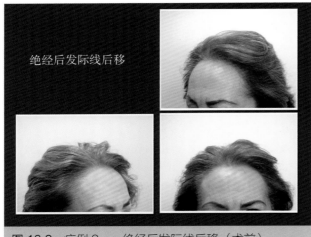

绝经后发际线后移

图 16.9　病例 2——绝经后发际线后移（术前）

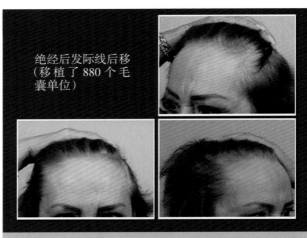

绝经后发际线后移（移植了 880 个毛囊单位）

图 16.10　病例 2——绝经后发际线脱落（术后）

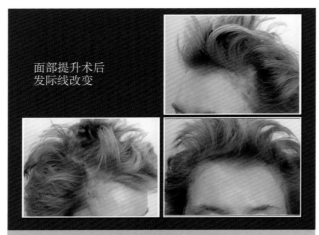

面部提升术后发际线改变

图 16.11　病例 3——面部提升术前

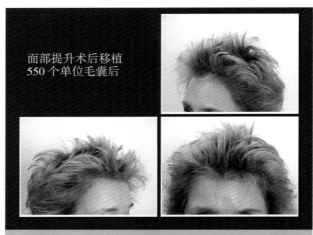

面部提升术后移植 550 个单位毛囊后

图 16.12　病例 3——面部提升术后

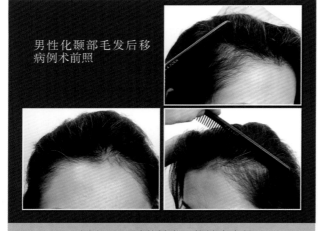

男性化颞部毛发后移病例术前照

图 16.13　病例 4——遗传性发际线缺失术前照

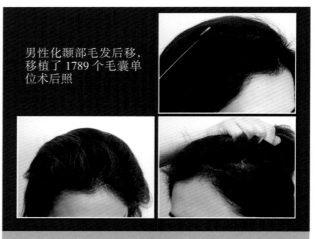

男性化颞部毛发后移，移植了 1789 个毛囊单位术后照

图 16.14　病例 4——遗传性发际线缺失术后照

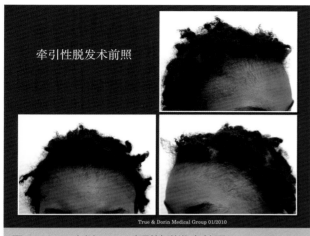

牵引性脱发术前照

True & Dorin Medical Group 01/2010

图 16.15　病例 5——牵引性脱发术前照

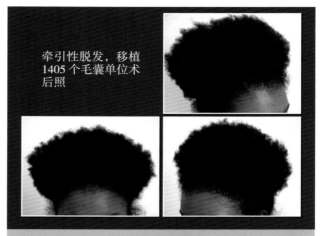

牵引性脱发，移植 1405 个毛囊单位术后照

图 16.16　病例 5——牵引性脱发术后照

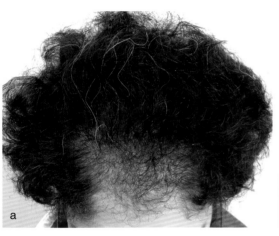

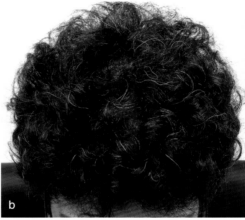

a

b

图 16.17　a. 女性型脱发（FPHL）病例 1 术前照；b. FPHL 病例 1 术后照

会出现 Ludwig 分级中脱发等级。极少数女性这些部位的头发会完全脱落。

　　针对女性型脱发，毛发移植手术过程中也极有可能造成"应激性脱发"或原生发脱落，因此我们可以采取一些措施将这种风险降至最低（框 16.1）。相关受区的移植规划，更多详情请参阅第 18 节。

　　图 16.17 ~ 图 16.19 是患有 FPHL 的女性毛发移植的效果示例。

结论

　　女性由于遗传性脱发、雄激素分泌过多、原生发际线过高、牵引性脱发等原因而接受发际线移植手术。外科医生在治疗这些病例时，必须根据女性发际线的独特特征进行发际线设计，避免出现最常

框 16.1　尽量减少受区应激性脱发的措施
A. 手术前至少 6 周每天局部使用米诺地尔，手术后继续使用
B. 尽量让受术者少使用肾上腺素
C. 制作矢状方向而非冠状方向的种植孔
D. 小心地分离毛囊和制备种植孔
E. 手术期间使用"免洗"护发素，便于头发分离
F. 制备小的种植孔，深度不要超过移植毛囊实际所需的深度
G. 避免进行密集移植

见的错误——即移植出更适合男性的发际线。本文总结了女性发际线的标志点和测量方法。除了正确实施设计方案，还需要精确控制头发的方向、方位和角度。因此，这类手术通常需要高超的技术和复杂的技巧，最好不要由经验不足的医生进行操作；换句话说，医生应在掌握基本技能后再操作这类手术。

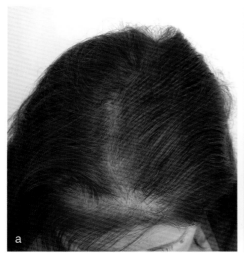
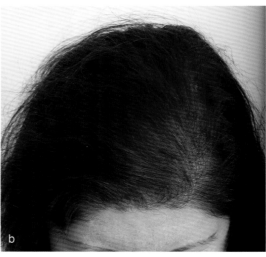

图 16.18　a. 女性型脱发（FPHL）病例 2 术前照；b. FPHL 病例 2 术后照

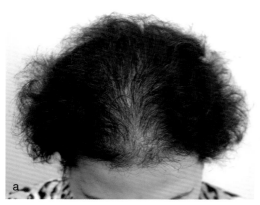
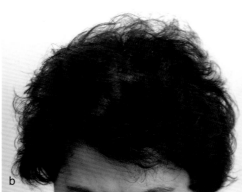

图 16.19　a. 女性型脱发（FPHL）病例 3 术前照；b. FPHL 病例 3 术后照

思考问题

Q1. 以下哪些特征是女性发际线的典型特征？

A. 颞点位于外眦后上方 1 cm 处

B. 眉心至发际线平均 5 ~ 6 cm

C. 凹陷形的额颞交界处

D. 以上皆是

E. 以上都不是

Q2. 女性发际线常见的情况有哪些？

A. 上翘的刘海

B. 颞丘

C. 美人尖

D. 不规则的发际线轮廓

E. 以上皆是

F. A 和 C

Q3. 移植女性发际线时的错误技术是什么？

A. 颞丘向上圆润

B. 制作上翘的刘海

C. 发际线和颞区的头发生长角度和方向一致

D. 将颞点靠近外眦

E. 以上皆是

F. A 和 C

Q4. 以下哪种影响女性发际线的情况不能通过植发手术成功治疗？

A. 牵引性脱发

B. 多囊卵巢综合征（PCOS）引起的发际线后移

C. 额部纤维性脱发

D. 更年期颞区脱发

Q5. 在移植时，以下哪些措施有助于最大限度地减少应激性脱发？

A. 扩大受区

B. 尽量减少向受区注射肾上腺素

C. 冠状切口

D. 在手术前使用米诺地尔

E. 以上都不是

F. B 和 D

推荐阅读

- Epstein JS，Epstein GK. Surgical hairline advancement：patient candidacy and best techniques. Hair Transplant Forum Int 2018；28（5）：184–187.
- Lam SM. Hair loss and hair restoration in women. Facial Plast Surg Clin North Am 2020；28（2）：205–223.
- Unger RH. Female hair restoration. Facial Plast Surg Clin North Am 2013；21（3）：407–417.

参考文献

[1] Nusbaum BP，Fuentefria S. Naturally occurring female hairline patterns. Dermatol Surg 2009；35（6）：907–913.

答案

Q1	D
Q2	E
Q3	F
Q4	C
Q5	F

第三章 受区和毛囊移植

跨性别者毛发移植的设计要点

Robert H. True

概述

- 前言
- 一般背景
- 跨性别者的毛发重塑手术
- 设计原则
- 总结

关键点

- 跨性别者经常寻求毛发重塑服务。
- 跨性别女性的发际线设计原则与正常女性的发际线设计原则相同。
- 对于所有未切除睾丸的跨性别女性，建议使用激素替代疗法，以及二氢睾酮阻滞剂度他雄胺。
- 睾酮是跨性别男性激素疗法的主要药物。
- 对于脱发等级在 Norwood V级以上的跨性别女性来说，假发可能是最好的选择。
- 跨性别者的手术包括毛发移植、体毛移植和发际线下移术（用或不用扩张器）。

前言

跨性别者，一个公认的专业术语，指的是那些不认同或不完全认同自己出生时生理性别的人。这类人群不仅仅涉及性别表现、性取向、荷尔蒙组成，以及身体解剖学，还表现为日常生活中的感知以及独特的毛发重塑要求。

跨性别者在社会中扮演着重要的角色，主要分为跨性别男性（FTM）和跨性别女性（MTF）两种。前者指的是出生时生理性别为女性，生活表现却是完全男性化的跨性别者；后者指的是出生时生理性别为男性，生活表现却是完全女性化的跨性别者。

一般背景

目前，我们无法准确统计全球跨性别者的人口规模。在美国，据统计 2016 年的跨性别者约为 140 万人。变性手术（GCS）是将人的身体外观和现有的生理功能改变为他们在社交时所认同的性别所具有的身体特征的外科手术。全球每年都有成千上万跨性别者进行变性手术，以及使用激素替代治疗和整形手术来实现女性化或男性化。

研究表明，性别认同在儿童早期就已经确立了，也就是说跨性别者在儿童时期就开始认同另一种性别，这可能与遗传相关。身体特征向异性的转变始于激素治疗，然后是无数次的整形手术，最终是变性手术——将自身生殖器转化为异性生殖器。完全的变性通常需要大量的金钱和时间，还有患者矢志不渝的坚持。

跨性别者的毛发重塑手术

通常，跨性别男性（FTM）会进行面部毛发、鬓角、胡子、胸毛，甚至腋毛的移植。跨性别男性的主要激素治疗药物是睾酮，它的作用之一是增加面部毛发和体毛。

寻求毛发重塑的跨性别者更多的是跨性别女性，首次面诊中，大多数认为自己是跨性别者，后续可能会进行激素治疗，可能会有一定程度的雄激素性脱发。在他们当中，有些人虽然不存在男性型脱发（MPHL），但也渴望将男性发际线的形状转换为女性发际线相应的形状。有些人没有自愿认定跨性别者的身份，也没有进行激素替代治疗，虽然他们没有或者只有轻度的雄激素性脱发，但在变性早期就寻求种植一个较低的女性发际线。在接诊过程中，作为植发医生，除了提供毛发重塑手术方案，还应该确认患者是否为跨性别者。如果是，就应该考虑是否进行阻断二氢睾酮（DHT）的相应治疗，以及转诊到专科门诊进行咨询和专业护理。

跨性别女性的激素治疗通常包括雌激素、孕激素、螺内酯、比卡鲁胺、氟他胺、促性腺激素释放激素（GnRH）激动剂（亮丙瑞林）和非那雄胺或度他雄胺。度他雄胺是一种更加有效的抗雄激素药物，因为它阻断二氢睾酮合成的作用更大，即使不患有 AGA，也应及早使用度他雄胺。在做完变性手术后，大多数患者会继续服用度他雄胺，有少部分患者则没有继续服用。但我们建议患者在切除睾丸后或变性手术后继续口服非那雄胺或度他雄胺，因为肾上腺也会分泌少量的雄激素。

跨性别女性采用激素治疗会增加糖尿病、动脉粥样硬化和深静脉血栓形成（DVT）的风险。因此需要进行相关检查。考虑到深静脉血栓的风险，在药物治疗期间要特别注意加强体位的改变和肢体的伸展（表 17.1）。

表 17.1　跨性别者性别转变的激素治疗

跨性别男性（FTM）	睾酮
跨性别女性（MTF）	抗雄激素药物 ·螺内酯 ·比卡鲁胺、氟他胺 　DHT 阻滞剂 ·非那雄胺、度他雄胺 　GnRH 激动剂 ·亮丙瑞林 　雌激素、孕激素

面部女性化手术（FFS）结合了发际线下移术、提眉术、骨骼轮廓重塑，如削额骨、下颌骨和喉结。虽然这些手术效果显著，但对于脱发等级在 Norwood V 级以上的跨性别女性不太可能达到完全女性化的外观。对其他的患者来说毛发移植手术扮演着重要的角色，毛发重塑手术可以通过毛发移植术、发际线下移术，或两者结合来实现。如果患者正在考虑面部女性化手术，则应在毛发移植术之前进行，这样可以确认最佳的发际线高度，以及避免破坏移植的毛发。

设计原则

跨性别女性的毛发移植最关键点是完全女性化设计（表 17.2）（图 17.1），仅仅下移发际线和颞区的毛发是远远不够的（图 17.2），我们需要参考正常女性发际线重塑的设计要求。正常女性发际线的一个共同特征，也正是男性发际线所没有的，那就是凸的颞区；另一个特征是发际线高度比男性的更低，女性发际线的额中点通常在眉心上方 5～6 cm 处。然而，男性的这一点通常在眉心上方 7～8 cm 处。对于跨性别女性来说，除了上述那些特征，还有美人尖，前额翘起的刘海，以及波浪形的形状（图 17.3）。初学者应该知道这些都是发际线的技术难点。自然的发际线需要遵循原有毛发的自然生长角度及方向。

表 17.2　跨性别者毛发重塑手术要求

跨性别男性（FTM）	鬓角
	胡子
	胡须
	胸毛
	腋毛
跨性别女性（MTF）	前额发际线下移（毛发移植术或发际线下移术）
	女性发际线的设计
	男性型脱发（MPHL）部位的毛发移植
	眉毛加密或重塑

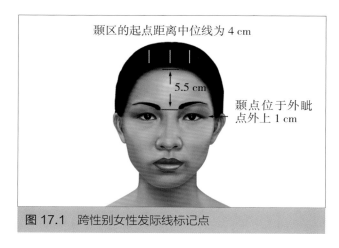

图 17.1　跨性别女性发际线标记点

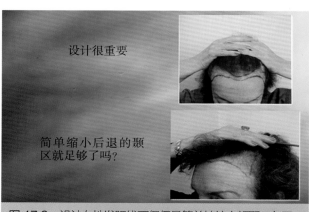

图 17.2　设计女性发际线不仅仅是简单地缩小额颞三角区

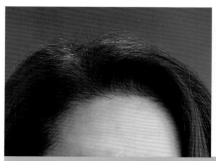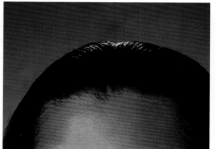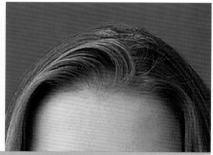

图 17.3　a. 女性发际线的颞区；b. 女性发际线的美人尖；c. 女性发际线的向上生长的毛簇（前额翘起的刘海）

　　所有这些特征都在第 16 节"女性发际线的设计步骤"中加以说明。

　　图 17.4 为一例 Norwood Ⅳ级 AGA 的跨性别女性。在设计发际线时，首先定位并标记了颞区的起点，位于眉弓外眉毛长度的 1/3。这比男性更靠内侧，我们通常把男性的额颞点放在外眦垂直线上。然后将颞点放置并标记在外眦后上方 1 ~ 2 cm 处（图 17.5）。将这些标记点用不规则的线条连接

（图 17.6）。这样的设计会使外观明显女性化（图 17.7）。

　　即使是患有轻度 AGA 的跨性别女性，想拥有一个完美的女性化发际线，也需要较多的毛囊单位，通常在 2000 ~ 3000 个毛囊单位之间。有些患者可能需要进行第二次手术，以获得最佳的覆盖范围和移植密度。

　　对于前额区明显脱发的跨性别女性来说，发际

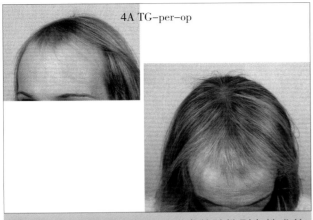

图 17.4　一名 Norwood Ⅳ 级脱发的跨性别女性术前照片

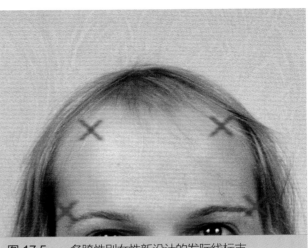

图 17.5　一名跨性别女性新设计的发际线标志

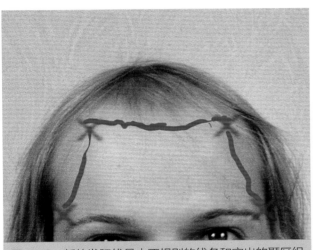

图 17.6　新的发际线是由不规则的线条和突出的颞区组成的

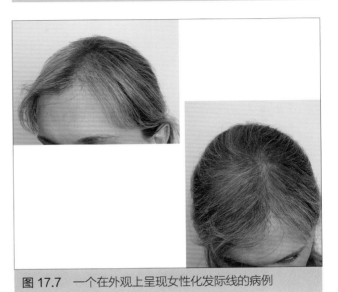

图 17.7　一个在外观上呈现女性化发际线的病例

线下移术也是发际线调整的很好选择。

　　患者在现场咨询时，我们必须认识到，如果该患者有进一步脱发的迹象，或者是进行多次手术并耗尽安全供区的毛囊，也不可能实现高密度和较低的女性发际线外观。那么这种情况下，我们最好建议不要做植发手术，可以建议患者使用假发，因为对她来说，这是最好的选择。

总结

　　根据以往我与跨性别患者合作治疗的经验，总结以下几点：

　　（1）患者必须尽早开始激素治疗，才能阻止 AGA 进展。度他雄胺是首选药物，即使是在变性手术（GCS）之后，它也必须继续服用。

　　（2）面部女性化手术（FFS）应在毛发移植术前进行。

　　（3）如果 AGA 已经发展到了 FFS 和毛发移植术相结合都不能实现完全女性化发际线的程度，那么患者使用假发是实现女性化目标最好的选择。

　　（4）使用女性发际线设计原则来治疗 MTF 患者非常重要，但是很多临床医生最常见的错误就是采用男性发际线的设计原则。

思考问题

Q1. 以下哪一种手术是跨性别者最常见的毛发移植手术？

A. 胡子移植

B. 眉毛加密

C. 发际线移植或头顶毛发移植

D. 胸毛移植

Q2. 以下哪些不是 MTF 发际线的特征？

A. 美人尖

B. 圆润内凹的额颞交界区

C. 颞区顶点位于外眦上方和外侧各 1 cm 处

D. 波浪形的发际线形状

E. 向上生长的发际线毛簇

Q3.MTF 患者发际线的额中点到眉中线的理想距离是多少？

A. 7 ~ 8 cm

B. 6 ~ 7 cm

C. 5 ~ 6 cm

D. 以上都是

Q4. 以下哪些是治疗跨性别者脱发的方案？

A. 激素替代疗法

B. 度他雄胺

C. 发际线下移术

D. 毛发移植术

E. 变性手术

F. 以上都是

G. A、B 和 D

Q5. 下面哪一项是用来定位颞区或鬓区的内侧起点的？

A. 瞳孔中线

B. 眉尾

C. 眉弓的顶端

D. 距离额中心点 5 cm 处

参考文献

[1] Bared A, Epstein JS. Hair transplantation techniques for the transgender patient. Facial Plast Surg Clin North Am 2019；27（2）：227–232.

[2] Ngaage LM, McGlone KL, Xue S, et al. Gender surgery beyond chest and genitals：current insurance landscape. Aesthet Surg J 2020；40（4）：NP202–NP210.

[3] Radix A. Hormone therapy for transgender adults. Urol Clin North Am 2019；46（4）：467–473.

[4] Kabaker S. Transgender hairline restructuring. In：Unger W, Shapiro R, eds. Hair transplantation. New York，NY：Informa；2011：488–489.

答案

Q1	C
Q2	B
Q3	C
Q4	F
Q5	C

第三章　受区和毛囊移植

第 18 节
受区设计和种植孔制备

Anil K. Garg

概述

- 前言
- 受区的麻醉方式
- 肿胀液
- 种植孔的制备

- 不同的头皮区的种植孔制备方案
- 移植的角度和方向
- 总结

关键点

- 毛发移植的成功不仅取决于移植物的提取数量，还取决于移植物在受区的合理分布。

- 种植孔的密度、方向、角度和排列方式会影响毛发移植的最终效果。

- 种植孔和移植物大小必须匹配。

- 在制备种植孔时必须非常小心，以尽量减少对皮肤和血管的线性损伤。

- 使用较小的矩形刀片可以减少线性损伤，注意控制切口的深度，以防止血管损伤。

- 垂直于毛发生长方向的种植孔称为冠状种植孔。

- 平行于毛发生长方向的种植孔称为矢状种植孔。

- 使用矩形刀片制备的矢状种植孔的深度会比冠状种植孔的更深，矢状种植孔的皮肤切口的宽度将大于刀片本身的宽度。

- 使用注射器针头制备的种植孔更深，因为它的针头斜面会更深入皮肤，这可能导致血管损伤。

- 与矩形刀片制备的矢状种植孔相比，较浅的冠状种植孔对血管损伤，以及对皮肤的线性损伤最小。

- 足够的肿胀液能获得充分的止血效果，适当的麻醉方式能确保无痛种植。这两者结合能有效地降低手术的难度，以及提高患者舒适度。

- 肿胀液是一种混有较低浓度麻醉剂（含或不含肾上腺素和类固醇）的生理盐水溶液。

- 肿胀液浸润在头皮的帽状腱膜以上，而不是帽状腱膜以下。

前言

毛发移植的成功不仅取决于提取技术，还取决于移植物在受区的合理分布。

移植规划的最终实施部位是头皮，但它也要罗列在医疗文书上。因此每一个移植区的移植物分布都必须合理规划，并记录在病历上。

患者进入手术室后，医生会对头皮的受区进行局部麻醉，在完成神经阻滞和环形阻滞后，注射肿胀液以充分止血。

受区的麻醉方式

手术过程中，医生采用神经阻滞和肿胀液浸润麻醉法对受区进行局部麻醉。其中滑车上神经、眶上神经和颧颞神经的额支是主要的阻滞神经。当局麻药阻断这些神经时，它会为额部、颞部和头顶中部提供足够的麻醉。对于头顶区的麻醉，我们可采用枕大神经和枕小神经阻滞。有时候，一些外科医生更喜欢在头皮上进行环形阻滞麻醉。肿胀液浸润麻醉则是用非常低的麻醉剂量来维持平稳的长效麻醉，同时也能起到止血的效果。

肿胀液

肿胀液是一种生理盐水溶液，含有低浓度的局部麻醉药物，含或不含肾上腺素和类固醇，它的作用主要是止血和维持麻醉效果。虽然它有许多优点，但出于安全考虑，在使用过程中应防止肿胀液和麻醉药物超量。如果肿胀液中含有肾上腺素，心脏病患者应谨慎使用。见框 18.1。

肿胀液的常用配比公式如下：

生理盐水 90 mL；2% 利多卡因溶液 5 mL；0.5% 丁哌卡因溶液 5 mL；1∶1000 肾上腺素 0.25~1 mL。

也可加入醋酸曲安奈德、碳酸氢钠。罗哌卡因

可替代丁哌卡因。

剂量：每 100 cm^2 的头皮表面积通常推荐使用的最大剂量为 30 mL。

肿胀液的优点：

- 麻醉：在整个受区注射低浓度的局麻药和肾上腺素，可以维持均匀长效的麻醉效果，有助于减少局麻药总剂量。

- 止血：肾上腺素可引起血管收缩，从而控制出血。同时，它还有助于减缓麻醉药物的吸收，从而产生更长效的麻醉效果。在肿胀液充分浸润后，至少等待 10 min 才能达到更佳的止血效果。由于肾上腺素可能导致心动过速，所以心脏病患者应谨慎使用。如果患者在服用非选择性 β- 阻滞剂，肾上腺素与利多卡因可能诱发高血压危象。因此，在手术前必须停止使用非选择性 β- 阻滞剂。

- 预防血管损伤：由于血管分布在帽状腱膜层之上，肿胀液应该注射在头皮的皮下层与帽状腱膜层之间，这样才能增加皮肤与血管之间的距离，从而保护血管，避免损伤血管。如果肿胀液注射在帽状腱膜层之下，那么皮肤与血管之间的距离将减小，血管更容易被损伤。

- 有助于增加移植密度：肿胀液会增加皮肤的

框 18.1　肿胀液的注意事项

(1) 心脏病患者应谨慎使用，因为它含有肾上腺素，可导致心动过速

(2) 如果患者服用普萘洛尔（非选择性 β- 阻滞剂），则应避免使用肿胀液

(3) 切勿注入血管

(4) 如果大量使用，由于液体压力和肾上腺素的血管收缩作用，可能会导致血管危象，这也是为什么术后会出现休止期脱发的重要原因

(5) 术后可能会出现面部水肿，所以应该给予正确的睡姿建议

(6) 肿胀液注射在头皮的帽状腱膜以上，而不是帽状腱膜以下（图 18.1）

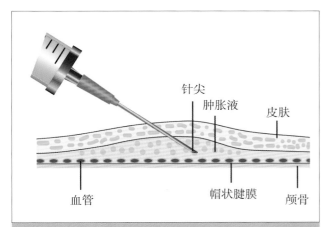

针尖　肿胀液　皮肤

血管　帽状腱膜　颅骨

图 18.1　皮下层的肿胀液使皮肤远离分布在帽状腱膜层的血管

表面积，有助于外科医生在每平方厘米内移植更多的移植物，从而达到更高密度的移植效果。

- 有助于缩小种植孔：种植孔在扩张的皮肤上，一旦肿胀液从中排出，皮肤表面的种植孔就会缩小。

种植孔的制备

种植孔是由医生在受区的皮肤和皮下组织中制备的三维切口，用来插入毛囊。

种植孔的制备既是一门艺术又是一门科学。科学指的是制备一个适合供区毛囊的种植孔的同时，又不能危及受区皮肤的血运循环，掌握科学的制备技巧有助于毛囊的生长。艺术指的是医生既需要考虑合适的种植密度，又需要考虑外观自然。如果操作者没有正确掌握好种植孔大小、宽度、深度、方向、角度以及受区皮肤的血液循环，毛发生长可能会受到影响。受区皮肤的广泛血管损伤甚至可能导致受区皮肤坏死。如果没有适当的种植孔分布方式，可能会导致较低的视觉密度或外观密度。

因此，种植孔的制备过程是达到毛发移植最佳效果的重要一步。根据伦理准则，这些种植孔只能由合格的医生来制备。

种植孔的六要素

- 种植孔的维度——深度、宽度、形状。
- 角度。
- 方向。
- 排列方向：
  ○ 矢状方向——平行于毛发生长方向的种植孔。
  ○ 冠状方向——垂直于毛发生长方向的种植孔。
- 排列方式：
  ○ 砌砖式排列方式（交叉排列）。
  ○ 一字排列方式（一个接一个排列）。
- 制备种植孔的器械有各种规格的注射器针头、矩形刀片、角刀、刀片手柄、定制的刀片。

种植孔的维度

种植孔的深度和宽度是很重要的两点。如果种植孔比移植物大，移植物将会容易弹出，并造成更多的皮肤线性损伤及血管创伤，从而影响移植物的存活率。如果种植孔比移植物小，插入它们会很困难。如果暴力插入移植物会对移植物造成挤压损伤，最终影响毛发的生长。最好是为 1 个毛囊单位、2 个毛囊单位和 3 个毛囊单位的移植物制备不同大小的种植孔，减少受区皮肤的线性损伤。如果种植孔太深，移植物陷入，会留下皮肤凹陷，可导致毛囊炎和毛发生长不良。如果这些种植孔较浅，移植物突出太多，会形成皮肤凸起或瘢痕疙瘩。

种植孔的角度和方向

种植孔的角度和方向决定了毛发的生长方向。种植孔的角度决定了毛干和头皮表面的夹角。毛发的角度因头皮区域的不同而不同。毛发的方向指的是毛发发梢与垂直中线的夹角。如果毛发的方向与原生发的方向不一致，那么外观密度和自然度将会大打折扣。如果受区是光秃的头皮，那么移植的方向和角度是根据其他有毛发的头皮区的方向和角度来决定的。

种植孔的排列方向

种植孔的排列方向是指种植孔的方向与毛发的

生长方向之间的关系，分为矢状种植孔或冠状种植孔。

种植孔造成的血管损伤和预防措施

种植孔的深度是根据移植物的长度来决定的。使用不同工具，制作的种植孔深度也是不同的。

注射器针头因其斜面部分所以能形成一个更深的种植孔。矩形刀片制备的矢状种植孔也会产生一个更深的种植孔，那是因为矩形刀片锋利的一端穿透得更深。种植孔的深度增加将会增加对下方血管的创伤，从而会导致更多的出血和血管破裂损伤。

控制种植孔深度的措施见**框 18.2**。

安全线性损伤（泰科辛斯基安全线性损伤概念）

泰科辛斯基提出了安全线性损伤（SLD）的概念，使用锋利的 15 号刀片，种植孔的密度为每平方厘米 25 个种植孔，种植孔的深度都为 4.5 mm。如果制备统一角度的矢状种植孔，一个 1 mm 的刀片将产生一个近 1.4 mm 的皮肤切口：

$$SLD = 1.4 \times 25 = 35 \ mm/cm^2 \ SLD$$

为了计算每个刀片的 SLD，将 35 除以所使用的刀片的宽度。通过减少种植孔的宽度可以减少 SLD。

建议根据每一个毛囊单位的大小来使用合适的刀片，只有这样，总 SLD 才能显著减少，从而允许更密集的移植物分布且减小受区皮肤的损伤。

矢状和冠状种植孔

与毛发生长方向垂直的种植孔被称为冠状种

框 18.2 | 控制种植孔深度的措施

（1）使用深度保护装置来限制针或刀片的穿透深度（**图 18.11a**）
（2）使用角刀制备矢状种植孔（**图 18.10**）
（3）使用肿胀液（**图 18.1**）
（4）避免使用针来制备种植孔
（5）建议使用定制尺寸的刀片，以减少对皮肤的线性损伤

植孔（**图 18.2**），而与毛发方向平行的种植孔被称为矢状种植孔（**图 18.3**），这两种不同的排列方向将影响外观密度、血液循环和对受区皮肤的线性损伤。**表 18.1** 列出了冠状种植孔和矢状种植孔之间的差异。

- 当使用矩形（或凿形）刀片创建矢状种植孔时，种植孔会更深，因为刀片的前端穿透到更深层次。更深的种植孔就有更高的

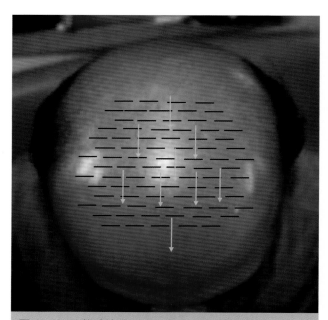

图 18.2　冠状种植孔——垂直于毛发生长方向的种植孔。黑线表示种植孔，黄色箭头表示毛发生长的方向

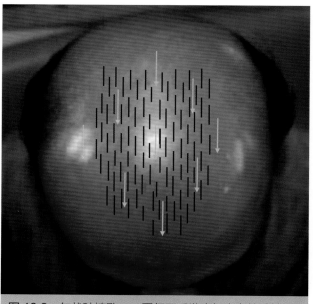

图 18.3　矢状种植孔——平行于毛发生长方向的种植孔

血管损伤风险（**图18.4**）。

- 矢状种植孔的实际的皮肤切口宽度将大于刀片宽度。刀片穿透皮肤时，刀片与皮肤夹角越小，皮肤切口的宽度就越大（**图18.4**）。因此，当矢状种植孔以一定的角度形成时，一个1 mm的刀片就会形成一个近1.4 mm的皮肤切口。
- 在制备冠状种植孔时，刀片的两端始终保持在同一水平，这样可以防止血管损伤和不必要的切口。冠状种植孔的深层皮肤切口的宽度和刀片的宽度是一样的（**图18.5**）。
- 冠状面切口较小，可以制备更多的种植孔，从而达到更密集的移植效果而不损害血管

（**图18.5**）。

- 当我们在矢状种植孔植入多毛囊移植物时，毛囊前后排列（**图18.6**）。在冠状种植孔中，毛囊会并排放置，能阻挡更多的光线进入头皮，从而产生更高的视觉密度（**图18.7**）。
- 在种植过程中，冠状种植孔的压力是从浅表分散到深层的，不会导致移植物的弹出。相反，矢状种植孔的压力是从一边分散到另一边的，这样就容易导致移植物弹出。

种植孔与毛发生长的关系

种植孔的尺寸影响毛发的生长、视觉密度，甚至是受区的皮肤血液循环。越深越宽的种植孔会造成

表18.1 冠状种植孔和矢状种植孔之间的差异

垂直于毛发方向	平行于毛发方向
皮肤切口宽度与刀片宽度相同	皮肤切口宽度大于刀片宽度
没有额外的深度	有更深的深度
当移植多毛囊移植物时，毛囊并行排列，产生更高的视觉密度	毛囊前后排列，视觉密度相对较低
压力消散是从浅到深，减少毛囊弹出	压力消散是并排的，会导致毛囊弹出
不额外增加不必要的皮肤切口和深度，可以减少安全线性损伤	较高的安全线性损伤
可以高密度移植	避免高密度移植
毛发生长后，毛发角度不会发生改变	在愈合过程中毛发夹角会有增加的可能性
刀片插入深度不可控，可能会对血管造成更多的创伤	深度可以由带角的凿形刀片来控制
如果受区存在原生毛发，则会导致毛囊损伤，增加了休止期脱发的概率	附近原生毛囊损伤的概率更低

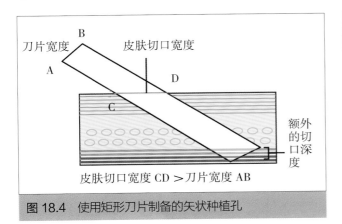

图18.4 使用矩形刀片制备的矢状种植孔

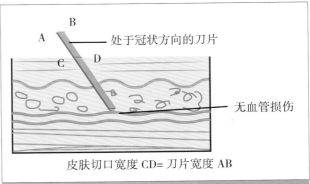

图18.5 使用矩形刀片制备的冠状种植孔，皮肤切口宽度没有增加，也没有额外的切口深度，有助于避免血管损伤

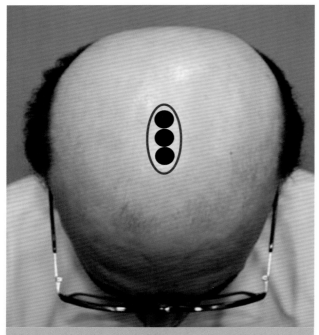

图 18.6　在矢状种植孔移植 3 个毛囊，毛囊前后排列，这样的头皮覆盖范围较小

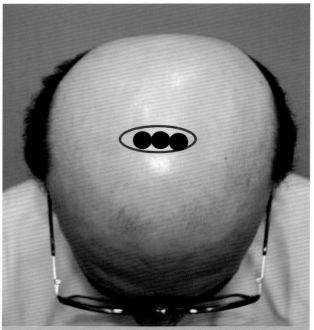

图 18.7　在冠状种植孔植入 3 个毛囊，毛囊左右排列，头皮覆盖范围更广

越多的血管损伤，从而影响移植的效果。同样的道理，过窄的种植孔也一样会影响毛发的生长，因为如果将较大的移植物暴力挤压进过窄的种植孔，会损伤移植物。建议制备与移植物同样大小的种植孔。

种植孔的制备工具

用来制备移植的最常用的工具有注射器针头、刀片和可装载刀片的刀柄（**图 18.8**），刀片的尖端可能是矩形（**图 18.9**）或带角的凿形（**图 18.10**）。最常用的刀片是定制的，大小在 0.7 ~ 1.2 mm 之间（**图 18.10**），一些外科医生使用一种刀片切割器，可以从完整的刀片中切割出理想大小的刀片。注射器针头的大小为 18 ~ 21 G（**图 18.11**）。注射器针头可以随意弯曲，以便在颞区制备一些角度较小的种植孔（**图 18.12**）。

不同的头皮区的种植孔制备方案

受区的计划移植区被标记出来，注射局部麻

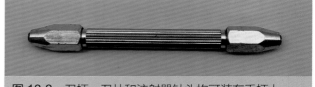

图 18.8　刀柄、刀片和注射器针头均可装在手柄上

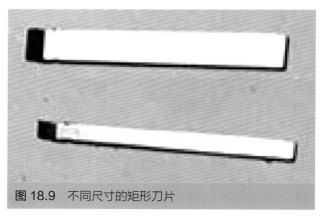

图 18.9　不同尺寸的矩形刀片

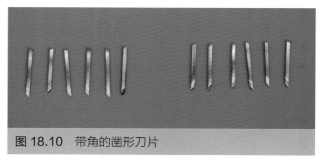

图 18.10　带角的凿形刀片

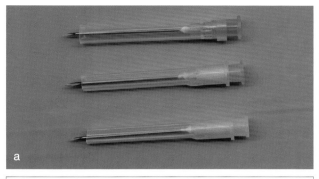

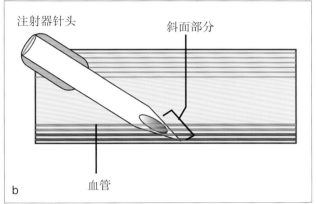

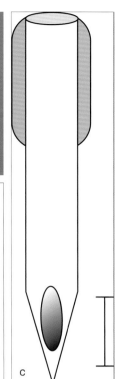

图 18.11　a.注射器针头，限位器控制着种植孔的深度；b.针的斜面部分会更深，对下方的血管造成损伤；c.针的斜面部分能制备更深的种植孔

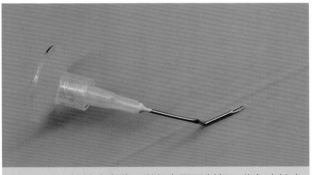

图 18.12　使针头弯曲，以便在颞区制备一些角度较小的种植孔

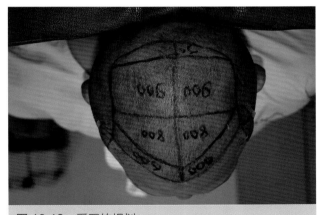

图 18.13　受区的规划

药和肿胀液之后，医生就开始制备种植孔，种植孔的制备通常是从后往前进行的。我们建议将整个受区分成多个区域，每个区域都分配对应数量的移植物，如图 18.13 所示。这些种植孔按照计划进行制备，并用亚甲基蓝溶液进行染色（图 18.14）。

> 制备种植孔的要点：
> 拍摄带有密度备注的植发区详细规划照片
> 种植孔只能由有资质的外科医生制备
> 在制备种植孔时，在手术室内保留计划书

移植区

整个头皮的秃发区或正在脱发区可分为 3 个主要区域：

（1）额区——前发际线，包括额三角区、颞三角区和剩余的额区。

（2）头顶中部区，包括头顶边缘。

（3）顶点处（后顶部）。

239

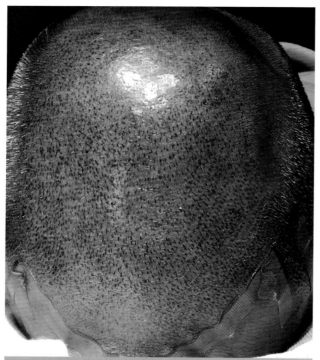

图 18.14 用稀释的亚甲蓝溶液染色种植孔

表 18.2　种植工具和不同毛囊单位的适配性

毛囊单位（FU）	针的型号	刀片型号
1 FU	20 G	0.7 mm
2 FU	19 G	0.8 ~ 0.9 mm
3 FU	18 G	1.1 mm
4 FU	18 G	1.1 ~ 1.2 mm

表 18.2 列出了不同毛囊单位的移植物所对应的不同尺寸的皮下注射针头以及刀片。通常我们使用安装在刀柄的刀片，或使用装有限位器的注射器针头直接制备种植孔。整个头皮的种植孔的角度和方向见表 18.3 和图 18.15 和图 18.16。表格还列出了不同区域的不同移植密度。然而，对移植物的移植密度的最终估计取决于供区供应量以及外科医生和患者的决定。

移植角度和方向

毛发的角度指的是毛发长出头皮后，毛干与头皮的夹角。毛发的方向是毛发生长时毛干所指向的方向。毛发的角度和方向是至关重要的，只有根据头皮的位置不断变换角度和方向，才能呈现出自然的外观。原生的小绒毛在特定区域就是一个最佳的方向和角度的参照。

前额发际线的毛发指向前方，与头皮形成 10° ~ 15° 角，前额中部的毛发方向就在正前方。然而，当我们向两侧颞区方向种植时，方向逐渐偏向两侧，直到它符合颞区毛发方向。颞区的毛发角度的转变是渐进的，而不是突然的。如果移植角度过大或与之前已种植毛发的夹角过大，会导致视觉密度低。

颞区发际线的毛发呈锐角（几乎是平的）。当从额区移动到颞区时，毛发的方向就会逐渐转变。额缘的毛发指向前方，而颞区的毛发指向后下方。同时，毛发的角度也会发生变化，在额缘的角度约为 10°，在颞缘逐渐减少到几乎平的。残余的毛发有助于确定正确的移植方向和角度。

总结

（1）毛发移植的成功不仅取决于移植物的移植数量，还取决于移植物在受区的合理分布。

（2）种植孔的移植密度、方向、角度和排列方式会影响毛发移植的最终效果。

（3）种植孔是在受区用于移植的三维孔。

（4）种植孔的大小必须符合移植物的尺寸。

（5）在制备种植孔时必须非常小心，以尽量减少对皮肤和血管的线性损伤。

（6）使用较小的矩形刀片可以减少血管线性损伤，注意控制切口的深度，以防止血管损伤。适当的麻醉方式能确保无痛移植，足够的肿胀液能获得充分的止血效果，使得手术更加人性化。

推荐阅读

• Lam SM. Hair Transplant 360 for Physicians, Vol. 1. 1 st ed. New Delhi：Jaypee Brothers

表 18.3　头皮的各个区域和种植孔的方向

头皮区域	移植角度 （图 9.16）	FU 包含 毛囊数	平均密度 FU/cm²	移植方向 （图 9.15）	注意事项
前发际线区	10°~15°	单根毛囊 FU 双根毛囊 FU	35~45	由中间向前 由两侧向两侧	微观和宏观上的不规则现象
额三角，其他前额区	10°~20°	双根毛囊 FU 三四根毛囊FU	额角 45 剩下区域 25~30	向前	遵循现有的毛发
颞区	3°~5°	单根毛囊 FU	15~20	由上端向前下 由下端向后下	遵循现有的毛发，使用注射器针头时，可选择弯针，如果使用刀片，则将刀柄贴紧皮肤
头顶与前额交界	10°~15°	单根毛囊 FU 双根毛囊 FU	20~25	前下	遵循现有的毛发
头顶正中区	25°~35°	双根毛囊 FU 三四根毛囊FU	20~30	由中心向前 由两侧轻度向两侧	遵循现有的毛发
发旋边缘	25°~35°	双根毛囊 FU 三四根毛囊FU	20~30	由中心向前 由两侧轻度辐射发散	遵循现有的毛发
发旋	10°~15°	单根毛囊 FU 双根毛囊 FU	15~20	漩涡	遵循现有的发旋，绘制和标记发旋
后枕部边缘	5°~10°	双根毛囊 FU 三根毛囊 FU	20~25	向下	遵循现有的毛发

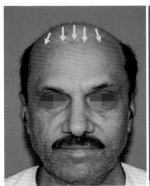
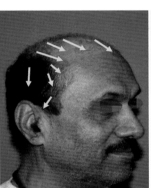
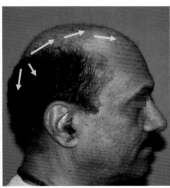

图 18.15　不同区域毛发的方向

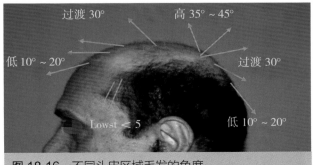

图 18.16　不同头皮区域毛发的角度

Medical Publishers（P）Ltd.；2011.

• Mysore V. Hair Transplantation. 1 st ed. New Delhi：Jaypee Brothers Medical Publishers（P）Ltd.；2016.

思考问题

Q1. 肿胀液包含以下所有药品，除了（　　　　）

A. 生理盐水

B. 肾上腺素

C. 类固醇

D. 镇痛药

Q2. 给服用非选择性 β- 阻滞剂的患者使用肾上腺素可能导致以下哪种情况？

A. 高血压危象

B. 过敏反应

C. 发热反应

D. 低血压

Q3. 毛囊的平均长度为（　　　　）

A. 6.5 ~ 7.5 mm

B. 4.5 ~ 5.5 mm

C. 2.5 ~ 3.5 mm

D. 3.5 ~ 4.5 mm

Q4. 通过以下哪种方式，可以尽量减少种植孔的深度？

A. 角刀

B. 矢状种植孔

C. 肿胀液

D. 以上都是

Q5. 关于矢状种植孔，除了哪一项均为正确的？

A. 矩形刀片制备的种植孔会更深

B. 视觉密度较低

C. 对现有毛发的损害更大

D. 移植物更容易脱出

Q6. 关于冠状种植孔，除了哪一项均为正确的？

A. 皮肤切口宽度大于刀片宽度

B. 更高的视觉密度

C. 损伤现有毛囊的概率更高

D. 移植物不容易脱出

Q7. 哪个区域需要最低的移植角度（3° ~ 5°）？

A. 前额区

B. 头顶区

C. 颞区

D. 头顶中部区

Q8. 哪个区域的移植角度最大（35° ~ 45°）？

A. 前额区

B. 头顶区与前额区的交界区

C. 颞区

D. 头顶区边缘部

Q9. 头皮前额区神经阻滞，哪个神经被阻滞？

A. 枕大神经

B. 枕下神经和耳后神经

C. 眶上神经和滑车上神经

D. 滑车上神经和枕部神经

Q10. 在受区使用肿胀液的目的是（ ）

A. 为了获得更长效的安全麻醉

B. 止血，并防止血管损伤

C. 以上都是

D. 以上这些都没有

哪些陈述是正确的，哪些陈述是错误的？

Q11. 肿胀液注射到帽状腱膜上方

Q12. 一个经验丰富的医生助理可以制备种植孔

Q13. 毛发移植的效果取决于毛囊的获取，而不是种植孔制备和移植物的移植

Q14. 种植孔的尺寸应与移植物的大小相似

Q15. 冠状种植孔与毛发生长的方向平行

Q16. 矢状种植孔垂直于毛发生长的方向

Q17. 制备种植孔的定制刀片比切割成固定大小的刀片造成更多血管的线性损伤

Q18. 在形成矢状种植孔时，角刀造成的血管创伤比矩形刀片小

Q19. 注射器针头会产生更多的血管创伤，因为它的斜面部分会产生更深的种植孔

参考文献

[1] Gandelman M，Mota AL，Abrahamsohn PA，De Oliveira SF. Light and electron microscopic analysis of con trolled injury to follicular unit grafts. Dermatol Surg 2000；26（1）：25–30，discussion 31.

[2] Tycocinski A. Safe linear damage. Lateral Slits Workshop. Annual Meeting of the International Society of Hair Restoration Surgery，August 2005，Sydney，Australia.

[3] Alhaddab M，Kohn T，Sidloi M. Effect of graft size，angle，and intergraft distance on dense packing in hair transplant. Dermatol Surg 2005；31（6）：650–653，discussion 654.

[4] Mayer M，Keene S，Perez–Meza D. Graft density production curve with dense packing. International Society of Hair Restoration surgery annual meeting，Sydney，Australia，August 24–28，2005.

[5] Nakatsui T，Wong J，Groot D. Survival of densely packed follicular unit grafts using the lateral slit technique. Dermatol Surg 2008；34（8）：1016–1022，discussion 1022–1025.

[6] Limmer BL. Micrograft survival. In：Stough DB，ed. Hair Replacement：Surgical and Medical. St. Louis，MO：Mosby；1996：147–149.

[7] Lam S. Hair Transplant 360 for Physicians，Vol. 1. New Delhi，India：Jaypee Brothers；2011：91.

答案

Q1	D
Q2	A
Q3	B
Q4	D
Q5	C
Q6	A
Q7	C
Q8	B
Q9	C
Q10	C

Q11	对
Q12	错
Q13	错
Q14	对
Q15	错
Q16	错
Q17	对
Q18	对
Q19	对

第三章 受区和毛囊移植

第 19 节
毛囊移植

Seema Garg

关键点

- 毛囊移植是植发手术的重要步骤之一，它影响着植发手术的效果，包括头发的生长和美观。

- 预制种植孔 / 切口可减少移植物离体时间和移植时间，可在外科医生监督下委托训练有素的技术人员进行移植。

- 在制备种植孔的过程中有出现缺失点位，如果所有的点位都是统一大小的，那么点位的尺寸和移植物的大小之间就会存在差异，这可能会影响头发的生长和愈合。

- 同时打孔和移植可减少种植孔尺寸与移植物尺寸之间的差异，但由于外科医生必须全程参与整个移植阶段，因此需要花费更多的时间。

- 建议夹持移植物的表皮端。这被称为"不接触根部"技术，可以保护移植物在移植过程中不会受到微小创伤。

- 使用植入器还能保护移植物免受微小创伤，并节省整体移植时间。使用植入器的学习曲线较长，使用成本较高。

- 与锐头植入器相比，使用钝头植入器可以降低成本，因为它们可以消毒和重复使用。

- 建议从后向前开始移植，这样可以减少移植物弹出。

- 为植入器装载移植物的工作人员必须将移植物完全放入植入器针头的管腔内，不要让移植物暴露在针尖的斜面区域，以防止移植物在移植过程中受损。

- 在使用镊子移植时，必须轻拿轻放，不要过度施压，否则可能会导致移植物被埋没或移植物弯曲（"J"形移植物）。

- 重复移植是一种错误移植方法，即在同一位点先后移植 2 个移植物。

- 一个成功的毛发移植术需要包含：最短的移植物离体时间、保持湿润、合适在的放大倍数、良好的光线、充分的止血、处理移植物过程中最小的创伤，以及移植物和种植孔尺寸的精确匹配。

I. 背景与分类

Anil K. Garg

概述

- 前言
- 基于种植孔制备的时间

- 移植物的夹持位置
- 种植所需设备

前言

毛囊移植是将解剖或收获的毛囊单位（FU）插入受区的过程。种植是毛发移植过程中的关键步骤之一。无论外科医生如何安全地采集和储存移植物，如果不能有效、正确地进行移植的最后一步，都可能影响移植的效果。在世界各地的大多数医院，将移植物移植到预制切口是由经验丰富的技术人员完成的。对于外科医生来说，将这项重要任务委托给经验丰富、技术娴熟的助手是至关重要的。

根据外科医生的选择，可以通过多种方式进行移植。移植的结果不仅取决于所选择的技术，还取决于技术的效率。

作者将移植物移植技术分为三大类：

（1）根据种植孔制备时间而定。

（2）根据移植位置而定。

（3）根据移植时使用的仪器而定。

基于种植孔制备的时间

预制种植孔和移植

先在受区将全部种植孔做好，然后再将移植物插入这些预制的种植孔内。这种方法的优点是移植物离体时间缩短，技术简单。这种方法是最常用的移植方法。

- 其缺点是有可能会遗漏一些部位，导致这些部位空着，无法进行移植。
- 如果种植孔的尺寸与移植物的大小不匹配，就会导致移植物弹出或插入过深。对于这些部位来说太大的移植物在尝试移植时可能会被损伤。

注意事项

建议移植技术人员在外科医生制备种植孔时进行观察。外科医生可以事先提取一些测试移植物，以检查移植物的长度和大小，并确保移植物适合移植。如果配合不好，应进行调整并重新测试，直到一切正常。在没有这种测试的情况下制备数百个种植孔可能会使移植物的移植变得非常困难，并可能对移植物造成损伤。外科医生应在移植过程中密切观察，以确认移植过程是否正确、良好。

同时制备种植孔和移植——即插即种

医生也可以将打孔和种植同步进行以完成毛发移植，既可以使用种植笔种植，也可以使用针头打孔的方法进行即插即种。这种方法的优点是，根据移植物的尺寸，将不同尺寸的移植物移植到不同尺寸的种植孔中。这种技术会耗费医生更多的时间，花费更长的时间，但有些外科医生更喜欢这种方法，因为能给他们最大的控制权。使用锐头种植笔进行直接移植也属于即插即种方法。

移植物的夹持位置

毛囊下端 - 毛囊根（球部）端

这种技术是夹持毛囊的下端或移植体的根部。为此，需要夹持毛囊下方的脂肪或靠近移植毛囊下端的毛囊周围组织（图 19.1）。理想情况下，不接触毛球，而是夹持毛囊周围组织。直接接触毛球可能会对毛球造成微小创伤，特别是 FUE 移植物，因为它们的毛囊周围组织相对较少。FUT 移植物的毛囊周围组织较多，因此损伤的机会较少。多年来，这种技术一直是该行业中应用最广泛的技术之一。训练一个操作人员正确地完成这项技术需要很长时间，而且必须由技术娴熟、经验丰富的技术人员来完成。这一点在 FUE 中很难做到，因此作者认为在开始新的实践时最好不要使用这种技术，因为技术人员可能不够熟练，无法避免对发根造成损伤，也不了解这种微小创伤的严重性，而这种微小

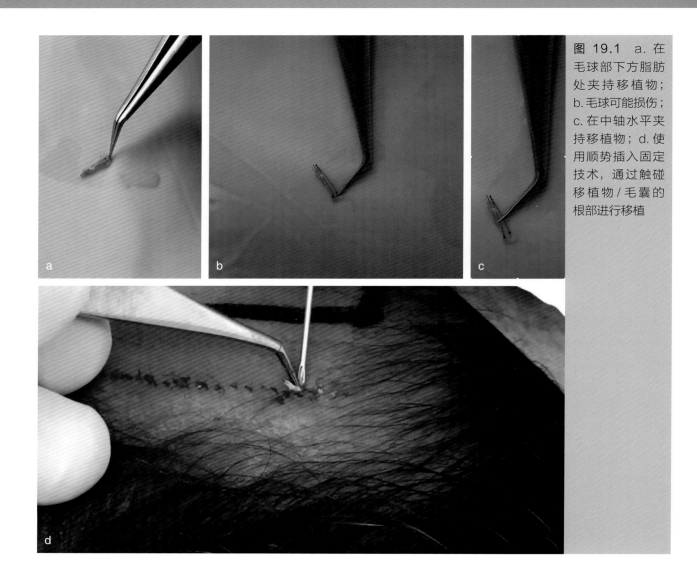

图 19.1　a. 在毛球部下方脂肪处夹持移植物；b.毛球可能损伤；c. 在中轴水平夹持移植物；d. 使用顺势插入固定技术，通过触碰移植物 / 毛囊的根部进行移植

创伤可能会在整个过程中发生。毛基质的微小创伤会影响头发的质量和直径，以及移植物的成活率。

靠近表皮附近的毛囊上端——不接触根部技术

在表皮附近夹持移植物，或夹持发干。移植物在其整个长度上的任何部位都没有被接触。不接触根部技术是作者最推荐的钳夹技术。移植物可以通过针－镊子－插入的方式移植，也可以通过用镊子扩张孔后进行移植。

这种除了表皮附近不接触毛囊的技术也适用于植入器技术，即在不接触毛囊组织的情况下装填、植入移植物。鉴于 FUE 越来越成为首选的毛发移植方法，这些不接触技术显然比其他技术更受欢迎。

种植所需设备

不同的技术需要不同的仪器：

（1）种植笔。
（2）种植镊。
（3）皮下注射针和镊子。
（4）种植孔扩张器。

种植笔

种植笔的设计旨在实现精确、自动化和缩短移植时间。在传统的植入器中，一个移植物被放入植入器的通道中，通过推进活塞将移植物推入缝隙 / 种植孔。这种植入器的设计有很多种，但都遵循相同的理念。

种植笔由锐针和钝针之分，锐针种植笔通常由主刀医师使用即插即种的方式完成毛囊的种植。钝针种植笔通常是和预先打孔的方式结合使用，种植步骤可以由助手完成。最近生产的种植笔，如KEEP种植笔、Devroye种植笔和Mohebi种植笔等，它们只有放置毛囊的凹槽，没有推注毛囊的推杆，操作时使用镊子将凹槽中的毛囊推入受区种植孔内。这类种植笔通常又被称为"放置笔"，有些也可以同时容纳多个移植物。

使用种植镊移植

迄今为止，镊子一直是最常用的移植工具，无论是否带有其他装置。镊子的种类很多，但最常用的是无齿种植镊，有弯的，也有直的。有些外科医生使用两把镊子：一把镊子用于扩张种植孔，另一把镊子用于将移植物移植到制备好的种植孔中。

皮下注射针和镊子

皮下注射针和镊子有两种使用方法。一种方法是先制备种植孔，然后用镊子将移植物逐一地顺势插入种植孔中。另一种方法是用针头预先制备种植孔，然后不将针头全部拔出，而是将针的斜面保留在种植孔内，将针头作为扩孔工具，移植物滑入针

头斜面附近的部位。作者通常使用19 G或20 G的针头采用即插即种的方式种植毛囊。

可以从毛球端或表皮端夹取移植物，避免接触毛球和bulge区。

种植孔扩张器的使用

种植孔扩张器是一种金属锥形装置，用于扩张制备的种植孔，然后用镊子将移植物插入受区。可以使用各种定制的扩张器，也可以使用不同尺寸的穿刺扩张器（眼科医生使用的泪道扩张器）（图19.2）。使用扩张器对种植孔进行扩张，然后用镊子直接取出移植物。有些外科医生使用镊子、弯针或钩子，而不是直的扩张器。

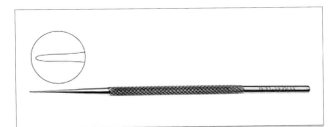

图19.2 穿刺点扩张器（穿刺扩张器有不同的尺寸，可以使用它们，也可以定制扩张器）

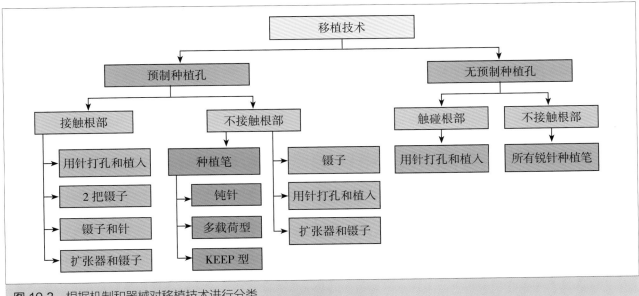

图19.3 根据机制和器械对移植技术进行分类

II. 钝头种植笔移植

Mauro Speranzini, Cristina Nakano and Luisa Groba

概述	
· 前言	· 钝针技术
· 优势	· 结论
· 劣势	

前言

在钝头种植笔技术中，使用针头或刀片制备种植孔。可以使用多种不同类型的钝头种植笔进行移植，例如 DNI、KEEP、Parsa 种植笔、Devroye 种植笔。

优势

- 与使用镊子相比，种植笔对移植物的创伤更小。
- 同使用锐头种植笔移植或同使用打孔与镊子相结合的移植方法相比，钝针种植笔对组织创伤更小，移植物的血供更好。
- 种植步骤不必亲自操作。
- 理论上，种植孔的方向、角度和深度更加统一。

劣势

- 制备种植孔需要额外的时间。
- 即使进行了部位染色，也可能会遗漏预制的种植孔，尤其是在未剃掉受区毛发的情况下。

钝针技术

我们首选的移植技术是钝头种植笔（DNI）技术。从 2015 年开始使用该技术，并在 2016 年和 2017 年发布了该技术。在作者的诊所里，只有医生才能种植移植物，但技术人员也可以在医生监督下种植移植物，学习曲线从几周到几个月，这取决于技术人员的背景和经验。切口是用定制的刀片预制的，种植过程是用传统的韩国植入器（由 Choi 博士创建）进行的，但有两个变化：针头是钝的，通道比原来的更宽。

如何移植

虽然技术人员可以使用钝头种植笔将 FU 移植到预先制备好的种植孔中，但在作者的诊所，只有医生才能可以操作。根据每个医疗小组的偏好，医生和助手的人数也各不相同。大部分情况下由一名医生进行操作，但在可能的情况下，两名医生可以同时操作。

同样，医生和助手的位置及各自的角色也有多种变数。患者通常采取仰卧姿势，医生坐在患者头部后方，两名助手在医生的右侧。他们用左手从医生手中取下空的植入器，用右手递送装好毛囊的植入器。空的植入器留在左手，右手用镊子将毛囊装入植入器。然后将装好的种植笔转移到右手，如此循环往复。从移植物保存容器中取出 10 或 20 个 FU（图 19.4），放在左手上。每组 FU 结束后，助手回到仪器台，再取 10 或 20 个 FU。

当两名医生同时放置 FU 时，两名助手在一名医生的右边，两名助手在另一名医生左边。

移植速度取决于上述每个步骤的正确执行。为此，必须由经验丰富的团队操作，且有充足的材料。只有通过不断的培训，才有可能拥有一支具有凝聚力的团队，实现快速、高质量的手术。我们介绍了 20 个步骤，我们认为这些步骤对于快速高效的手术操作至关重要。这些步骤分为 3 个阶段：种植前阶段——第 1 ~ 16 步；种植阶段——第 17 ~ 19 步；种植后阶段——第 20 步。

移植的 20 个步骤

种植前阶段

步骤 1：放大镜。理想的放大镜必须具有 4.5 倍、5 倍或 6 倍的放大倍率，可以是头盔式、翻转式或工作距离为 30 cm 的 ttl 放大镜。助手也必须使用高质量的放大镜（我们倾向于使用 4.5 倍），以便快速有效地装载移植物。工作距离最好为 35 cm。

步骤 2：照明。在放大镜上安装 LED 灯是首选，因为这样可以让每个团队成员在手术室内自由走动，并保持照明。这些是标准手术灯之外的照明设备。

步骤 3：适当的环境。对于患者和团队来说，理想的合作条件对于手术成功至关重要。通过这种方式，患者可以愉悦协作。环境照明、手术室外观、组织和清洁、适当的环境温度和湿度、环境声音，以及团队成员之间的对话，对患者的就医体验和临床效果至关重要。

步骤 4：手术台高度。为了让手术团队感到舒适和高效，手术台的高度必须满足患者每次体位变

换的需要。建议为每台手术配备身高相仿的助手，以便手术台的高度适合团队中的每个人。

步骤 5：患者体位。毛囊移植时患者的体位会因手术区域的不同而有所变化。通常从额部开始，患者取仰卧位。在头顶区域移植时，患者可以采取仰卧位、侧卧位或俯卧位，具体取决于种植孔的倾斜度。对于颞区，可以选择头部旋转的仰卧位或侧卧位。建议使用不同高度的枕头，以便更好地固定患者。我们还使用枕头放在两腿之间（侧卧位）、膝下（仰卧位）和俯卧位时的脚下（图 19.5）。

步骤 6：医生的位置。医生的椅子必须有高度调节和可调节功能的肘部支撑。同样重要的是正确的背部、腿部和脚部的姿势（图 19.6）。手腕应放在头部，以增加手的稳定性，注意不要移开已种植的 FU。

步骤 7：手术室内的团队布局。助手的位置必须靠近种植者，以实现快速高效的操作。对于右利手来说，通常配备两名助手在他们的右边，而对于左利手来说则在左边。如果有两名种植师时，则每侧有两名助手，一组共 6 人。在最简单的情况下，每个植入器每分钟最多可以种植 20 ~ 25 个 FU。必须有一个器械台，让助手可以拿得到移植物保存容器，以减少更换 FU 的时间。如果两位操作者同时工作，则需要两个器械台，每个器械台上都有一个移植物保存容器。

步骤 8：麻醉和血管收缩。手术开始时应充分麻醉和收缩血管。

步骤 9：制备孔。切口的大小因人而异。这取

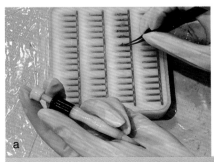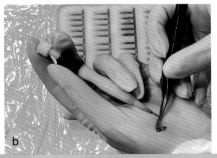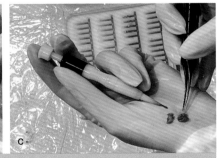

图 19.4　a ~ c. 从移植物保存容器中取出 10 或 20 根移植物并将其放在手上

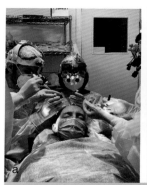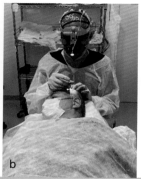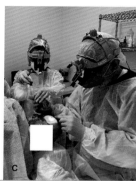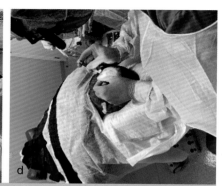

图 19.5　a.仰卧位；b.仰卧位并旋转头部以方便移植颞部；c.侧卧位；d.俯卧位有利于发旋移植

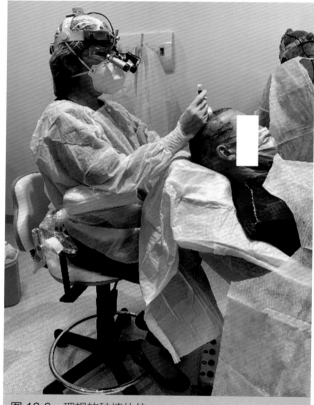

图 19.6　理想的种植体位

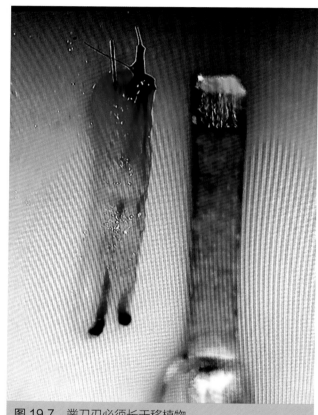

图 19.7　凿刀刃必须长于移植物

决于用于钻取移植物的环钻针的直径和移植物的大小。我们倾向于使用按尺寸切割的单刃凿形刀片来制备种植孔。刀片的长度必须比最长的移植物稍长，这样才能保证移植物充分植入（**图 19.7**）。

- 0.50 mm、0.55 mm 或 0.60 mm 的刀片用于矢状切口或冠状切口，以便植入单根毛囊FU（发际线和眉毛移植）。
- 使用 0.65～0.70 mm 的刀片进行冠状切口，

将单根毛囊 FU 种植到面部（胡须移植）。

- 使用 0.75 mm 或 0.80 mm 的刀片用于冠状切口，用于种植在头皮中收获的 2～3 根毛囊的 FU，并种植到面部（胡须移植）。
- 使用 0.80 mm、0.85 mm 或 0.90 mm 的刀片制备矢状切口（我们的首选）或冠状切口，用于种植 2～3 根毛囊的 FU（头皮移植）。

步骤 10：植入器针头的直径。正确选择种植针头的直径可以使 FU 在针头内得到充分的容纳（图 19.8）。此外，当针头较大时，还可以防止已经植入的 FU 弹出。相反，如果种植孔过大，植入器的放置可能会导致出血和 FU 弹出。

- 针头直径 0.6 mm 的种植笔器用于将单根毛囊种植到矢状切口或冠状切口（发际线和眉毛移植），这些单根毛囊是用 0.9 ~ 1.00 mm 的环钻针钻取的。
- 针头直径 0.8 mm 的种植笔用于将单根胡须毛囊移植到面部冠状切口（胡须移植）。
- 针头直径为 0.9 mm 或 1.00 mm 的种植笔用于在面部冠状切口处移植 2 ~ 4 根毛囊的 FU（胡须移植）。
- 针头直径为 0.9 mm 或 1.00 mm 的种植笔用于在矢状切口或冠状切口（头发移植）中植入 2 ~ 4 根毛囊的 FU。

步骤 11：种植孔染色。必须用亚甲蓝对制备的种植孔进行染色，以便在植入器移植时进行观察。矢状切口比冠状切口更容易观察。

步骤 12：通道宽度。亚洲患者的毛发通常更粗、更硬，因此可以通过拉扯发干来装载移植物（图 19.9）。在这种情况下，可以使用狭窄的通道将表皮限制在针内。白种人的毛发较细，建议拉动表皮装载植入器，并保持表皮在通道外（图 19.10）。只有在通道较宽的情况下才能做到这一点，从而避免修剪 FU。由于毛球有可能从通道中突出，因此在植入过程中会造成创伤，因此必须特别小心处理外翻的 FU，非洲裔患者的头发更难移植。皮脂腺不应朝向通道（移植物的凹面），而应朝向针的内部，凸面应朝向通道。这样可以防止隆突区突出通道。

步骤 13：调整种植笔针头的长度。所有种植笔针头的长度必须与最长 FU 的长度一致（图 19.11）。如果毛球保留在种植笔内，就会受到保护。过长的针会增加 FU 被埋藏的概率，而过短的

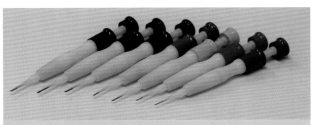

图 19.8　彩虹种植笔，尺寸 0.6；0.7；0.8；0.9；1.0；1.1；1.2 mm

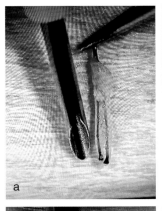
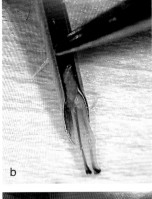
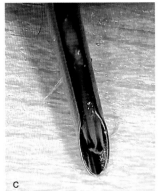
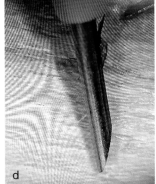

图 19.9　a ~ d. 表皮位于通道内部

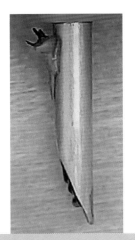

图 19.10　表皮位于通道外部

针则会增加移植过程中毛囊损伤的概率。有些植入器品牌（Chois 仪器）的柱塞长度是可调节的。

步骤 14：种植笔递送位置。对于矢状切口，助手必须将植入器放置在放置者的手中，使针通道朝向左侧（对于右手种植者）（**图 19.12**）或右侧（对于左手种植者）。这样，医生就可以观察到 FU 在针内的位置。如果植入器装载不当，必须调整旋转角度，以便以正确的方式植入移植物。在冠状切口的情况下，植入器可以在斜面朝下的情况下送入，以便立即植入。但是，我们更倾向于将植入器的斜面转向左侧（对于右利手而言），因为它可以显示移植物在植入器内的位置（**图 19.13**）。

步骤 15：手的位置。右手手腕（右手放置器）应放在患者头部，以提高稳定性，并通过谨慎的旋转发出信号，提醒助手可以从其手中取出空的植入器。左手拿着纱布，防止毛囊弹出并控制出血（图

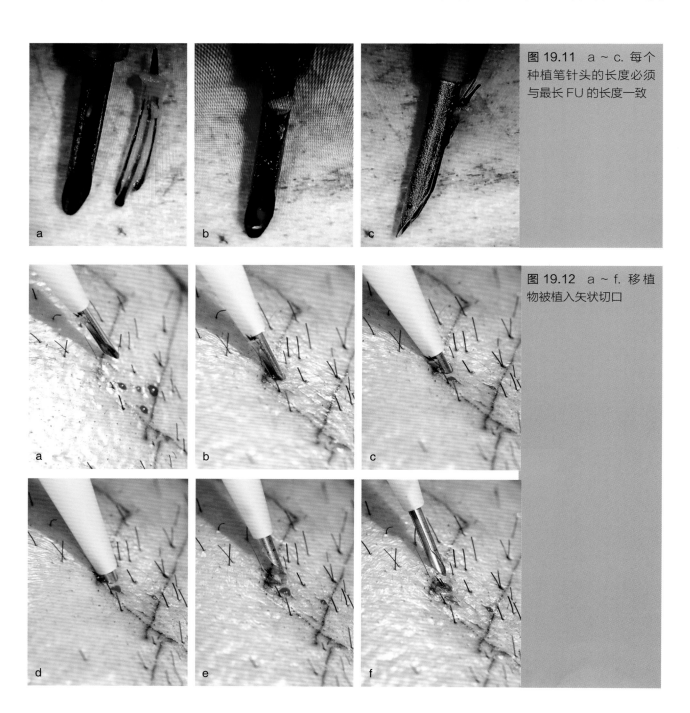

图 19.11 a～c. 每个种植笔针头的长度必须与最长 FU 的长度一致

图 19.12 a～f. 移植物被植入矢状切口

19.14）。

　　步骤16：清洁术野。正确观察切口可降低遗漏种植孔的概率，并提高放置 FU 的速度。必要时，喷洒生理盐水以去除凝固的血液和亚甲蓝。FU 表皮与头皮表皮处于同一水平。FU 表皮突出 0.5 ~ 1 mm 是可接受的（**图 19.16**）。

种植阶段

　　步骤17：植入方向和角度。植入器应按照与之前切口相同的方向和角度将植入器插入受区。可以参考先前存在的原生发的角度。无阻力的植入表示角度正确，而有阻力的植入表示需要调整角度。以错误的角度植入会导致附近的移植物弹出并出血（**图 19.15**）。

　　步骤18：植入 FU。对于矢状切口，当植入器的针头刺入受区时，将其旋转 90°，然后推动活塞，直到移植物表皮与头皮表皮处于同一水平。FU 表皮突出 0.5 ~ 1 mm 是可接受的（**图 19.16**）。如果过多，则用植入器将 FU 进一步推入。相反，如果表皮位于头皮表面以下，则必须用植入器的针头将 FU 拉出。同样，如果毛发轴的方向错误，则必须旋转 FU 并重新定位。只有在特殊情况下，才

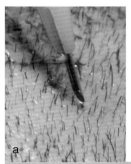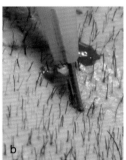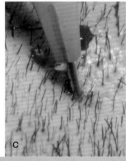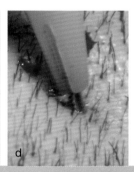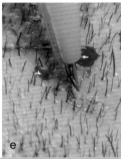

图 19.13　a ~ e. 将移植物植入冠状切口，斜面可以朝下（向前）

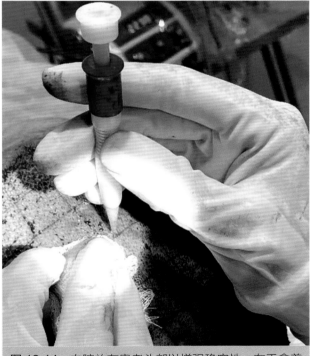

图 19.14　右腕放在患者头部以增强稳定性，左手拿着纱布

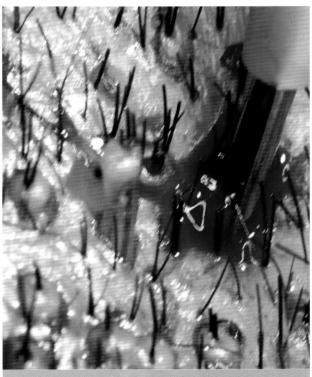

图 19.15　压力和出血可导致移植物弹出

有必要使用尖头镊子（视频 19.1）。

步骤 19：FU 种植顺序。最好从发际线开始移植单根毛囊 FU，因为这些 FU 对创伤和过长的离体时间最敏感。此外，前额区通常是患者最敏感的区域，麻醉通常在此区较早消失。对于惯用右手的种植者来说，种植顺序是从左向右开始的。这样，左手就可以拿着纱布，帮助压迫已经植入的 FU，减少出血和毛囊弹出。此外，右手可以自由操作，不会存在已植入的 FU 移位的风险。种植过程从前向后进行。将受区分割成 2 cm×2 cm 大小，用亚甲蓝进行标记。在每一个 2 cm² 的方格内种植所有 FU，然后再开始种植右边的方格。如果是大面积脱发，则从前面开始种植，直到覆盖受区的一半，然后再从后面往前面种植，这样就不会把最难种植的头顶部放在最后进行。

种植后阶段

步骤 20：移植后检查。在每个方格的移植操作结束时或整个移植操作结束时，要检查以下几个方面：切口内无 FU、FU 种植过深、FU 从受区脱出或 FU 种植方向错误。移植物的位置调整可以用植入器的针头或带有细尖的斜角镊子完成（图 19.17）。

结论

每种技术都有其优缺点。在毛囊移植的发展史中，虽然使用镊子种植已有几十年的历史，但使用种植笔似乎更适合种植采用 FUE 法所获取的毛囊。在决定使用哪种植入器时，医生必须考虑以下因素：移植速度、参与人数、种植装载和种植毛囊所花费的时间、学习曲线等。医生应根据实际情况选择适合自己的移植方式。

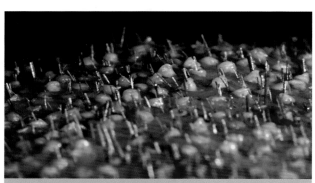

图 19.16 移植物可突出皮肤水平 0.5～1 mm

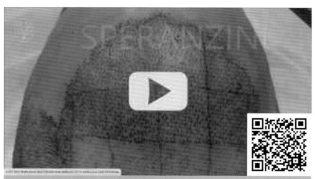

视频 19.1 DNI 移植物种植技术（https://www.thieme.de/de/q.htm?p=opn/cs/21/1/13647462-cb061b47）

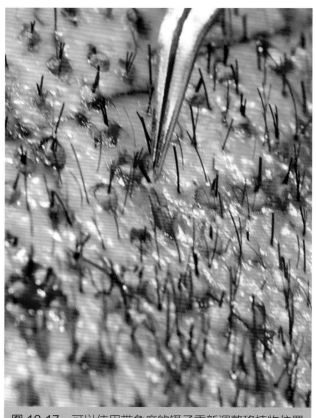

图 19.17 可以使用带角度的镊子重新调整移植物位置

III. 锐头种植笔移植

Jae Hyun Park

前言

锐头种植笔既可用于预制孔的毛囊种植，也可用于即插即种方式的毛囊种植。

种植笔型号

外径为 0.6 mm 的种植笔尖端用于细的单根毛囊 FU（毛囊单位），例如眉毛、睫毛。外径为 0.7 mm 和 0.8 mm 的种植笔用于单根毛囊 FU，双根毛囊 FU 用 0.9 mm 或 1.0 mm 种植笔，3 根和 4 根毛囊的 FU 则分别用 1.1 mm 和 1.2 mm 种植笔（图 19.8）。

使用与移植物完美贴合的种植笔非常重要。如果选择的种植笔针头对毛囊来说过大，就无法形成"紧密贴合"，可能会导致移植物弹出，造成不良后果。对于移植物尺寸而言，使用过小的种植笔尖端可能会在装载移植物时导致毛囊损伤。

宽窄通道

市场上有几家生产锐头种植笔的制造商。其中，Rainbow Implanter（Seson Medical Company，韩国首尔）有宽通道和窄通道两种不同类型（图 19.18）。

这一基本概念源于 FUE 和 FUT 移植物的形态差异。通过 FUE 方法获取的移植物呈倒三角形，表皮呈圆形。另一方面，用 FUT 方法提取的移植物呈圆柱形或泪滴形（图 19.19）。在使用带有窄通道的种植笔时，FUE 移植物通常会在表皮处进行修剪，以便完全进入管腔。如果不修剪表皮，在装载移植物的过程中可能会造成毛囊损伤，使表皮突出到管腔外。

使用带有宽通道的锐头种植笔，可以在不修剪表皮的情况下轻松地将 FUE 移植物装入管腔。此外，表皮层就像一个挡板，可以自动控制切口深度（图 19.20）。但是，装载者必须注意可能出现的毛

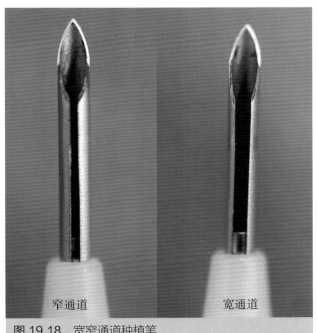

窄通道　　　　宽通道

图 19.18　宽窄通道种植笔

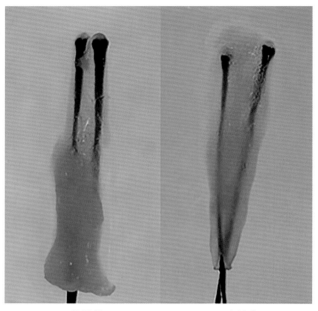

FUE 移植物　　　　　　FUT 移植物

图 19.19　毛囊单位移植术（FUT）和毛囊单位提取术（FUE）是不同的

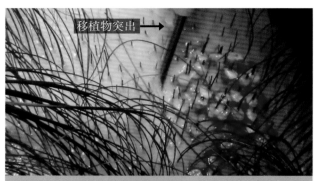

图 19.20　毛囊单位钻取术（FUE）移植物的表皮层突出于植入器腔的宽通道

囊损伤；多余的毛囊组织伸出管腔，在穿透皮肤时可能会被挤压或弯曲。

使用具有宽通道的锐头种植笔，FUE 移植物可以很容易地通过管腔装载，而不需要修剪表皮。此外，表皮层的作用就像一个自动控制切口深度的塞子（**图 19.20**）。然而，装载者必须意识到可能存在毛囊损伤，从管腔中伸出的毛囊外组织可能在皮肤穿透时被压碎或弯曲。

将移植物装入种植笔

必须将移植物完全放入种植笔管腔内，不要让移植物暴露在顶端的斜面区。如果将移植物置于针尖的斜面区，移植物在插入皮肤时可能会弯曲或受损，从而无法存活（**图 19.21** 和**图 19.22**）。

将毛囊装入种植笔的方法

根据装载者的经验和偏好会有不同的装载方式。一般来说，有两种装载方法：一种是将表皮留在通道外，另一种是将毛囊完全插入管腔（**图**

19.23）。就后者而言，要将移植物准确、完整地装入种植笔顶端的管腔内，需要修剪表皮。

部分毛囊突出（必须使用宽通道种植笔）

将移植物部分插入通道，使真皮外层突出于管腔外。由制造商提供、通道的宽度不同，这种方法的关键在于通道的大小。

锐头种植笔技术面临的技术挑战

锐头种植笔是一种非常方便的毛发移植设备，即使是毛发移植新手医生也很容易上手。但是，如果受区有瘢痕、僵硬或出血，可能会导致移植物弹出、出血或皮肤外伤，最终导致瘢痕和移植物低存活率。此外，操作不熟练或使用钝化的尖端也会导致点状瘢痕或种植位置过深。这样可能会导致长出畸形毛发或诱发严重的毛囊炎。

种植团队合作系统

作者采用 2-1-1 或 3-1-1 系统。有 2 名或 3 名装载毛囊的技术人员和一名负责递送种植笔和整体循环的技术人员（**图 19.24**）。

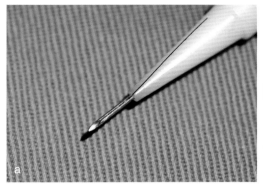
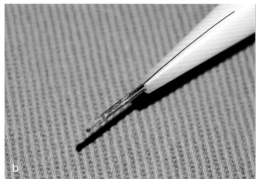

图 19.21　a. 移植物装载的正确方法；b. 毛囊未完全装入管腔时会暴露在斜面区，在这种情况下，毛囊会弯曲

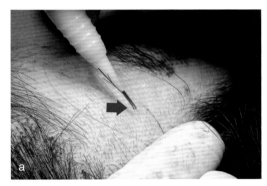
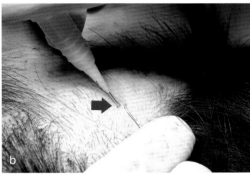

图 19.22　a、b. 当移植物放置在针尖的斜面区时，移植物在插入皮肤时会弯曲，无法存活

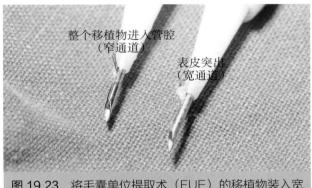

整个移植物进入管腔（窄通道）

表皮突出（宽通道）

图 19.23　将毛囊单位提取术（FUE）的移植物装入宽通道，将毛囊单位移植术（FUT）的移植物装入窄通道植入器尖端

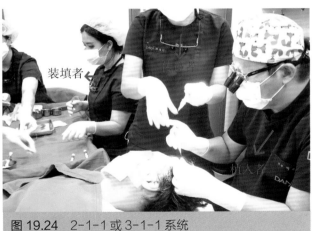

装填者

图 19.24　2-1-1 或 3-1-1 系统

外科医生的双眼紧盯手术区，手的移动范围仅为 5 cm。这种系统可减轻医生的疲劳，实现快速、准确的移植物植入，最终减少出血和移植物弹出。良好的手眼协调能力非常重要，手和眼睛朝同一方向移动，可以使动作迅速，同时又非常精细，持续注视指尖和手术区有助于提高手眼协调能力。负责传递的人员通常被安排在医生的旁边，但有些传递者可能会被安排在医生的对面，这取决于团队的偏好。

正确握持种植笔

种植笔只能用 3 个手指握住，即拇指、食指和中指（**图 19.25**）。

种植笔尖端的直线运动

这是该技术最基本、最关键的概念。当不习惯时，它是最难遵守的规则。手指和掌指关节的活动应受到限制，腕关节只能轻微运动。最好只使用前

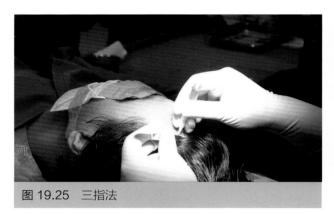

图 19.25　三指法

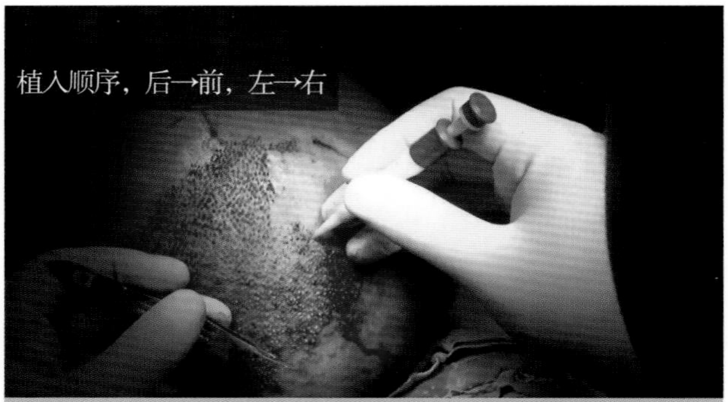

图 19.26　移植物的移植方向最好朝前

植入顺序，后→前，左→右

臂和上臂的大块肌肉及腕关节。

此外，在使用种植笔刺入皮肤时，必须避免旋转或其他操作，因为这会对邻近组织产生压力，从而导致失败。

移植物植入的顺序和方向

如果医生是右利手，移植的顺序必须从后到前，从左到右（图 19.26）。一般情况下，由于力的矢量偏移，与先前种植移植物的后部相比，工作区的前部会受到推力，从而导致移植物弹出。此外，术中出血量极少，且由于血液会向下淌，因此不会遮挡手术视野。

了解如何控制出血、减少毛囊弹出，并实现高密度种植

当使用锐头种植笔进行种植时，控制出血的重要性再怎么强调也不为过。出血的影响增加，因为使用锐头种植笔可以同时进行切口和放置，而不像狭缝法，在出血问题解决后进行移植。过度出血不仅会使移植物移位，还会干扰手术视野。因此，必须考虑肾上腺素的血管收缩作用的持续时间。对于头皮，肾上腺素的血管收缩作用可有效持续 30 ~ 45 min。超过这个时间点，出血量增加，并可能在一段时间后出现肾上腺素过敏反应。明智的做法是在大约 30 min 内将局部麻醉逐步应用到可以移植的区域。当然，这取决于受区的范围、移植物的数量。在制定总体手术计划时，必须考虑到上述理论。

此外，肾上腺素收缩血管作用的持续时间随肾上腺素浓度的增加而成正比。使用足够浓度的肾上腺素非常重要，作者建议受区部位使用 1∶50 000 的肾上腺素浓度。

通过使用激光多普勒进行研究，我之前已经验证了头皮不同区域，以及不同肾上腺素浓度下的血管收缩效果不同。在由眶上动脉供血的额中部区，肾上腺素的收缩血管作用会更快消失。明智的做法是规划种植过程的顺序（图 19.27）。

以下是作者为受区制定的局部注射方案：

肾上腺素 1∶50 000 与利多卡因混合用于受区麻醉，Abassi 溶液用于肿胀（100 mL+ 生理盐水 2% 利多卡因，8 mL+1 mL 肾上腺素 1∶1000，+40 mg/mL 曲安奈德 1 mL）。

总之，锐头种植笔是一种非常方便的植发设备，即使是毛发移植新手医生也很容易上手。装载移植物是一个重要步骤。由于种植笔锋利，因此需要控制渗出，种植时间应在肿胀液渗入后的 30 ~ 45 min 内（视频 19.2）。

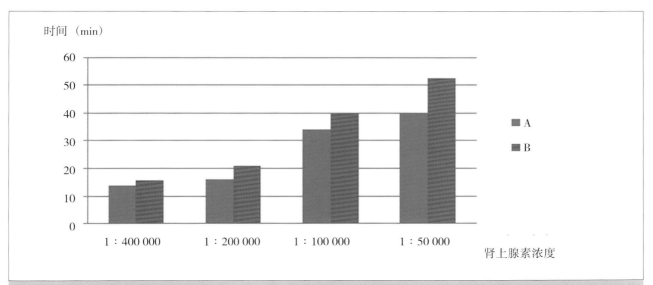

图 19.27　每种浓度的肾上腺素在每个注射部位的作用时间（A 点，额发际的眶上动脉路径；B 点，额发际的额颞交界处）

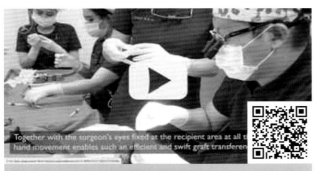

视频 19.2　锐头种植笔的应用（https：//www. thieme. de/de/q.htm?p=opn/cs/21/1/13647463–805a74e5）

IV. KEEP 种植笔移植

Koray Erdogan

概述

· 前言
· 技术
· 优势

· 劣势
· 学习曲线

前言

KEEP 是 Koray Erdogan Embedding Placer 的缩写。它由医用 304 型钢铁制成，厚度为 50 μm，被设计用来长期使用。KEEP 是由 Koray Erdogan 博士于 2015 年开发。KEEP 有不同的尺寸，适合于不同移植物的大小和状况，并有两种适合左手和右手使用的类型。该器械可进行正常消毒。图 19.28 显示了 KEEP 的不同尺寸及其颜色。

医生和技术人员都可以使用 KEEP 将移植物植入预置的种植孔中（视频 19.3）。

技术

· 有适合左手和右手使用的 KEEP 型号。底部有一个小凹痕，使用者可以更好地握住 KEEP，方便种植（图 19.29）。

· 将移植物放在对侧食指或拇指上，用 KEEP 夹取（图 19.30）。

· 通过滚动 KEEP，移植物被提取到位于顶端的凹槽中。该部件由厚度 50 μm 的 304 型医用钢铁制成，设计有一个凹槽，可无损提取移植物（图 19.31）。

· 将 KEEP 的尖端插入预先制备好的种植孔中。然后用镊子将移植物轻轻推入（图 19.32）。

优势

· 不接触移植物，因此对移植物的损伤较小。

· 易于刺入较硬的皮肤（减少摩擦）。

· 可轻松种植多根毛囊 FU、分叉 FU 和长头

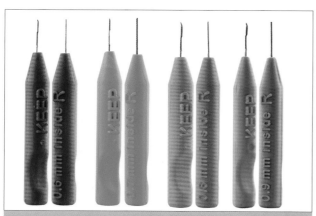

图 19.28 不同大小的 KEEP 及其颜色

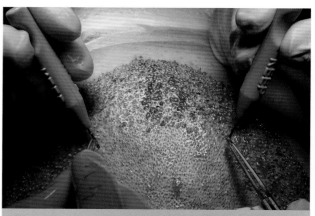

图 19.29 两人种植，KEEP 型号可供左手和右手使用

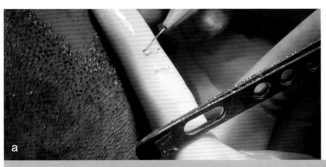 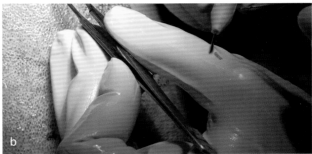

图 19.30　a、b. 移植物在对侧食指或拇指上排成一排，以便用 KEEP 抓取

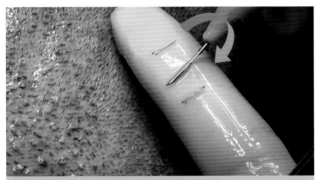 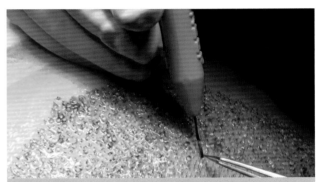

图 19.31　通过滚动 KEEP，将移植物提取到位于顶端的凹槽中

图 19.32　将 KEEP 的尖端插入预先制备好的种植孔中，然后用镊子将移植物轻轻推入

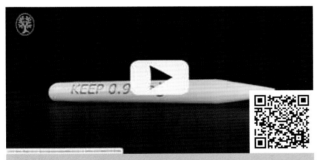 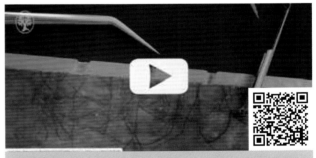

视频 19.3　KEEP 种植笔的设计（https：//www.thieme.de/de/q.htm?p=opn/cs/21/1/13647464-72db9f92）

视频 19.4　KEEP 种植笔（https：//www.thieme.de/de/q.htm?p=opn/cs/21/1/13647465-3aa2af75）

发 FU，且不会造成损伤。

- 易于找到种植孔，通过防止毛囊弯曲来保护移植物。

- 减少毛囊弹出（视频 19.4）。

劣势

- 可能导致移植物种植过深。

- 在顶点区种植耗时。

学习曲线

KEEP 系统的学习曲线与时间无关，而是与使用范围有关。想要熟练掌握 KEEP，至少要在尸体上或 KE-HEAD 特殊模型上种植 10 000 个移植物（视频 19.5）。

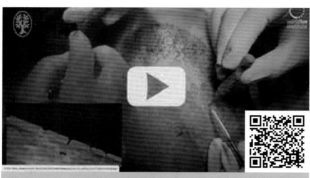

视频 19.5　KEEP 的使用（https: //www.thieme.de/de/
q. htm?p=opn/cs/21/1/13647421-e6670413）

V. WAW 种植笔移植

Jean Devroye

前言

"我生产的种植笔是根据'少即是多'（这是建筑师路德维希·密斯·凡·德·罗 1947 年发明的短语）这一极简主义原则制造的。我的目标是简化复杂的韩国种植笔，增加种植笔的容量。"

种植笔具有以下特点：它是一个带有长缝的简单管子，经过处理和优化，种植笔一次可容纳 5~10 根移植物（图 19.33）。

新的种植方法

多载荷种植笔的目标是减少移动次数，简化整个系统。多腔导管种植笔是一种带有长缝隙的钝头长针，由优质不锈钢制成。

所有边缘都是钝的。最常用的尺寸是 0.7 mm、0.8 mm 和 1 mm。有时也使用 0.6 mm、0.9 mm 和 1.1 mm（图 19.34）。针头连接在铝制手柄上。

与其他种植笔一样，移植物从顶端装入（图 19.35）。移植物轻轻地滑动到种植笔的管腔中。每个移植物的表皮都从通道中伸出。将移植物从尖端移至顶端。要特别注意头发曲线的正确方向。与传统的种植笔相比，头发曲线必须朝下。这是因为种植笔是朝上放置的。植入的毛囊数量为 5~8 根，很少超过 8 根种植笔最多可接受 10 根移植物。

与传统种植笔相比，装载速度更快。减少移动

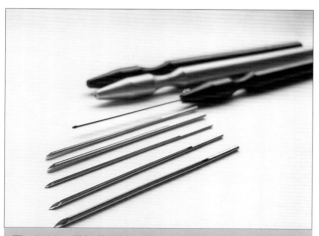

图 19.33　带长缝的植入管

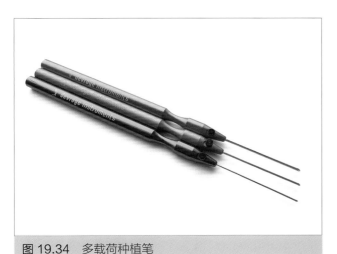

图 19.34　多载荷种植笔

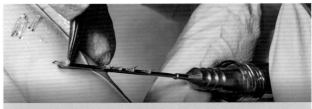

图 19.35　种植笔装入移植物

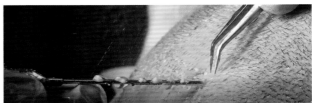

图 19.36　移植

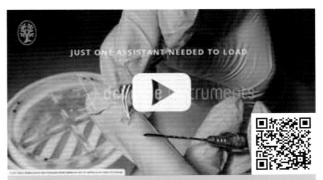

视频 19.6　WAW 种植笔移植（https：//www. thieme. de/de/q.htm?p=opn/cs/21/1/13647422-efd16d15）

意味着减少时间损失。

种植笔不动。放置在手指上靠近种植笔顶端的移植物会很快进入管腔。该系统的优点在于，现在一个种植笔只需要一个装载者，而传统技术则需要两个（图 19.36），种植速度也更快。从视频中可以看到，种植笔的尖端可以用来调整移植物的位置。

装载好的种植笔可保存在冷藏溶液中。10 个装载好的种植笔代表50 ~ 70 个移植物，随时可以进行种植。也可以由两个人进行打孔和种植：一个人负责打孔，另一个人负责种植。

对移植后取出的移植物样本进行仔细检查，没有发现任何损伤。von Albertini 演示了使用种植笔装载和种植时没有移植物损伤的情况（视频 19.6）。

参考文献

[1] von Albertini C，von Albertini MA. Does the use of implanters affect the quality of FUE grafts? Hair Transplant Forum Int 2017；27（3）：96–99.

VI. 即插即种

Marcelo Pitchon and Ricardo Gomes de Lemos

概述

- ·前言
- ·优势
- ·劣势

前言

在即插即种法中，医生在头皮受区制作切口后，立即植入毛囊单位。助手用镊子小心地夹住毛囊单位，以免损伤真皮乳头，然后轻轻地向下滑动，将毛囊单位插入由医生用针头或微刀片制作的孔道中。

Pitchon 更喜欢亲自进行打孔和种植。助手会不断地将新的毛囊单位放在他戴着手套的左手手指上，并注意保持移植物始终有充足的水分。将针头插入 1 mL 的注射器（**图 19.37**）左手握住针头和注射器，然后用右手做切口。他空出的右手用镊子小心翼翼地夹起移植物，将其种植到针头撑开的孔道中（**视频 19.7**）。

莱莫斯通常与两名助手一起进行移植手术。一名左利手助手在患者左侧，一名右利手助手在患者右侧。这样进行种植更方便快捷（**视频19.8**）。

种植者将浸泡在保存液中的毛囊单位保存在金属手术碗中，手术碗靠近术区和受区附近。助手手持手术碗，靠近受区。这有助于助手开阔视野，并最大限度地减少从患者头部到自己手部的距离，以节省时间（**图 19.38**）。

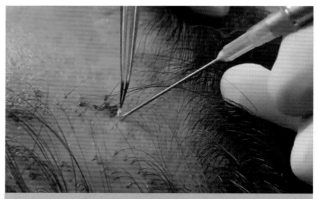

图 19.37 即插即种技术

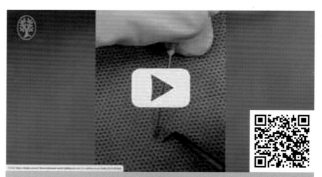

视频 19.7 镊子种植（https://www.thieme.de/de/q.htm?p=opn/cs/21/1/13647423-5237bb3 c）

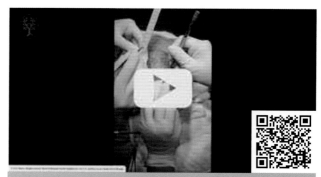

视频 19.8 移植物的种植（https://www.thieme.de/de/q.htm?p=opn/cs/21/1/13647424-65dd6314）

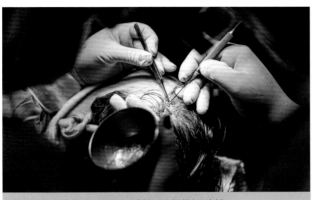

图 19.38 使用即插即种的方法进行种植

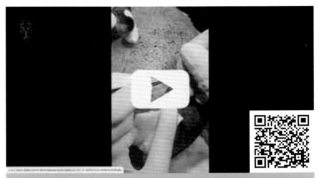

视频 19.9 即插即种（https：//www.thieme.de/de/q.htm?p=opn/cs/21/1/13647424-65dd6314）

优势

在打孔和定位时，针的穿刺速度较慢，因此可以控制种植孔的深度。由于外科医生通常插入的是带斜边的针头部分，因此血管创伤较小，出血也较少。此外，由于移植物是在种植孔切开后立即植入的，因此移植物本身可以阻挡最终的出血（视频 19.9）。

与预制种植孔不同，种植孔的数量会减少。每平方厘米的位置是预先确定的。医生有更大的自由度，只需专注于逐个区域的种植孔。

劣势

• 学习曲线较长，需要助手达到较高的种植速度和效率。
• 由于空间有限，最多只能有两名助手参与工作。
• 出血量大时，难度就更大，因为移植物弹出的频率更高。
在整个手术过程中，医生都需要在场。

VII. 预制受区切口和镊子放置

Christine M. Shaver

概述

· 镊子

镊子

可以使用镊子或植入器将移植物种植到预先制备好的种植孔中。本节将介绍如何使用镊子进行种植。最常见的是使用镊子进行单人种植操作法，但也可以使用双人操作法。首先，技术人员必须为自己手术的成功做好准备，使用符合人体工程学的适当定位以避免重复性损伤，使用良好的照明和放大镜以增强可视性，并使用其他适当的工具。

用于种植移植物的最佳工具之一是 Jeweler 镊子，该镊子具有 45° 弯曲角度的尖端，用于夹持精细物体（图 19.39）。这使技术人员能够轻轻夹持紧邻毛球的脂肪，而不会使毛球部受损或弯曲（图 19.40）。

在开始使用镊子种植之前，技术人员必须了解最终将移植物种植在哪里的计划。他们不仅要识别出不同大小的种植孔，以便种植不同大小的毛囊单位，而且还要了解医生制备种植孔时采用的角度。如果技术人员不了解打孔，就无法进行良好

的种植。如果对角度有任何疑问，那么使用镊子仔细扩开种植孔并用尖端检查方向是否合适。

在单人镊子种植法中，技术人员首先在毛球外侧或毛球下方抓住毛囊底部的脂肪取下移植物。应格外小心，不要夹持毛球本身。挤压毛球会损坏移植物，并对毛囊生长产生负面影响。夹持移植物后，用镊子尖端打开种植孔，同时将移植物向下滑动种植孔的 3/4（图 19.41）。然后松开移植物并将其放置好，收回镊子。然后，技术人员会在靠近皮肤边缘的地方重新夹持移植物，以便调整移植物的位置，使其与上皮外层保持一致（图 19.41）。

如果多次尝试植入，会对其存活率产生负面影响。目前常见的一个问题是，移植物在第一次种植时只植入了一部分，然后移植物被挤压到中轴，并

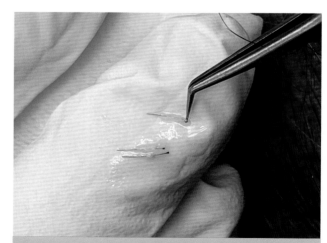

图 19.40 在邻近毛球部的脂肪垫处适当夹取毛囊单位移植物

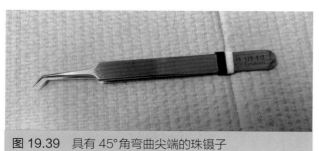

图 19.39 具有 45°角弯曲尖端的珠镊子

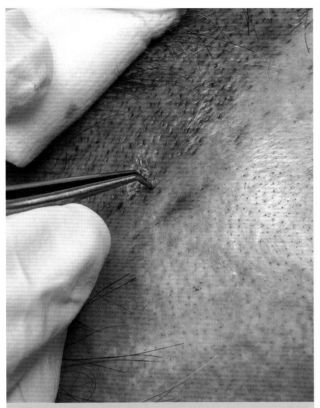

图 19.41　使用镊子将移植物种植到受区

进一步推进到种植孔。这可能是两步、三步甚至四步的过程。在毛球和皮肤边缘之间的任何地方挤压移植物，都很容易损伤娇嫩的毛囊向上生长的过程。必须非常小心，不要让移植毛发的远端弯曲，否则会造成典型的"J"形毛发，而且可能完全无法生长。技术人员应至少使用 2.5 倍的放大镜，保持移植物湿润，并定期检查移植物的植入情况，确保它们位置合适。

经验丰富的技术人员通常需要几年的时间来培养使用镊子种植的能力。当技术人员缺乏经验时，毛囊受损情况很常见。

有时移植物周围有非常稀疏或易碎的组织，有时移植物的远端存在分叉。在这种情况下，轻轻夹取只有脂肪的安全位置是非常有挑战性的，因此种植非常困难。当这种挑战出现时，最好是轻轻地夹持毛球部下面的脂肪（或两个分散的毛球下面的脂肪），以实现快速成功种植。

VIII. 不接触发根技术

Seema Garg

概述

· 前言

· 不接触发根的移植技术

· 移植过程中的问题

前言

在打孔 – 种植技术中，通常是在毛球部下方抓住移植物进行移植。毛球下方有一定量的脂肪，抓住毛球附近的脂肪或毛囊周围组织就能抓住移植物（图 19.1a）。如果每位技术人员都能严格遵守这一原则，那么移植过程就会很安全，也不会对脆弱的移植物造成损伤。但很多时候，移植物下方的脂肪或皮周组织并不充足，特别是在 FUE 提取的移植物中。如果在毛球部（图 19.1b）或移植物长度的任何位置（图 19.1 c）抓住没有毛周脂肪或组织的移植物，则很有可能对脆弱的毛囊细胞造成微小创伤。在将毛囊插入种植孔时，创伤会进一步加大（图 19.1d）。这种对脆弱毛囊细胞的微小创伤将影响毛发质量。

为了防止毛球部或移植长度上的任何部位受到创伤，不接触发根技术是非常安全的，不会对毛囊造成伤害。

不接触发根的移植技术

在"不接触发根"技术中，移植物是在表皮层或通过夹持发干来抓取的。移植物在整个长度上的任何部位都不会被触及。不接触发根技术是作者首选和最推荐的技术。移植物的移植方法有两种：一种是用针头 – 镊子打孔后移植，另一种是用扩张器扩张缝隙后移植。另一种方法是使用植入器，因为在使用植入器时，移植物在其整个长度上的任何一点都不会被触及。

基质细胞受到的微小创伤会影响其质量和毛干直径。图 19.42 显示了如何在毛干处夹持移植的头发。另一种方法如图 19.43 所示。图 19.44 显

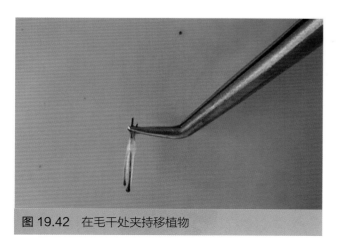

图 19.42 在毛干处夹持移植物

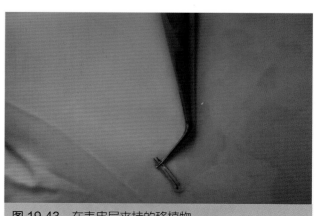

图 19.43 在表皮层夹持的移植物

示了如何将移植物放入针的斜面并在缝隙中轻轻向下移（视频 19.10）。

移植过程中的问题

无论使用哪种种植技术，无论是手术医生还是技术人员，在毛囊种植过程中都可能遇到一些问题。

毛囊弹出

在种植过程中，其他已经种植到种植孔的毛囊弹出来的现象称为毛囊弹出。发生这种情况的原因是，当较大的移植物移植到相对较小的切口或较浅的切口时，附近移植物在移植过程中产生了力的传递。缝隙渗血和缺乏经验的技术人员粗暴处理移植物也是导致移植物弹出的一个因素（图 19.45）。

毛囊插入过深

移植物种植过深意味着移植物被种植到表皮表面以下。这种情况可能是由于各种技术错误造成的（图 19.46）：

- 种植孔的深度大于移植物的长度。
- 移植物在种植过程中受到的压力过大。
- 在移植物上放置纱布以控制渗血时压力过大。

种植孔过深可能会导致囊肿形成和毛发倒生。还可能会引发毛囊炎，导致毛囊生长不良。适当的种植孔长度和宽度、出血控制、良好的光照和放大，可以避免出现上述问题。同样重要的是，在完成制作所有种植孔之前进行移植测试，以确保合适。最好一开始就发现错误，而不是种植孔全部制

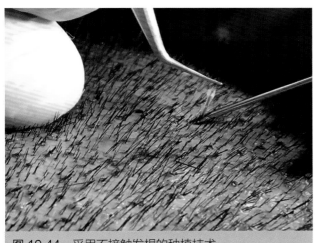

图 19.44　采用不接触发根的种植技术

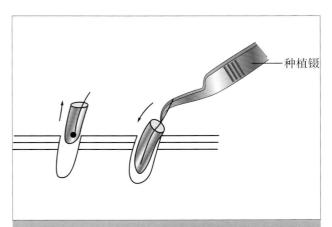

图 19.45　在先前种植的移植物附近进行种植时，先前的移植物可能会弹出

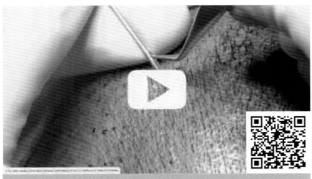

视频 19.10　不接触发根的演示（https://www.thieme.de/de/q.htm?p=opn/cs/21/1/13647426-bec42043）

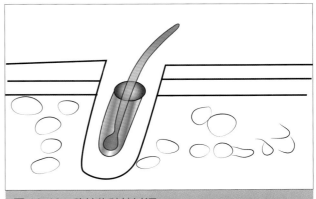

图 19.46　移植物种植过深

备完成后才发现它们是错误的。

毛囊重复种植

如果在已经种植过毛囊的种植孔中再次种植另一个新的毛囊，则称为"重复种植"。前一株移植物植入过深、出血、术区能见度低等原因都可能会增加这种情况的风险（图 19.47）。这也会导致囊肿形成和毛发倒生。

毛囊弯曲

如果强行将移植物插入过浅的缝隙，移植物可能会像"J"形一样弯曲。这可能会导致毛发蓬乱生长（图 19.48）。

单根毛囊毛囊单位移植最容易出现这种情况。在每次成形的测试移植物中，在植入后移除测试移植物，看看是否有"J"形毛发是一个很好的做法。如果有的话，这会提醒你种植孔应该更深一点。

框 19.1 为毛囊种植过程预防出错的技巧：

框 19.1　毛囊种植过程预防出错的技巧
·放大倍数＞ 3.5 倍
·医生投入更多的时间
·缩短移植物的离体时间
·精确控制种植孔深度
·种植孔尺寸与移植物尺寸一致
·肿胀麻醉
·控制出血
·光源充足
·训练有素的技术人员

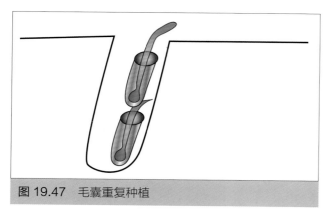

图 19.47　毛囊重复种植

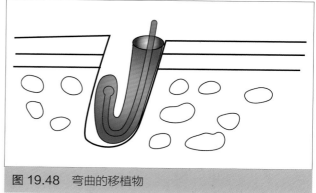

图 19.48　弯曲的移植物

IX. 受区种植孔的测试

Robert H. True

前言

如果使用的是制备受区种植孔的移植技术，那么测试种植孔和移植物是否匹配是非常有价值的。如果所有的患者都是一样的，我们每次都可以做同样的手术，得到同样的结果。但患者并不完全相同。

影响毛囊种植的患者个体差异包括毛囊单位的宽度和长度、毛囊外翻或弯曲的位置和程度、表皮的厚度和硬度，以及真皮的弹性、硬度和血管（**图 19.49**）。

由于存在这些变量，必须为每位患者量身定制受体切口，而且为了避免出现问题，必须先进行移植部位测试，以确定切口合适的大小和深度。

如果切口过大和／或过深，会导致毛囊炎、皮肤凹陷和移植物生长不良（**图 19.50**）。如果切口过小和（或）过浅，则会导致鹅卵石样疙瘩和移植物生长不良（**图 19.51**）。

对于预制点位，关键的技术变量是点位大小、深度和种植方式（镊子与植入器）。进行测试部位的过程首先是测量和显微镜观察所有尺寸的移植物，然后为每个移植物制备几个受区切口测试点位，根据测试位置调整切口深度和尺寸，直到实现正确的位置，然后进行预制切口（**图 19.52**）。

用显微镜评估移植物的宽度、长度、形状、倾斜度和质量（**图 19.53**），并测量多个移植物的平均长度（**图 19.54**）。在作者的诊所，使用定制的凿形刀片制作切口，因此我们将初始切口深度设定为比移植物长度小 1 mm。刀架可以精确设置任何深度（**图 19.55**）。

凿形刀片切口与针状切口不同。凿形刀片切口的整体大小相同，因此移植物可以完全插入切口。针状切口的底部较窄，在那里会缩小到一个点，根据皮肤类型的不同，移植物可能无法完全插入手术部位。针状切口可能需要比凿形刀片切口更深（图

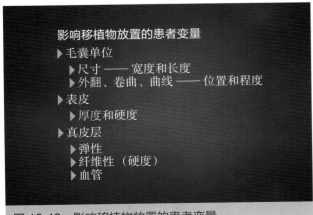

图 19.49　影响移植物放置的患者变量

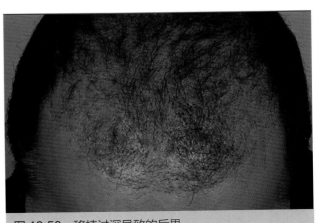

图 19.50　移植过深导致的后果

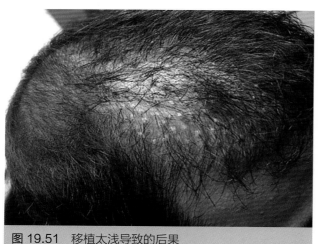

图 19.51　移植太浅导致的后果

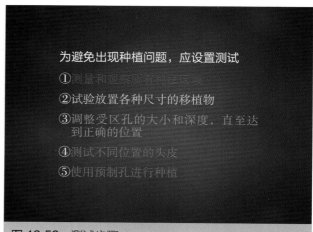

为避免出现种植问题，应设置测试

① 测量和观察所有种植区域

② 试验放置各种尺寸的移植物

③ 调整受区孔的大小和深度，直至达到正确的位置

④ 测试不同位置的头皮

⑤ 使用预制孔进行种植

图 19.52　测试步骤

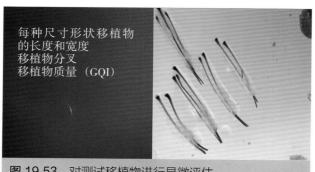

每种尺寸形状移植物
的长度和宽度
移植物分叉
移植物质量（GQI）

图 19.53　对测试移植物进行显微评估

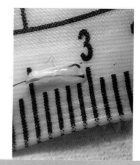

图 19.54　测量移植物的长度

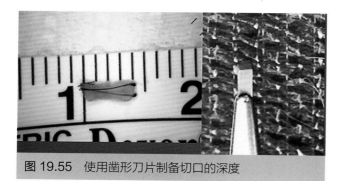

图 19.55　使用凿形刀片制备切口的深度

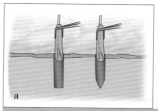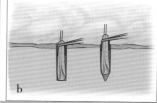

图 19.56　a.针状和凿形刀片切口的形状差异；b.凿形刀片和针状切口的插入水平不同

19.56）。

　　图 19.57 中的移植物过大。移植点需要加深，或许需要扩大并重新测试。

　　在图 19.58 中，移植物插入过深，位于表皮之下。需要将这些切口改得更浅、更小，并重新进行测试。

　　在图 19.59 中，移植物处于合适的位置，很容易种植，因此我们可以继续使用预制种植孔。

　　移植物可能包含 1~4 个或更多毛囊。在移植前，必须对所有尺寸的移植物进行测试。使用 FUSS 方法提取毛囊时，在显微解剖过程中会产生不同大小的移植物，通常会有 2 种或 3 种不同的移植物。而在 FUE 技术中，移植物的大小更加统一，因此 1~4 个毛囊的移植物都可以放置在相同大小的受区种植孔中。在一些 FUE 病例中，可能会有 2 种尺寸，很少会有 3 种。在前额和头顶区进行植发时，最好在这两个部位都进行测试。顶点区的皮肤通常较硬，弹性较差，因此与前额和头顶中部相比，种植孔的大小可能需要有所区别。

最后一点提示：取出测试的移植物，仔细观察毛球部。如果它们是弯曲的，说明种植孔应该更深。如果它们受到破坏，则种植孔需要制备得稍大一些（图 19.60）。

花时间设计手术，并根据患者的不同情况对技术变量进行微小调整，就能广泛地为患者提供高质量的治疗效果。

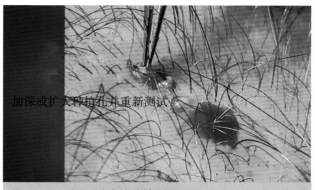

图 19.57　切口过浅的移植测试

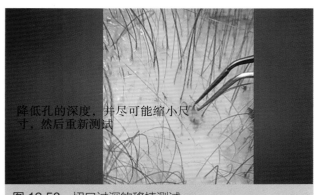

图 19.58　切口过深的移植测试

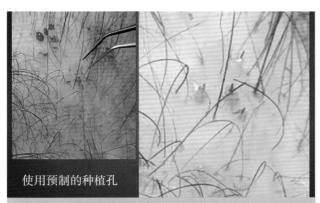

图 19.59　测试种植孔是否正确，移植物高出皮肤表面 0.5～1 mm

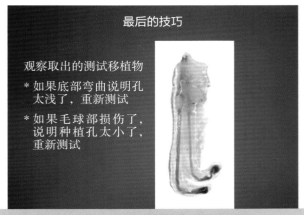

图 19.60　种植孔太浅导致的弯曲"J"形毛囊

X．小结：移植技术与建议

Anil K. Garg

概述

· 前言

前言

表 19.1 描述了每种技术的特点、优点和缺点。建议外科医生在观察和实践了几种移植技术后，根据实际情况，如经济因素、技术人员数量、外科医生的时间、手术中移植物的数量等，自行选择最合适的技术实践。手术方法是 FUT 或 FUE。外科医生最好选择并集中精力完善一种或两种技术。

作者一致认为，使用镊子或植入器的非接触式技术是最好的选择，尤其是在主要或完全采用 FUE 的情况下。

表 19.2 列出了对新手医生的建议。

表 19.1　移植技术比较

基本机制	移植机制的优势	移植机制的缺点	使用的仪器	所用仪器的优势	所用仪器的缺点	专家评论
预制种植孔技术——所有种植孔均由主刀医生制备 PMS	1. 节省医生时间 2. 助手可以进行毛囊种植 3. 可以使用钝针种植笔，从而降低种植笔成本	如果预制种植孔不合适，将妨碍移植物的移植	针	使用简单	更深的缝隙	1. 预制种植孔技术可以节约主刀医生时间 2. 采用 DIY 定制刀片预制种植孔可以减少线性损伤以增加种植密度 3. 大小不同的种植孔适合种植不同尺寸的移植物
			矩形凿刀	比针更好	更深的缝隙矢状部位	
			斜刀片	种植孔无额外深度	无	
			DIY 定制刀片	完美的尺寸和深度控制，完美的深度	刀片切割器价格昂贵	
即插即种技术——不需要预先制备种植孔 S&P	种植孔和毛囊尺寸匹配	1. 必须由主刀医生亲自种植 2. 助手无法参与种植 3. 只能使用尖锐头或锐头种植笔种植	针	经济实惠，可定制尺寸	深度更深，血管损伤更大，精确控制所需深度	不可取，因为外科医生要花费更多的时间，而且最终外科医生会将工作委托给助手，这有违职业道德
			锐针种植笔	非常快速，对移植物无损伤	成本较高，学习时间长	

基本机制	移植机制的优势	移植机制的缺点	使用的仪器	所用仪器的优势	所用仪器的缺点	专家评论
接触毛囊根部种植技术——在根部或根部侧面夹持毛囊TTR	易于夹持和植入受区历史悠久的技术	对毛囊细胞造成损伤，助手应经过培训并经验丰富	针刺和种植	非常经济	移植物损伤概率更大	初学者不宜使用，因为移植物受到创伤的概率更大
			镊子	快速、经济，只需制备狭缝	移植创伤	
无接触毛囊根部种植技术——夹持毛囊的表皮或毛干NTTR	不损伤毛囊细胞毛囊无创伤，头发生长更早、质量更好，所有植入者都采用这种NTTR方法	学习时间更长。当移植物扭曲时，有时难以进行移植	针刺并置于PMS和WPMS中	经济实惠，学习曲线较难	对新技术人员而言，学习曲线较难	强烈建议通过NTTR移植，还建议在制备种植孔时练习使用钝头植入器和KEEP植入器
			任何植入器	速度更快，可在移植物缠绕时使用	如果使用锐头植入器，则费用较高，但如果在PMS中使用钝头植入器，则费用较低	

表19.2　对新手医生的建议

技术	建议
预制种植孔（PMS）	强烈推荐
不接触根部（NTTR）移植	强烈推荐
在预制种植孔中使用钝头植入器（DNI）	强烈推荐
使用按尺寸切割的刀片制备种植孔	强烈推荐
在预制种植孔时使用KEEP植入器	推荐
在PMS中使用镊子通过不接触根部（NTTR）法移植	推荐
使用倾斜刀片制备矢状切口	推荐
使用矩形（凿形）刀片制备冠状切口	推荐
在预制种植孔中使用多载荷式植入器	建议——减少辅助装载助手的数量
使用针头进行移植	可与深度控制器一起使用
通过接触根部（TTR）在PMS中使用镊子	可由资深人士完成
使用皮下注射针制备缝隙	使用，但要有深度精度
无预制种植孔（WPMS）移植	只有在医生亲自操作时才建议使用

缩写：PMS，预制种植孔；WPMS，无预制种植孔；NTTR，不接触根部；TTR，接触根部；DNI，钝头植入器。植入器类型：锋利针形植入器、钝头植入器、多载荷式植入器、KEEP植入器

思考问题

Q1. 关于混在局部麻醉剂中的肾上腺素，以下哪项是错误的？

A. 肾上腺素收缩血管的作用时间与肾上腺素的浓度成正比

B. 在连续使用肾上腺素后，对肾上腺素的反应会突然减弱，这也被称为快速反应

C. 肾上腺素收缩血管的时间因地区而异

D. 脱落现象会随着肾上腺素用量或浓度的增加而加剧

很难将脱落现象与肾上腺素的用量或浓度联系起来。

Q2. 关于使用锐头植入器的移植技术，以下哪项是正确的？

A. 从受区的后部向前，移植物的种植置顺序最为理想

B. 植入器尖端的斜面朝向后方时效果更好

C. 一旦在手术过程中感觉植入器尖端变钝，必须立即更换一个锋利的尖端

D. 尽可能牢牢地握住植入器才是安全的

从受区的后部开始向前方进行移植是比较有利的，植入器尖端的斜面最好朝前，必须以非常轻的压力握住植入器。

Q3. 以下哪项关于锐头植入器的说法是正确的？

A. FUT 使用宽通道植入器，FUE 使用窄通道植入器即可

B. 植入器的尖端必须调整到要移植的毛囊单位长度的两倍

C. 必须选择与移植物大小充分匹配的植入器

D. 植入器的尖端必须完全插入皮肤

宽通道有利于 FUE，窄通道有利于 FUT。

植入器尖端的长度必须与要移植的移植物长度一致，植入器尖端不应完全切入皮肤，而应小于斜面长度。

Q4. 关于植入器，以下哪项是正确的？

A. 植入器在穿透皮肤时必须前后移动

B. 一旦在手术过程中感觉植入器尖端变钝，就必须更换一个锋利的尖端

C. 在颞部、鬓角或任何其他需要锐角插入的部位，都不宜使用植入器

D. 使用植入器时不应使用肾上腺素

植入器最好保持最短的直线运动，使用植入器更容易进行锐角移植。

使用植入器进行移植时必须使用肾上腺素。

Q5. 下列说法哪一项正确？

A. 使用植入器时，必须修剪 FUE 移植物的表皮

B. 必须修剪移植物表皮，以便装入窄通道植入器

C. 使用宽通道植入器时，应小心毛囊组织伸出管腔外

D. 与使用镊子相比，使用植入器种植移植物会造成更多的毛囊创伤

在 FUE 方法中，使用窄通道植入器时，应在表皮处修剪移植物；使用宽通道植入器时，可以省略修剪过程，装入宽通道植入器的移植物表皮会突出通道。突出的表皮可作为移植物插入的天然阻挡。与镊子方法相比，使用植入器插入移植物通常是一种更安全的方法。

Q6. 使用凿形刀片对受区进行切口时，正确的切口深度通常是（　　　　）

A. 比移植物长 1 mm

B. 与移植物长度相同

C. 比移植物短 1 mm

D. 比移植物短 2 mm

Q7. 关于凿形刀片切口和针状切口，以下哪项是正确的？

A. 凿形刀片切口需要比针状切口更大更深

B. 针状切口可能需要比凿形刀片切口更深

C. 两者的切口深度相同

D. 整个状针切口宽度一致

参考文献

Dull Needle Implanter

[1] Speranzini M. FUE graft placement with dull needle implanters into premade sites. Hair Transplant Forum Int 2016；26（2）：49，54–56.

[2] Lorenzo J. Introduction to the use of implanters. Hair Transplant Forum Int 2011；21（4）：121–122.

[3] Speranzini M. How to distribute follicular units in the recipient area. Hair Transplant Forum Int 2015；25（3）：108–109.

[4] Speranzini M. Graft placement using the dull needle implanter （DNI）technique. Hair Transplant Forum Int 2017；27（2）：49，53–56.

Sharp Implanters

[5] Na YC，Park R，Jeong HS，Park JH. Epinephrine vasoconstriction time in the scalp differs according to injection site and concentrations. Dermatol Surg 2016；42（9）：1054–1060 PubMed.

Multiload Implanter

[6] Arnold J. Hair Transplant Forum Int 1996；6（5）：2–4.

Stick–and–Place

[7] Unger WP，Shapiro R，Unger R，Unger M. Hair Transplantation. 5th ed. "Stick and Place" Technique of Graft Insertion. Tykocinski A，Shapiro R，1381.

[8] Seager DJ 2002 The 'One Pass Hair Transplant' – A six year perspective. Hair Transplant Forum International 12（5）.

[9] Whitworth JM，Stough DB，Limmer B，et al. A comparison of graft implantation techniques for hair transplantation. Semin Cutan Med Surg 1999；18（2）：177–183 PubMed.

Stick–and–Place with Forceps

[10] Bernstein RM，et al. Follicular Transplantation. Int'l J Aesthet Restorative Surg 1995；3：119–132.

答案

Q1	D
Q2	C
Q3	C
Q4	B
Q5	B
Q6	C
Q7	B

Anil K. Garg, Robert H. True and Seema Garg

概述

· 前言

· 移植物损伤

· 移植物保存液和温度的研究

· 移植物保存液

· 优化移植毛囊生长的措施

· 结论

关键点

- 毛囊或移植物在提取、储存和移植过程中会受到各种损伤。这些损伤包括缺血性损伤、冷损伤、再灌注损伤、干燥损伤，以及移植物处理过程中的微小创伤。

- 毛囊提取和移植之间的时间差被称为离体时间或缺血时间。在这段时间内，移植毛囊与血液循环中断，处于缺血状态，从而导致缺血性损伤。

- 细胞的新陈代谢取决于温度。温度越低，需氧量和新陈代谢越低。在低温条件下，细胞的通透性会增加，这可能会导致细胞肿胀，最终导致细胞损伤，即所谓的"冷损伤"。

- 在缺血过程中，移植细胞内会形成次黄嘌呤，当种植到活组织后再次接触氧气时，就会形成自由基，从而损伤 DNA 和细胞膜。这就是所谓的"缺血再灌注损伤（IRI）"。

- 如果暴露在空气中，毛囊细胞很容易脱水，导致细胞损伤，即干燥损伤。

- 粗暴处理毛囊 / 移植物可能会对细胞造成微创伤，从而影响手术效果。

- 提取移植物后，将其保存在一种称为移植物保存液（GHS）的溶液中。

- 细胞外 GHS 是等渗溶液，其成分与血浆和细胞外环境相似。

- 最常用的细胞外 GHS 是生理盐水、乳酸林格氏液、自体血浆和富血小板血浆（PRP）。

- 细胞外 GHS 不应低温使用，否则会导致细胞肿胀。

- 细胞内 GHS 是高渗溶液，其中钾含量升高，钠含量降低，阴离子增多，可提供较高的渗透压，从而保护细胞免受冷损伤。

- 细胞内 GHG 需低温使用，以降低细胞需氧量新陈代谢。

- 最常用的细胞内 GHS 是 Hypothermosol。

- 如果移植物离体后立即种植或 2 h 内种植，存活率不会受到影响。

- 如果移植物离体时间超过 2 h，Hypothermosol GHS 可提高移植物的存活率。

前言

毛囊单位从供区提取，然后移植到受区。毛囊从提取到种植的这段时间，是毛囊细胞与血液循环、氧气和各种营养物质供应中断的时间。这段时间称为"移植物离体时间"或"缺血时间"。

在此期间，移植物将保存或储存在一种称为移植物保存液的溶液中。

移植物损伤

在手术过程中，首先要在体外提取移植物并将其保存在 GHS 中，然后再将其移植回体内。在整个过程中，移植物会受到损伤，如缺血性损伤、冷损伤、再灌注损伤、干燥损伤和处理移植物时的微损伤。毛发生长的成功与否取决于能否最大限度地减少这些损伤（图 20.1）。

缺血性损伤

毛囊离体时间和保存温度会影响毛囊的存活率。切断毛囊的血液循环后，三磷酸腺苷（ATP）的气化和代谢产物的排出就会停止。此外，必需营养物质的供应也会被切断，从而对毛囊造成伤害。这就是所谓的"缺血性损伤"或"蓄积性损伤"。如果不恢复氧气和营养的供应，毛囊中快速分裂的细胞就会发生凋亡。如果大量细胞凋亡，毛囊可能根本无法长出毛干，或者长出的毛发质量很差。

冷损伤

细胞的新陈代谢取决于温度。温度降低会降低细胞的需氧量。5 ℃时细胞的耗氧量约为 37 ℃时的 6%。低温带来的好处会受到"冷损伤"的限制。低温会影响细胞膜的通透性，导致膜 ATP、钠和钾泵功能紊乱。钠的流入会吸引水分进入细胞，导致细胞肿胀，并使细胞中的钙增加，从而激活退化酶。最后，低温对细胞造成的伤害被称为"冷损伤"。

再灌注损伤

在缺血状态下，移植物细胞中的次黄嘌呤会形成。在移植物细胞中发生，而当移植物细胞再次暴露于活体组织中后，氧气会产生自由基，从而损伤 DNA 和细胞膜，这种损伤称为缺血再灌注损伤（IRI）。将移植物保存在低温溶液中（图20.2），可减少自由基的形成，从而降低 IRI。

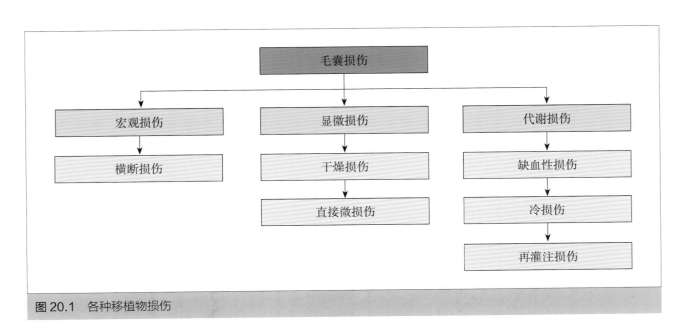

图 20.1　各种移植物损伤

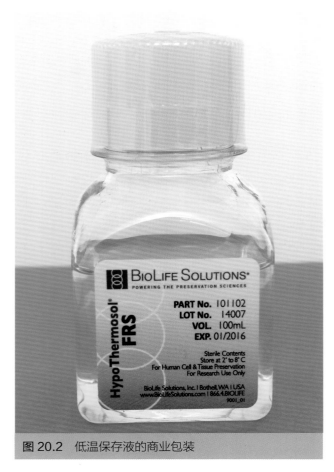

图 20.2　低温保存液的商业包装

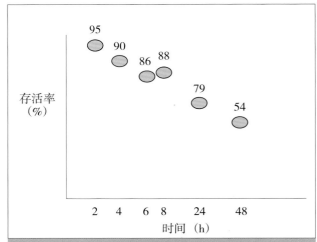

图 20.3　Limmer 的研究展示移植物在冷冻生理盐水中的存活率

干燥损伤

另一个潜在的伤害来源是移植物在体外时的干燥。移植物在体外时必须用溶液完全覆盖。移植物暴露在空气中时，几乎立即开始干燥。在短短几分钟内，干燥就会对移植物造成不可逆转的损伤，导致移植物在移植后生长不良。

移植物的微损伤

在提取、加工和种植过程中，粗暴地处理移植物可能会对毛囊细胞造成微小损伤。毛囊细胞非常脆弱，物理损伤可能会直接杀死细胞，从而影响植发效果。

Gandelman 等进行了一项研究，在电子显微镜下观察物理损伤对毛囊的影响。这项研究还表明，毛囊脱水和受伤会严重影响毛囊的形态。

移植物保存液和温度的研究

在 Kim 和 Hwang 的研究中，当移植物储存在冷冻生理盐水中时，移植物的存活率会因为冷损伤而降低。冷损伤可以通过维持血管压力来控制。即使在低温条件下，增加的血管内压也能防止细胞肿胀，而细胞肿胀是减少细胞新陈代谢和氧气需求所必需的。冷冻低温溶液是解决这一问题的关键。

Limmer 做了一项研究，将移植物储存在冷冻生理盐水中，并以不同的时间间隔进行种植。他发现，当移植物保存 2～48 h 时，移植物的存活率会逐渐下降（图 20.3）。

Kim 和 Hwang 也进行了类似的研究。研究显示了相似的结果：移植物在生理盐水中离体保存少于 2 h，其存活率与即刻移植的新鲜移植物相似。在这段时间内，移植物可以保存在生理盐水中，其他保存液的效果并不理想。他们发现，除非移植物离开人体超过 6 h，否则 4℃的生理盐水不会改善移植物的健康状况。

Beehner 发现，在生理盐水中冷冻可提高受到挤压损伤的移植物的存活率（表 20.1）。

Hwang 等进行了一项研究，以了解脱水、室温

表 20.1　使用生理盐水和低温溶液作为 GHS 时缺血时间与毛发生长的关系

离体时间（h）	在冷冻生理盐水中的存活率（%）	在冷冻低温 ATP 溶液中的存活率（%）
2	74	90
4	64	90
6	90	92
8	90	122
24	74	82
48	68	84
72	20	76
96	12	40

和 4°C 下保存对毛囊的影响，发现脱水和移植物在体外保存的温度会影响移植物的存活率。

移植物保存液

当移植物在体外时，它们被保存在一种溶液中，以减少各种损伤。这种溶液被称为移植物保存液或 GHS。理想的移植物保存液应能保持适当的有机离子平衡、酸碱平衡，防止酸中毒、自由基的形成和氧化应激，从而最大限度地减少缺血、低温和再融合损伤。该溶液还应为 ATP 等高能化合物的再生提供底物。

保存液类型

根据成分将 GHS 分成两类。

细胞外保存液

这些都是由类似血浆和细胞外环境的成分组成的等渗溶液。常用的溶液有生理盐水、乳酸林格氏液、自体血浆和 PRP。这些溶液不应冷冻，因为冷冻可能导致细胞膜泵失效，导致钠流入，从而使细胞膨胀。乳酸林格氏液和普通生理盐水是最常见的细胞外保存液，在移植物离体时间少于 2 h 时效果很好。

使用自体血浆和富血小板血浆作为保存液

自体血浆和 PRP 含有各种营养成分、抗体和血小板衍生物生长因子。Uebe et al、Greco 以及 Garg 和 Garg 等发现血浆作为保存液在头发的早期生长、密度和直径增加等方面有益。血浆中的凝血酶原与组织胶原接触后会转化为凝血酶。此外，凝血酶还会将纤维蛋白原转化为纤维蛋白。纤维蛋白是一种纤维状的非球形蛋白质。这些纤维股形成一个被称为"三维纤维蛋白支架"的网络，其中存在活化的血小板。这些血小板会释放各种生长因子。因此，三维纤维蛋白支架提供了一个具有血小板生长因子的生物保护性三维空间。PRP 和（或）自体血浆是细胞外液，无须冷冻。但是要证明 PRP 作为 GHS 的有益效果，还需要对 PRP 的制备过程进行标准化，并进行更多的大样本研究（图 20.4）。

细胞内保存液

这些高渗溶液的成分与细胞内保存液相似。这些溶液具有较高的钾含量、较低的钠含量和较高的阴离子，无法穿过细胞膜，这些溶液提供渗透压支持。较高的渗透压可阻止钠和水的流入，因此细胞不会因寒冷而膨胀。例如 Hypothermosol、Viaspan（威斯康星大学溶液）、CryoStor、Unisol 和 KPS1。马修斯等的研究表明，移植物在细胞内 GHS 中保存时，应将其冷藏在 4～9 ℃之间。库利的研究表明，移植物在低温溶液和脂质体 ATP 中保存 5 天后仍能存活。

表 20.2 列出了各种常用的 GHS 及其 pH、渗

表20.2　各种毛囊保存液的 pH 和渗透压

中型	pH	渗透压（mOsm/L）	评论	保存液类型
细胞内液	7~7.4	285~295	细胞内	
人体血浆	7.4	275~299	细胞外平衡	细胞外
生理盐水	5.0	308	细胞外平衡	细胞外
乳酸林格氏液	6.5	273	细胞外平衡	细胞外
质粒 A	7.4	294	细胞外平衡	细胞外
低温溶液 FRS	7.6	360	高渗并和细胞类似的离子成分	细胞内
无菌水	5.5	0	零渗透压会导致毛囊细胞肿胀，最终死亡	不得用作保存液

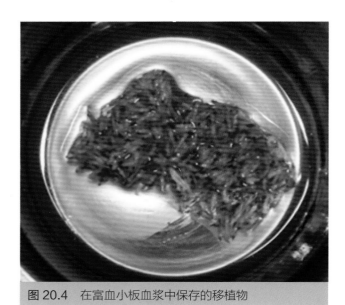

图 20.4　在富血小板血浆中保存的移植物

透压。细胞内保存液需要冷冻。

生理盐水以防止移植物干燥，并用保存液妥善覆盖移植物。
- 维持保存液的温度。
- 提取后立即将移植物转移到保存液中。

结论

当移植物离体时间少于 2 h 时，细胞外液（如生理盐水和乳酸林格氏液）可用作 GHS。这些细胞外液不应冷藏。当移植物被立即种植或离体 2 h 内种植时，移植物的存活率保持不变。在移植物离体时间超过 2 h 的大型手术中，使用含 ATP 的冷冻低温溶液可提高移植物的存活率。

优化移植毛囊生长的措施

- 将移植物离体时间缩短至 2 h 以内。
- 在提取、处理和种植移植物的过程中尽量减少对移植物的损伤。
- 在制备种植孔时，尽量减少对受区血液循环的破坏。
- 将移植物移植到适当的深度。
- 在移植物的提取和种植过程中，持续喷洒

推荐阅读

- Cooley J. Ischemia–reperfusion injury and graft storage solutions. Hair Transpl Forum Int 2004；13（4）：121.
- Cole John P, Reed William M. The optimal holding solution and temperature for hair follicle grafts. Hair Transpl Forum Int 2012；22：17–22.

思考问题

Q1. 毛囊因保存液的温度而受到的损伤是（　　　）

A. 缺血性损伤

B. 冷损伤

C. 再灌注损伤

D. 以上皆是

Q2. 毛囊在移植后受到的损伤称为（　　　）

A. 缺血性损伤

B. 冷损伤

C. 再灌注损伤

D. 以上皆是

Q3. 毛囊因血液循环、氧气供应和细胞代谢物的排出受到干扰而受到的损伤被称为（　　　）

A. 缺血性损伤

B. 冷损伤

C. 再灌注损伤

D. 以上皆是

Q4. 毛囊在干燥环境中受到的损伤称为（　　　）

A. 缺血性损伤

B. 冷损伤

C. 再灌注损伤

D. 干燥损伤

哪些陈述正确，哪些陈述为错误?

Q5. 细胞外 GHS 应低温使用，否则会导致细胞肿胀

Q6. 细胞内 GHS 是渗透压较高的高渗溶液，可保护细胞免受冷损伤

Q7. 细胞内 GHS 低温使用可降低细胞需氧量和新陈代谢

Q8. 如果立即种植移植物或在离体 2 h 内种植移植物，移植物的存活率会受到影响

Q9. 如果移植物离开人体超过 2 h，低温 GHS 可提高移植物的存活率

参考文献

[1] Cooley J. Ischemia-reperfusion injury and graft storage solutions. Hair Transpl Forum Int 2004；13（4）：121.

[2] Cooley J. Holding solutions. In: Unger WP, Shapiro R, eds. Hair Transplantation. 5th ed. New York, NY: Informa Health Care; 2011: 321.

[3] Cole John P, Reed WM. The optimal holding solution and temperature for hair follicle grafts. Hair Transpl Forum Int 2012；22：17-22.

[4] Kaul S, Arenas JD. Organ preservation. http: //emedicine. med-7/ scape.com/article/431140-overview. Updated: Jan 15, 2008.

[5] Gandelman M, Mota AL, Abrahamsohn PA, De Oliveira SF. Light and electron microscopic analysis of controlled injury to follicular unit grafts. Dermatol Surg 2000；26（1）：25-30, discussion 31.

[6] Kim JC, Hwang S.The effects of dehydration, preservation temperature and time, and hydrogen peroxide on hair grafts. In: Unger WP, Shapiro R, eds. Hair Transplantation. 4th ed. New York, NY: Marcel Dekker; 2004：285-286.

[7] Limmer R. Micrograft survival. In：Stough D，ed. Hair Replacement. St. Louis，MO：Mosby Press；1996：147–149.

[8] Beehner M. 96 hr study of FU grafts "out of body" survival comparing saline to hypothermal/ATP solution. Hair Transpl Forum Int 2001；21（2）：33.

[9] Hwang SJ，Lee JJ，Oh BM，et al.The effects of dehydration，preservation temperature and time on the hair grafts. Ann Dermatol 2002；14：149–152.

[10] Uebel CO，da Silva JB，Cantarelli D，Martins P. The role of platelet plasma growth factors in male pattern baldness surgery. Plast Reconstr Surg 2006；118（6）：1458–1466，discussion 1467.

[11] Greco J. Preliminary experience and extended applications for the use of autologous platelet–rich plasma in hair transplantation surgery. Hair Transplant Forum Int 2007；17（4）：131–132.

[12] Garg AK，Garg S. A histological and clinical evaluation of plasma as a graft holding solution and its efficacy in terms of hair growth and graft survival. Indian J Plast Surg 2019；52（2）：209–215.

[13] Yun SH，Sim EH，Goh RY，Park JI，Han JY. Platelet activation：the mechanisms and potential biomarkers. BioMed Res Int 2016；2016：9060143.

[14] Dohan DM，Choukroun J，Diss A，et al. Platelet–rich fibrin（PRF）：a second–generation platelet concentrate.Part I：technological concepts and evolution. Oral Surg Oral Med Oral Pathol Oral Radiol Endod 2006；101（3）：e37–e44.

[15] Sunitha Raja V，Munirathnam NaiduE.Platelet–rich fibrin：evolution of a second–generation platelet concentrate. Indian J Dent Res 2008；19（1）：42–46.

[16] Christman KL，Fok HH，Sievers RE，Fang Q，Lee RJ. Fibrin glue alone and skeletal myoblasts in a fibrin scaffold preserve cardiac function after myocardial infarction. Tissue Eng 2004；10（3–4）：403–409.

[17] Parsley WM，Perez–Meza D. Review of factors affecting the growth and survival of follicular grafts. J Cutan Aesthet Surg 2010；3（2）：69–75.

[18] Mathew AJ，Baust JM，Van Buskirk RG，Baust JG. Cell preservation in reparative and regenerative medicine：evolution of individualized solution composition. Tissue Eng 2004；10（11–12）：1662–1671.

[19] Cooley J. Bio–enhanced hair restoration. Hair Transpl Forum Int 2014；24（4）：121–130.

答案

Q1	B
Q2	C
Q3	A
Q4	D
Q5	错
Q6	对
Q7	对
Q8	错
Q9	对

第三章 受区和毛囊移植

第 21 节
手术后愈合与移植演变

Robert H. True

概述

· 前言

· 植发后一年内会发生什么?

关键点

- 患者需要接受详细的咨询,了解移植后几个月的预期情况。
- 移植后的毛发会脱落,毛囊会休眠 3 个多月。
- 新生毛发最活跃的发育期一般为 3 ~ 7 个月。
- 最终效果需要 9 ~ 12 个月。
- 感觉的改变或丧失一般是暂时的,但也可能需要 3 ~ 6 个月才能完全恢复。
- 移植后的"应激性脱发"或原生发脱落可以恢复。局部使用米诺地尔可以加快脱发区毛发生长的速度。
- 2 周后无须限制活动。
- 术后 1 个月的防晒有助于防止皮肤变色。
- 10 天后可以使用化妆品来遮盖皮肤色斑或头发稀疏。
- 可能会出现一些丘疹,这些丘疹可自行消退,不会造成伤害。但出现许多丘疹的患者必须接受治疗,以免影响疗效。

前言

本节源自几年前作者编写的患者信息表。其目的是让患者对毛发移植的愈合和美容效果的演变等各方面有适当的预期。患者对此反响很好。

植发后一年内会发生什么?

理发

患者必须在治疗后等待 2 ~ 3 周才能理发。对于采用 FUT 的患者,最好在最初的 3 ~ 4 次理发中,将切口周围的毛发保留 1 cm 或更长。供区切口需要 8 ~ 12 个月的时间才能达到最后的愈合阶段,切口周围的头发才能全部长出来。对于某些类型的皮肤,切口线或切除部位通常会在几周到几个月内呈粉红色，然后褪色为正常肤色。对于某些患者来说，供区切口或切除部位附近的毛发可能会暂时脱落。这种现象被称为应激性脱发，是一种脱发现象。脱落的毛发 6~8 周后开始生长，但完全恢复需要 6~12 个月。

采用 FUE 的患者必须在治疗后等待 2~3 周才能理发，只要供区没有结痂或呈粉红色，就可以将头发剪短至 1 cm 以下。

麻木和感觉改变

毛发移植后，头皮感觉的暂时丧失或改变是常见的。最常见的受影响区域是头顶。有时供区切口上方或 FUE 供区也可能会受到影响。这是由于皮肤表面的微小神经末梢受手术创伤影响所致。感觉恢复正常通常需要 2~6 个月。少数情况下可能需要更长的恢复时间，极少数情况下，小范围的感觉无法完全恢复正常。这一恢复进程无法加快。感觉的恢复通常与轻微的刺痛或瘙痒（愈合的迹象）有关。

种植毛发的置换期

移植的毛发通常在移植后 2~4 周逐渐脱落。在这段时间内，一些毛发实际上在脱落之前就长出来了。有时当痂皮从皮肤上脱落时，毛发一起脱落（黏附在痂皮上），但也可能留在头皮上，后期再继续脱落。很少有毛发不会脱落并无中断地继续生长（如果患者愿意是可以理发的）。

种植毛发的生长

休眠期（前 3~4 个月）

毛发脱落后，新移植的毛囊在重新长出毛发之前会进入休眠期。这段时间通常为 3~4 个月，但在少数患者中，时间可能会延长至 6 个月。在这段时间内，很少有新毛发再生。在休眠期结束时，新生毛发开始出现。

发育期（3~4 个月至 8 个月）

在此期间新毛发逐渐再生。对于大多数患者，8 个月后 90% 的毛发会再生。对于少部分患者，毛发完全长出的时间可能会再延迟 3~6 个月。新萌出的毛发非常细。沿着发际线生长的毛发通常较发际线后面的毛发出现得早，头顶部的毛发通常出现得最慢。一开始出现不规则或斑状的毛发是很常见的。随着时间的推移，这些毛发会逐渐变平整。

成熟期（9~12 个月）

在此期间，新生毛发会变粗并逐渐成为终毛。对于头发粗糙的患者，在这段时间内头发可能会变得有些卷曲，再过 3~4 个月会变柔软。95% 的患者在手术后 1 年达到最终的移植效果。对于少数患者需要增加 3~6 个月才能看到最终效果。

头皮发红

肤色中等至较深的患者很少会出现 10~14 天后头皮发红或粉红的问题。然而对于肤色白皙的患者，可见的头皮发红可能会持续 3~6 周，其中少部分患者甚至会持续 2~4 个月。低过敏性的遮瑕膏等化妆品可以安全地掩盖粉色。医生也可以开可的松乳膏来加速缓解。

丘疹

手术后几个月，当新的毛发萌出时，无论是在植发区、头皮条供区的切口附近或者 FUE 中的整个供区，都可能出现孤立的丘疹，一般可自行消退。但是如果患者同时出现了许多丘疹，最好去找医生进行随访评估。这些丘疹是毛发生长时表皮受刺激引起的，很少是由于内生毛发引起的。这些区域的丘疹会完全消退，不会影响该区域移植毛发的生长。

理发

因为新毛发是逐渐长出来的，而且很细，所以在毛发生长过程中，绝大多数患者的外观没有任何问题。然而一些患者发现，在新毛发长出来的时候，把头发都剪短会让整个过程更不明显。可以放心地修剪新生毛发，不用担心任何损伤，并且可以剃到最短。

米诺地尔的使用

如果患者在手术前局部使用过米诺地尔，则应继续使用。如果他们在手术前没有使用过落健，那么在手术后至少 2 周才能开始使用落健。有观点与上述说法相反，认为在移植毛囊的头皮上涂抹米诺地尔会使毛发更快或更好地生长，这一观点缺乏科学依据。米诺地尔对愈合中的皮肤有非常大的刺激性，因此在手术后 1 周内不应将其用在受区。如果患者一直将其涂抹在未移植毛发的头皮部分，可以在手术后不间断地继续涂抹，只需注意在第一周内不要让其接触到术区。如果患者已经使用米诺地尔 4 个月或更长时间，突然停止使用超过 1 周可能会导致毛发进入狂脱期。

日常行为

阳光照射

在移植后的一个月内保护移植的头皮免受阳光照射，在户外超过 5 ~ 10 min 时，可以戴上帽子或使用 SPF45 的防晒喷雾。这是为了防止愈合中的皮肤形成黑斑或色素沉着。度过这段时间后可以接受日照，而且建议常规使用防晒霜。

锻炼与运动

移植 2 周后没有活动限制。患者可以游泳、跑步、做有氧运动、举重，甚至对抗运动，不用担心损伤移植的毛发。

性行为

没有限制。

饮食

没有限制。

毛发护理产品与化妆品

- 患者可以恢复使用护发产品：洗发水、护发素、凝胶、摩丝等。海飞丝、露得清和仁山利舒对保养头发和头皮健康非常有效，但是患者可以使用他们最熟悉和最喜欢的产品。患者在治疗后 1 个月可以开始染发。使用半永久性或永久性着色剂是安全的。建议最好避免使用强力漂白剂，因为无论是移植的还是天然的，这些漂白剂都会损伤头发。

- 患者还可以使用掩饰脱发的化妆品和纤维，如 Toppik 或 Dermatch。

- 可以使用光生物调制（PBM）设备，例如激光 /LED 帽子和毛刷。这些没有风险或损伤。有证据表明，持续使用可促进现有毛发直径增粗、增厚，可能有助于皮肤愈合。关于 PBM 疗法能预防术后应激性脱发，或促进移植毛发更快生长的科学证据尚未得到证实。

思考问题

Q1. 移植后感觉变化和丧失是（　　　）

A. 是常见并会自行缓解的

B. 很少会长期存在

C. 发生在供区和受区

D. A 和 C

E. 以上全是

Q2. 移植后皮肤发红或变色：

A. 经常持续数月

B. 与皮肤类型或颜色无关

C. 可在 10 ~ 14 天后用化妆品掩饰

D. 必须用类固醇乳膏治疗

Q3. 术后使用米诺地尔：

A. 应术后立即使用

B. 所有患者都应使用

C. 可能对早期毛发生长有帮助

D. 只能使用 2% 浓度的溶液

Q4. 手术后使用 LED 帽：

A. 可以防止毛发脱落

B. 会损伤新移植的毛发

C. 可能加速伤口愈合

D. 可保障更好的手术效果

Q5. 以下哪项长期日常行为是在植发后受限制的？

A. 不使用凝胶或定型产品

B. 有限的性行为

C. 禁止举重或剧烈活动

D. 禁食辛辣食物

E. 以上全是

F. 以上全不是

参考文献

[1] Singh G. Effect of minoxidil on hair transplantation in alopecia androgenetica. Indian J Dermatol Venereol Leprol 1998；64（1）：23–24.

[2] Stulberg DL，Clark N，Tovey D. Common hyperpigmentation disorders in adults：Part I. Diagnostic approach，café au lait macules，diffuse hyperpigmentation，sun exposure，and phototoxic reactions. Am Fam Physician 2003；68（10）：1955–1960.

[3] Avci P，Gupta GK，Clark J，Wikonkal N，Hamblin MR. Lowlevel laser（light）therapy（LLLT）for treatment of hair loss. Lasers Surg Med 2014；46（2）：144–151.

答案

Q1	E
Q2	C
Q3	C
Q4	C
Q5	F

索引